Julia Di Paolo • Samantha Montpetit-Huynh • Kim Vopni

FITNESS *für*

Schwangere

Bibliografische Information der Deutschen Nationalbibliothek:
Die Deutsche Nationalbibliothek verzeichnet diese Publikation in der Deutschen Nationalbibliografie; detaillierte bibliografische Daten sind im Internet über http://d-nb.de abrufbar.

Wichtiger Hinweis

Sämtliche Inhalte dieses Buchs wurden – auf Basis von Quellen, die der Autor und der Verlag für vertrauenswürdig erachten – nach bestem Wissen und Gewissen recherchiert und sorgfältig geprüft. Trotzdem stellt dieses Buch keinen Ersatz für eine individuelle Fitnessberatung und medizinische Beratung dar. Wenn Sie medizinischen Rat einholen wollen, konsultieren Sie bitte einen qualifizierten Arzt. Der Verlag und der Autor haften für keine nachteiligen Auswirkungen, die in einem direkten oder indirekten Zusammenhang mit den Informationen stehen, die in diesem Buch enthalten sind.

Für Fragen und Anregungen:
info@rivaverlag.de

1. Auflage 2019
© 2019 by riva Verlag, ein Imprint der
Münchner Verlagsgruppe GmbH
Nymphenburger Straße 86
D-80636 München
Tel.: 089 651285-0
Fax: 089 652096

Die amerikanische Originalausgabe erschien 2019 bei Human Kinetics unter dem Titel *Pregnancy Fitness*.
Copyright © 2019 Julia Di Paolo, Samantha Monpetit-Huynh und Kim Vopni. All rights reserved.

Übersetzung: Maria Mill
Redaktion: Karin Leonhart für bookwise GmbH, München
Umschlaggestaltung: Maria Wittek
Umschlagabbildung: shutterstock.com/LightField Studios
Abbildungen im Innenteil: © Human Kinetics,
sofern nicht anders angegeben.
Layout: Maria Wittek
Illustrationen: © Human Kinetics
Satz: Leeloo Molnár, bookwise GmbH, München
Druck: Firmengruppe APPL, aprinta Druck, Wemding
Printed in Germany

ISBN Print 978-3-86883-593-9
ISBN E-Book (PDF) 978-3-7453-0225-4
ISBN E-Book (EPUB, Mobi) 978-3-7453-0256-1

Weitere Informationen finden Sie unter
www.rivaverlag.de
Beachten Sie auch unsere weiteren Verlage unter www.m-vg.de.

Julia Di Paolo • Samantha Montpetit-Huynh • Kim Vopni

FITNESS *für* *Schwangere*

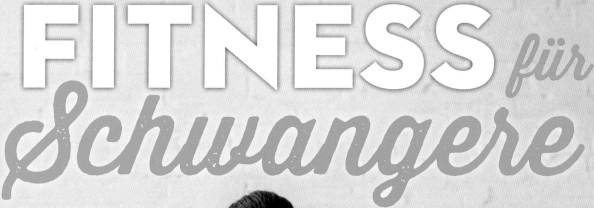

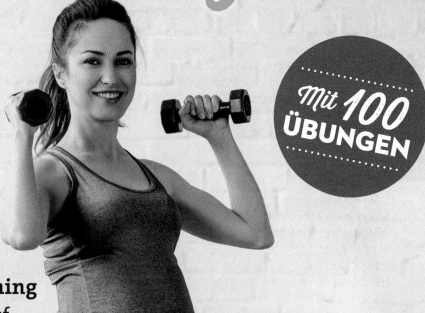

Mit 100 ÜBUNGEN

Das **perfekte Training** zur Vorbereitung auf die **Geburt** und für die **Rückbildung**

riva

Unsere Kundinnen und Patientinnen sind uns fortwährend Ansporn und Inspiration, besonders wenn sie fragen: »Warum hat mir das keiner gesagt, bevor ich schwanger wurde?« Wir widmen dieses Buch allen schwangeren Frauen und allen, die es in Zukunft sein werden. Wir hoffen, Sie nutzen es, um sich auf die Schwangerschaft vorzubereiten, danach zu erholen und wieder in Form zu kommen. Werden Sie aktiv, bereiten Sie sich vor, nehmen Sie den postpartalen Erholungsprozess ernst und erzählen Sie anderen, was Sie dabei gelernt haben. Gemeinsam können wir allen zu einer besseren Geburt und Erholung verhelfen und der Mutterschaft mit fitter Körpermitte entspannt entgegenblicken!

Inhalt

·····

Vorwort 6

TEIL I – DEN SCHWANGEREN KÖRPER VERSTEHEN

1   Auswirkungen der Schwangerschaft 11
2   Fit werden für die Geburt 21
3   Der Beckenboden: Basis der Körpermitte 31
4   Die Bauchmuskeln während der Schwangerschaft und danach 43

TEIL II – ÜBUNGEN: GEBURTSVORBEREITUNG UND RÜCKBILDUNG

5   Dehn- und Entspannungsübungen 58
6   Die Körpermitte stärken 79
7   Kraft und Ausdauer für den Oberkörper 103
8   Kraft und Ausdauer für den Unterkörper 159
9   Funktionelle Bewegungen für die Mutterschaft 185

TEIL III – WORKOUTS FÜR JEDE SCHWANGERSCHAFTSPHASE

10 Wahl des Workouts und des Levels 214
11 Workouts für das erste Trimester 224
12 Workouts für das zweite Trimester 233
13 Workouts für das dritte Trimester.. 243
14 Workouts für das »vierte« Trimester 253

ANHANG

Danksagung 264
Über die Autorinnen 265
Quellen 268
Übungsverzeichnis 274
Register.. 279

Vorwort

Die Zeit, in der man Mutter wird, ist eine Phase der Veränderung in unserem Leben. Eine Zeit, in der geistig wie körperlich viel passiert. Weltweit würdigen Kulturen diese Zeit mit unterschiedlichen Traditionen, die häufig um Ruhe, Ernährung und Unterstützung der jungen Mutter kreisen, sodass sie leichter in ihre neue Rolle wechseln kann. In Japan ist es üblich, dass sich die junge Mutter drei Wochen lang ausruht und in ihrem Elternhaus das Bett hütet. In Nigeria verlangt die Tradition des *omugwo*, dass es die Großmutter ist, die das Neugeborene das erste Mal badet. Das sichert der Mutter Beistand zu und die Hilfe des ganzen Dorfes bei der Erziehung. In Lateinamerika versteht man unter der sogenannten *cuarentena* (Quarantäne) eine sechswöchige Phase, in der die junge Mutter sowohl auf Sex, anstrengende Tätigkeiten als auch auf bestimmte Nahrungsmittel verzichtet. Sie widmet sich ganz der Erholung und dem Stillen. Die Familie steht ihr zur Seite und über-nimmt Kochen, Putzen und die Versorgung der anderen Kinder als auch des Neugeborenen.

In Nordamerika gibt es keine solchen Traditionen. Gesellschaft und Medien fördern im Gegenteil eine Super-Mom-Mentalität, die rasche nachgeburtliche Fitness sowie das Ziel propagiert, bald wieder so auszusehen, als »hätte man nie ein Kind bekommen«.

Wir wollen mit diesem Buch zu einem Paradigmenwechsel beitragen, der auch in der westlichen Welt neue Traditionen einführt. Denn diese könnten den Geburtsvorgang positiv verändern, die Einsicht in die Notwendigkeit sinnvoller Erholung fördern und Frauen, die sich mit der Rückkehr zum Sport mehr Zeit lassen, Anerkennung zollen.

Wir glauben an Bewegung während und nach der Schwangerschaft, vor allem bewusste Bewegung. Die Beratung von Schwangeren und der sie unterstützen-den Berufsgruppen ist uns eine Herzensangelegenheit. Wissen ist Macht, und wenn Frauen sich in einer Machtposition befinden, können sie auch als Schwangere, Gebärende und junge Mütter für sich selbst sachkundige Entscheidungen treffen.

Als Erstes wollen wir uns die Auswirkungen der Schwangerschaft auf den Körper ansehen. So bekommen Sie einen Eindruck davon, was Sie erwartet, wie Sie damit umgehen und wie Sie sich bewegen können, damit Sie trotz der Veränderungen Ihre Fitness erhalten.

Darauf folgt das Konzept der Fitness für den Geburtsvorgang selbst. Die meisten sehen ein, dass man sich auf ein Rennen oder eine Bergtour vorbereiten sollte. Jedes größere körperliche Ereignis erfordert körperliche Vorbereitung. Und die Geburt ist ein sehr körperliches Ereignis – eines, von dem wir überzeugt sind, dass die Mutter sich darauf vorbereiten sollte. Und wir zeigen Ihnen, wie.

Beckenboden und Bauch sind unsere Spezialgebiete, die leider in vielen Geburtsvorbereitungskursen zu wenig Aufmerksamkeit bekommen. Beide sind ein großes Thema bei werdenden Müttern. Wir zeigen Ihnen, wie Sie Ihre Körpermitte und Ihren Beckenboden unversehrt durch Schwangerschaft, Geburt und die Zeit der Rückbildung bringen und sich das gute Körpergefühl bewahren, das Sie als Mutter brauchen.

Wenn Sie über die bevorstehenden Veränderungen informiert sind, zeigen wir Ihnen als Nächstes, wie man sich am besten bewegt. In *Fitness für Schwangere* geht es darum, sich so zu bewegen, dass der Körper auf die Geburt vorbereitet und für die Rückbildung optimiert wird. Wir geben Ihnen Übungsanleitungen, die Sie in Ihre Workouts integrieren können, u. a. Übungen für Ober- und Unterköper sowie funktionelle Bewegungen, die Sie auf den Alltag als Mutter vorbereiten, ebenso wie Dehnübungen gegen Verspannungen und Fehlhaltungen, die oftmals die Ursache von Schmerzen oder Wehenproblemen sind.

Schließlich bieten wir Ihnen konkrete Trainingspläne für jedes Schwangerschaftstrimester. All diese Workouts gibt es für jedes Fitnesslevel – also für Einsteigerinnen, für mittlere oder fortgeschrittene Trainierende. Egal also, welches Ihr momentanes Level oder wann in Ihrer Schwangerschaft Sie auf dieses Buch stoßen, Sie finden immer das passende Programm. Die Workouts berücksichtigen auch die speziellen Anforderungen jedes einzelnen Schwangerschaftstrimesters, sodass Sie gestärkt und bestens vorbereitet dem großen Tag entgegensehen können.

Wir haben viel Liebe und Energie in dieses Buch gesteckt und freuen uns, dass Sie es entdeckt haben und unsere Arbeit in die Praxis umsetzen. Wir wünschen Ihnen eine aufgeklärte und selbstbewusste Schwangerschaft, Geburt und Erholung.

TEIL I

DEN SCHWANGEREN KÖRPER VERSTEHEN

1

Auswirkungen der Schwangerschaft

Die Schwangerschaft ist eine aufregende Zeit voller Vorfreude und Vorbereitungen. Und sie ist eine Zeit bedeutender körperlicher Veränderungen. Das betrifft nicht nur die Hormone, sondern auch Körperhaltung und -ausrichtung sowie Muskeln, Bänder und Gewebe ebenso wie Atmung und Energie. Der Körper hat eine Menge zu tun, um ein neues Leben hervorzubringen, und all diese Veränderungen können sich auch auf Geist und Gemüt der werdenden Mutter niederschlagen. Vermutlich macht Ihr Geist gerade Überstunden, und alles wird schnell zu viel. Energieschwankungen, Sorgen um die äußere Erscheinung und die Unsicherheiten der Mutterschaft, mit alldem heißt es, sich auseinanderzusetzen. Dazu der immer näher rückende Geburtstermin, der womöglich Panik- und Angstgefühle hervorruft. Heute weiß man, dass Sport Stress bewältigen hilft und die Stimmung positiv beeinflusst. Sport ist für uns alle wichtig, besonders aber für Schwangere, weil er den Körper unterstützt, ein gesundes Baby entstehen zu lassen, die damit einhergehenden Veränderungen zu verkraften, und weil er den Geist zur Ruhe kommen lässt.

Mit der Schwangerschaft gehen einige unübersehbare körperliche Veränderungen einher. Größere Brüste und der wachsende Bauch sind die auffälligsten, doch auch im Körperinnern passiert eine Menge. Subtile Haltungsänderungen, ein veränderter Hormonspiegel, die Dehnung bestimmter Muskeln und Gewebe und ein sich verlagernder Schwerpunkt sind nur einige der weniger sichtbaren. Bewegung und Sport helfen, dass es während dieser Zeit nicht zu übermäßiger Gewichtszunahme, Schwangerschaftsdiabetes oder Schmerzen und Unbehagen kommt. Eine Auswertung verfügbarer Daten zeigt, dass Frauen, die während der Schwangerschaft Sport treiben, das Risiko von Schwangerschaftsdiabetes um fast 50 Prozent und für Präeklampsie um fast 40 Prozent senken. Selbst mäßige Bewegung während der Schwangerschaft verminderte das Risiko von Schwangerschaftdiabetes um mehr als 30 Prozent. Wurden die Übungen während der gesamten Schwangerschaft durchgehalten, sank das Risiko um weitere sechs Prozent (Dempsey, Butler und Williams, 2005).

Darüber hinaus wirkten die durch die Übungen ausgeschütteten Endorphine positiv auf die Psyche, was angesichts all der körperlichen Veränderungen sehr hilfreich ist. Sport sollte essenzieller Bestandteil jeder Geburtsvorbereitung sein. Während Wehen und Geburt häufig als passiv dargestellt werden, sind sie tatsächlich ein recht dynamischer und aktiver Prozess, der wie jeder andere körperliche Prozess umso leichter absolviert wird, je besser man darauf vorbereitet ist.

Werfen wir einen näheren Blick auf die Auswirkungen der Schwangerschaft auf unseren Körper, wie man ihn durch Übungen unterstützen sowie auf Wehen und Geburt vorbereiten kann.

Hormonelle Veränderungen

Dass Hormone bei Empfängnis, Schwangerschaft, Wehen und nach der Geburt eine entscheidende Rolle spielen, ist kein Geheimnis. In diesem Abschnitt werfen wir einen Blick auf jene Hormone, die den schwangeren Körper am meisten beeinflussen.

HUMANES CHORIONGONADOTROPIN (HCG)

Dieses Hormon wird mit dem Urin ausgeschieden und kommt bei Schwangerschaftsschnelltests zum Tragen. Die Aufgabe von hCG ist es, unserem Körper mitzuteilen, dass es Leben in ihm gibt und der Körper sich auf dessen Ernährung umstellen muss. Das Hormon hCG befiehlt auch den Eierstöcken, ihre Produktion vorerst einzustellen. Der hCG-Spiegel steigt stetig, bis er gegen Ende des ersten Trimesters eine Spitze erreicht, die typischerweise mit dem Ende der Übelkeit zusammenfällt. Auch wenn die Ursache der Morgenübelkeit noch nicht mit 100-prozentiger Sicherheit ermittelt wurde, glauben viele Mediziner, dass diese mit hCG zu tun hat. Das Hormon ist verantwortlich für die vermehrte Durchblutung des Beckens und wohl auch für das häufigere Signal zum Entleeren der Blase.

In den ersten Schwangerschaftswochen und -monaten kann Sport wegen der Übelkeit eine Herausforderung sein. Leichte Spaziergänge, Dehnübungen sowie leichtes Gewichtstraining (falls es vertragen wird) sind tolle Optionen, bis man sich wieder besser fühlt. Bei manchen Frauen können frische Luft und Bewegung die Symptome lindern, während andere Schwangere besser in der Nähe der Toilette bleiben.

Übelkeit ist der häufigste Grund, weshalb man in der Nähe einer Toilette bleiben sollte, doch falls sich auch Ihre Blase meldet, sollten Sie wissen, dass diese nicht immer unbedingt voll ist. Eine Blase sollte alle zweieinhalb bis vier Stunden ein Leerungssignal geben.

In der Schwangerschaft kann dieses Signal hormonell bedingt oder wegen des größeren Drucks auf die Blase sehr viel häufiger kommen. Und die Blase kann sich schnell daran gewöhnen, dieses Signal auch nach der Schwangerschaft auszusenden, obwohl sie leer ist. Deswegen sollten Sie sich nach der Geburt um die Umgewöhnung Ihrer Blase kümmern. In Kapitel 3 wird davon noch die Rede sein.

PROGESTERON

Progesteron sorgt für eine entspannte Uterusmuskulatur, da sie deren Kontraktion verhindert. Außerdem spielt das Hormon eine Rolle im Immunsystem, denn es ermöglicht dem Körper, fremde DNA (die des Fötus) zu tolerieren. Schon ganz früh wird es vom Corpus luteum im Eierstock gebildet, während im zweiten Schwangerschaftsdrittel dann die Plazenta diese Aufgabe übernimmt. Weil es auch alle glatten Muskeln, wie etwa die Darmmuskulatur, entspannt, kann es die Passage der Nahrung durch den Darm verlangsamen und Verstopfung begünstigen.

Verstopfung ist eine unerfreuliche Nebenwirkung des Progesterons, die zu Verkrampfungen führen kann, was wiederum schlecht ist für den Beckenboden (die Muskelgruppe an der Beckenbasis). Dieser ist während der Entbindung gewaltigen Strapazen ausgesetzt, sodass man nicht noch zusätzlichen Stress durch chronische Verstopfung braucht. Achten Sie auf ausreichende Flüssigkeitszufuhr und ballaststoffreiche Ernährung (lösliche wie nicht lösliche Faserstoffe), um den Stuhlgang zu fördern. Auch Sport und Bewegung sind hilfreich: Planen Sie einen Spaziergang täglich ein. Gehen ist gut für den Beckenboden und natürlich auch fürs mentale Wohlbefinden. Emotionaler Stress und niedriger Blutdruck können zu Müdigkeit führen. Achten Sie daher immer darauf, wie Sie sich fühlen.

Ein allgemeines Erschöpfungsgefühl während der Schwangerschaft kann, ebenso wie eine ungewöhnliche Kurzatmigkeit nach leichten Anstrengungen, dem Progesteron zugeschrieben werden. Progesteron macht den Körper überempfindlich für Kohlendioxid im Blut und bewirkt, dass man tiefer atmet und auf diese Weise sowohl den eigenen Sauerstoffbedarf als auch den des Babys deckt.

Der frühe Einfluss des Progesterons kann das erste Trimester zu einer großen physischen, mentalen und emotionalen Herausforderung werden lassen. Für aktive Frauen sind die ständige Übelkeit, Müdigkeit und Verstopfung eine Qual, und viele Frauen wünschen sich nur, dass es schnell vorübergeht.

Aktiv werden

Die hormonelle und emotionale Achterbahn der Schwangerschaft zu ertragen kann manchmal sehr anstrengend sein. Für den Abbau von Stesshormonen (Cortisol, Noradrenalin) und die Erhöhung der Serotonin- und Dopaminspiegel (der Wohlfühlhormone) kann Schwangerenmassage wahre Wunder bewirken. Auch in nicht schwangeren Zeiten schwanken die Werte dieser Hormone, doch Schwangerschaftssorgen können die Stresshormonspiegel erhöhen. Kommen die sonstigen hormonellen Schwankungen hinzu, haben viele Frauen das Gefühl, nicht mehr sie selbst zu sein. Pränatale Massage fühlt sich nicht nur gut an, sondern steigert auch das emotionale Wohlbefinden. Es stabilisiert die Hormonspiegel und kann auch das Risiko von Depressionen senken (Field, Figueiredo, Hernandez-Reif, Diego, Dees und Ascencio, 2008).

ÖSTROGEN

Die Östrogenproduktion vollzieht sich nur während der frühen Schwangerschaft in den Eierstöcken. Bereits vor dem zweiten Trimester übernimmt diese Aufgabe die Plazenta. Während der gesamten Schwangerschaft steigen die Östrogenspiegel langsam und stetig, bis sich die Produktion zum Ende hin beschleunigt. Aufgabe des Östrogens ist nicht nur, die Hormonproduktion in der Nebenniere des Fötus sowie deren Wachstum anzuregen, sondern auch Ihren Uterus vorzubereiten und zu vergrößern, sodass er bei der bevorstehenden Geburt auf das Oxytocin reagieren kann. Erhöhte Östrogenspiegel können nicht nur Übelkeit bewirken, sondern auch den Appetit steigern.

Im zweiten Trimester spielt Östrogen eine Hauptrolle bei der Entwicklung der die Brüste vergrößernden Milchgänge. Die größeren Brüste führen zur Veränderung von Körperhaltung und -ausrichtung. Das Becken kippt nach vorn, die Schultern runden sich, und Sie lehnen sich vielleicht zurück, um der Verlagerung des Schwerpunkts entgegenzuwirken. Achten Sie auf einen gut sitzenden Schwangerschafts-BH und darauf, mehrere Male am Tag Ihre Haltung zu kontrollieren. Versuchen Sie, viele Stretching- und Lockerungsübungen zu machen, um die Brust zu öffnen sowie die hinteren Oberschenkelmuskeln und Hüften zu dehnen.

RELAXIN

Relaxin ist ein von Eierstöcken und Plazenta produziertes Hormon und für die Entspannung der Gewebe im Becken sowie das Erweichen und die Dehnung des Gebärmutterhalses verantwortlich. Relaxin wird häufig für die Schmerzen verantwortlich gemacht, die man gemeinhin mit der Schwangerschaft verbindet. Sie fühlt sich womöglich instabiler in den Gelenken, vor allem jedoch im Becken. Am höchsten sind die Relaxinwerte im ersten Schwangerschaftsdrittel und bei der Entbindung. Wie lang nach der Geburt der Relaxinspiegel noch erhöht bleibt, ist nicht genau bekannt, aber zumeist ist er zwischen vier und neun Monaten nach der Geburt noch feststellbar.

KÖRPERLICHE TATSACHEN – BODY FACT

Während der Schwangerschaft verfärbt sich die Linea alba häufig bräunlich. Dann heißt sie Linea nigra (»schwarze Linie«). Die dunkle, senkrechte Linie erscheint in etwa drei Viertel aller Schwangerschaften zwischen Scham und Nabel, verläuft manchmal aber auch von der Scham bis zum Oberbauch. Während der Schwangerschaft kann ein vermehrtes melanozytenstimulierendes Hormon der Plazenta zur dunklen Verfärbung der Linie führen. Das Hormon trägt auch zum Melasma (dunkleren Hautpartien im Gesicht) und dunkleren Brustwarzen bei.

Die Linea alba, die »weiße Linie«, ist eine weitere Körperregion, die sensibel auf den Anstieg des Relaxinspiegels reagiert. Die Linea alba ist das Bindegewebe, das die beiden Bahnen des Musculus rectus abdominis (die »Sixpack«-Muskeln) an Ort und Stelle hält. Während die Gebärmutter wächst, muss sich die Linea alba dehnen, um für das wachsende Baby Platz zu schaffen, was bewirkt, dass sich die beiden Bahnen des geraden Bauchmuskels von der Mitte des Körpers zu den Seiten bewegen. Dieses Auseinanderweichen wird als Rektusdiastase bezeichnet. Jüngste Untersuchungen belegen, dass Rektusdiastase bei 100 Prozent der Frauen bis zur 35. Schwangerschaftswoche auftritt. Mehr darüber lesen Sie in Kapitel 4.

Achtsame Bewegung ist unerlässlich in der Schwangerschaft. Im Wissen darum, dass das Becken weniger stabil ist und die Bauchmuskeln ihre ideale Ausrichtung verlieren, können Sie geeignete Übungen wählen, die den Körper schützen und kräftigen, statt ihn größeren Verletzungsrisiken auszusetzen.

Körperliche Veränderungen

Der hormonelle Einfluss ist Ursache für Veränderungen, die unser Körper nun erfährt. Aber auch andere Körpersysteme sind vom Wandel betroffen. So wie Ihr Baby Tag für Tag wächst, wachsen auch Sie! Schwangerschaft ist ein Zustand permanenter Veränderung und Anpassung, der in der Geburt kulminiert. Werfen wir einen Blick auf einige weitere Veränderungen sowie auf Möglichkeiten, damit zurechtzukommen.

VERÄNDERUNGEN DES HERZ-KREISLAUF-SYSTEMS

Der schwangere Körper muss sich mehr anstrengen, um Sauerstoff und Blut zirkulieren zu lassen. Angesichts der Veränderungen von Trimester zu Trimester wird Ihr Puls schwanken. Schon früh erhöht sich der Ruhepuls um etwa 10 bis 20 Schläge pro Minute, wodurch die Herzfrequenz auch beim Training höher sein wird. Dieser Anstieg beruht auf hormonellen Veränderungen einschließlich jener, die Gefäßerweiterung bewirken. Als Folge dieser Erweiterung sinkt der Blutdruck, sodass Ihr schwangerer Körper mehr leisten muss, um Sauerstoff und Blut durch eine größere Körperoberfläche zu transportieren. Nach und nach passt sich der Körper an, und der Trainingspuls pendelt sich vielleicht wieder näher bei den Werten vor der Schwangerschaft ein. Während der Schwangerschaft ist eine Kontrolle der Belastungsintensität mittels Pulsfrequenz wenig zuverlässig. Redetest und subjektive Beurteilung der Belastungsstufe (*rate of perceived exertion*, RPE) eignen sich besser zur Bestimmung der richtigen Trainingsintensität (siehe Tafel 1.1).

Kurzatmigkeit kann für viele Frauen einer mentalen Herausforderung werden, vor allem wenn sie vor der Schwangerschaft fit waren. Viele Frauen sagen, dass sie sich plötzlich außer Form fühlen, was insbesondere für die zuvor Superfitten entmutigend sein kann.

Tafel 1.1 Borg-Skala des subjektiven Belastungsempfindens

RPE-Anzahl	Atemfrequenz/Redefähigkeit	Belastung/Anstrengung
1	Ruhe	Sehr gering
2	Reden fällt leicht	Gering
3	Reden fällt leicht	Moderat
4	Man kann sprechen, doch es wird mühsamer	Etwas anstrengend
5	Man kann sprechen, doch es wird mühsamer	Anstrengend
6	Atmen wird mühsam/keine Lust zu reden	Anstrengend
7	Atmen wird mühsam/keine Lust zu reden	Sehr anstrengend
8	Heftiges Atmen/Gespräch wird schwierig	Sehr, sehr anstrengend
9	Heftiges Atmen/Gespräch wird schwierig	Sehr, sehr anstrengend
10	Intensität kann nicht allzu lang aufrechterhalten werden	Maximal

Abdruck mit Genehmigung von K. Austin und B. Seebohar, 2011, *Performance nutrition: Applying the science of nutrient timing* (Champaign, IL: Human Kinetics), S. 30

Etwa in der Mitte der Schwangerschaft, wenn das Progesteron die Gefäßwände lockert und den Blutdruck sinken lässt, fühlen sich manche Frauen geschwächt, wenn sie zu lang stehen oder zu rasch aufstehen. Schwangerschaft und Geburt sind überaus körperliche Geschehnisse, und sie als Ereignis zu betrachten, für das man trainieren kann, verhilft einem womöglich zu einer positiveren Perspektive. Mehr zu Training und Überwachung des Pulses erfahren Sie in Kapitel 2.

VERÄNDERUNGEN DES ATMUNGSSYSTEMS

Schon zu Beginn der Schwangerschaft tragen Hormonveränderungen häufig zu einem Gefühl von Kurzatmigkeit bei. Obwohl man mehr Sauerstoff aufnimmt, fühlt es sich überhaupt nicht so an! Während die Schwangerschaft fortschreitet und die Gebärmutter sich vom Becken nach oben ausweitet, wird der Raum, in den sich das Zwerchfell beim Einatmen absenkt, kleiner, was tiefes Durchatmen erschweren kann. Der Druck der Gebärmutter auf das Zwerchfell erhöht den für das Atmen nötigen Aufwand, weil es für das Zwerchfell schwieriger wird, zu kontrahieren und sich beim Einatmen abzusenken. Folglich sind größere Anstrengung und auch mehr Energie erforderlich, um dieselbe Menge Luft zu bekommen. Möglicherweise steht weniger Sauerstoff für aerobe Übungen zur Verfügung.

Häufiges Stehen und Herumgehen tagsüber können diese Auswirkungen mildern, ebenso wie Stretching und Entspannungsübungen für die Rumpfseiten und die schrägen Bauchmuskeln. Wird die Spannung im Brustkorb oder den schrägen Bauchmuskeln gehalten, behindert dies mitunter die Rippendehnung und das beim Einatmen notwendige Absenken des Zwerchfells.

Auch später, wenn die sich ausdehnende Gebärmutter die Kontraktion des Zwerchfells einschränkt, können entspannte schräge Bauchmuskeln helfen, mehr Luft zu bekommen.

VERÄNDERUNGEN DER SKELETT-AUSRICHTUNG

Dass sich durch den wachsenden Bauch der Schwerpunkt verlagert, überrascht nicht. Solange Sie nicht schwanger sind, sollte Ihr Gewicht auf den Fersen lasten, d. h., das Becken sollte sich über den Fußgelenken und die Rippen über dem Becken befinden. Wenn der Bauch wächst, steht vorn eine größere Masse über, die den Schwerpunkt allmählich verändert – wobei man idealerweise immer noch in der Lage sein sollte, das Becken über den Fußgelenken zu halten. Leider führt unser moderner Lebensstil mit viel Sitzen, wenig Gehen und Hocken meist dazu, dass der Rücken nicht mehr die Masse besitzt, um dem wachsenden Bauch etwas entgegenzusetzen. Dies führt zu Kompensationen in Form angespannter hinterer Oberschenkelmuskeln, der Verlagerung der Last des Beckens vor die Fußknöchel, zu schwacher Gesäßmuskulatur und zu kurzen und angespannten Beckenbodenmuskeln. Unsere Übungsteile umfassen wichtige Entspannungsübungen sowie Bewegungen, die sicherstellen, dass Ihr Rücken ein Gegengewicht

zur Vorderseite bildet, um eine optimale Ausrichtung zu gewährleisten. Beides befähigt Sie, das Gewicht Ihres Babys besser und mit weniger Stress für Ihre Bänder zu tragen, was nicht nur bequemer, sondern auch der optimalen Lage des Fötus förderlich ist (siehe Abb. 1.1).

Bei idealer Körperausrichtung würde ein Lot in gerader Linie von den Ohren durch Schultern, Hüften, Knie und Fußgelenke verlaufen. Es gibt Apps, bei denen Sie ein solches Lot auf ein Foto von sich applizieren können, um zu sehen, wie gut Sie ausgerichtet sind. Sie können auch einfach ein Band oder eine Schnur mit einem Gewicht, wie etwa der Schnalle eines Yogagurts, verwenden und es ans Becken halten, sodass es neben den Fußgelenken baumelt. Halten Sie den Gurt an die Stelle, wo sich der große Rollhügel des Oberschenkels an der Hüfte nach außen wölbt. Das Schnallenende zeigt an, wo man sein Gewicht hält. Idealerweise hängt die Schnalle neben dem Fußgelenk. Doch falls das Gewicht weiter vorn lastet, hängt die Schnalle eher neben Mittel- oder Vorderfuß. Auf diese Weise sehen Sie, wo sich Ihr

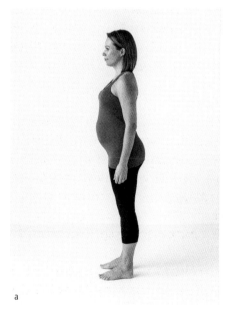 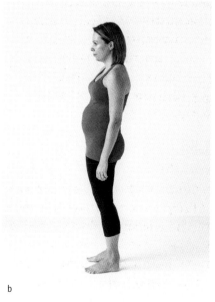

a   b

Beide Fotos: Mit freundlicher Genehmigung von Jenn Di Spirito

Abb. 1.1 Vergleichen Sie (a) gute Haltung mit (b) schlechter während der Schwangerschaft. Beachten Sie auf dem rechten Bild (b), wie sich das Gewicht nach vorn über den Vorderfuß verlagert.

KÖRPERLICHE TATSACHEN – BODY FACT

Die Stabilität unserer Gelenke wird durch Bänder gewährleistet, die auch deren Beweglichkeit ermöglichen. Bänder sind zähe, aber flexible fibröse Bindegewebsstränge. In der Schwangerschaft erhöht Relaxin den Wassergehalt der Kollagenfasern in den Bändern, was deren Elastizität steigert. Diese nun weicheren und geschmeidigeren Bänder sorgen für die bei der Entbindung nötige gesteigerte Beweglichkeit der Knochenstruktur, vermindern aber auch die Stabilität der Gelenke und führen mitunter zu Haltungsänderungen, die uns schmerz- und verletzungsanfällig machen.

Becken im Verhältnis zu den Fußgelenken befindet, und können gut abschätzen, wie Sie sich im Raum halten.

Auch das Wachstum der Brüste belastet unseren Körper, der darauf mit unterschiedlichen Ausgleichs- und Kontrollstrategien reagiert. Sobald die Brüste wachsen, kann ihr Gewicht die Schultern nach vorn ziehen. Um diese Haltungsänderungen abzumildern, sollten wir uns auf die Anspannung im Brustkorb und die Schwäche des oberen Rückens konzentrieren.

Häufig geben uns unsere Füße Hinweise auf Veränderungen, die weiter oben im Körper stattfinden. Manche Frauen behaupten, ihre Füße wüchsen in der Schwangerschaft. Tatsächlich kann die Schwäche der äußeren Hüftrotatoren bewirken, dass die Oberschenkel innerlich rotieren, was wiederum zu einer Senkung der Fußgewölbe führt. Auch hormonelle Veränderungen können das Fußgewölbe schwächen, vor allem wenn der Schwerpunkt das Körpergewicht mehr in Richtung Vorderfuß zieht. Dies lässt den Fuß womöglich länger erscheinen. Übungen und Bewegungen, die die äußeren Hüftrotatoren trainieren, helfen mitunter, ebenso wie Barfußgehen, damit die Fußmuskeln natürlich arbeiten, statt sich durch die Schuhe, die wir tragen, einschränken zu lassen.

VERÄNDERUNGEN DES BAUCHES

Wie erwähnt, gehört die Bauchdecke zu den Körperteilen, die großen Veränderungen unterworfen sind und zur Schwerpunktverlagerung beitragen. Sie kann die Ausrichtung des Beckens beeinträchtigen und unseren Körper zu Kompensationsstrategien veranlassen.

Unter der Last des wachsenden Bauches tendiert das Becken dazu, nach vorn zu kippen, was zu einer ausgeprägteren Krümmung der Lendenwirbelsäule führt. Mit fortschreitender Schwangerschaft besteht die natürliche Reaktion auf die Last und das kippende Becken darin, sich zurückzulehnen und das gesamte Becken nach vorn zu drücken. Dies kann nach und nach zu einem völligen Verschwinden der Lendenlordose (der leichten Wölbung im unteren Rücken) sowie zu einem nicht optimalen Hohlkreuz weiter oben, zu einem verspannten hinteren Beckenboden und zu schlecht funktionierenden Gesäßmuskeln führen. Das entspricht alles ganz und gar nicht mehr der von uns beschriebenen optimalen Ausrichtung mit Rippen über Becken und Becken über den Fußknöcheln. Auf Abbildung 1.2 sehen Sie ein Beispiel für eine solches extremes Hohlkreuz.

Viele Frauen sind sich der subtilen Haltungsänderungen nicht bewusst und halten Schmerzen in der Schwangerschaft für normal. Mit dem richtigen Körperbewusstsein, Aufklärung und täglicher Bewegung aber kann die Schwangerschaft angenehm sein und die Haltung trotz Schwerpunktverlagerung fast normal bleiben. Entscheidend ist, sich bewusst zu bewegen, Spannungen im Becken abzubauen und während der gesamten Schwangerschaft die Gesäßmuskeln zu trainieren. So können wir das Baby »in uns« statt »vor uns her« tragen, und sowohl die Schwerpunktverlagerung als auch die Belastung der Bauchdecke bleiben im Rahmen.

In der Schwangerschaft entwickelt sich ein relativ flacher Bauch zu einem runden, wobei sich Muskeln und Bindegewebe, insbesondere die Linea alba, beträchtlich dehnen. Die Dehnung der Linea trägt zur (bereits erwähnten und detailliert in Kapitel 4 behandelten) Rektusdiastase bei. Obwohl diese ein normaler Vorgang in der Schwangerschaft ist, lohnt es sich, etwas dafür zu tun, damit die Bauchwand eine bessere Chance hat, nach der Geburt zu ihrer optimalen Funktion zurückzukehren. Studien haben gezeigt, dass mehr als 50 Prozent der Frauen mit Rektusdiastase unter Beckenbodendysfunktionen wie Inkontinenz oder Beckenbodenprolaps leiden (Spitznagle, Leong und Van Dillen, 2007). Die Rektusmuskeln sind an der Schambeinsymphyse (oder Schambeinfuge) befestigt, folglich ist nachvollziehbar, dass – wenn die Muskeln gedehnt wurden oder ihre anatomisch korrekte Position verlassen haben – auch das Becken betroffen sein kann.

Wenn Beckenboden und umgebende Muskeln wie etwa der Psoas einen normalen Tonus besitzen, hat das Baby genug Platz »im« Becken. Ist der Tonus von Beckenboden und Psoas jedoch zu hoch, sind beide verkrampft und das Becken bietet weniger Raum. Im Gegenzug wird sich der Bauch stärker nach vorn wölben und mehr Druck auf fdie Linea alba ausüben. Dies erhöht die Wahrscheinlichkeit, dass sich die Rektusmuskeln weiter von der Mittellinie entfernen, und macht es später schwieriger für das Bindegewebe, seine normale, rumpfstabilisierende Spannung zurückzugewinnen.

Wenn wir darüber reden, wie sich der Bauch verändert, müssen wir auch die psychologischen Aspekte ansprechen. Während die ersten Anzeichen eines Babybäuchleins noch aufregend sind, denkt man bei fortschreitender Schwangerschaft vielleicht: »O Gott, wie soll ich das je wieder wegkriegen?« Vor allem wenn man vorher recht fit war, kann die körperliche Veränderung beunruhigend sein. Die Übungen in diesem Buch sowie Ihr neues Wissen über Körperhaltung werden Ihnen helfen, Ihre Bauchmuskeln

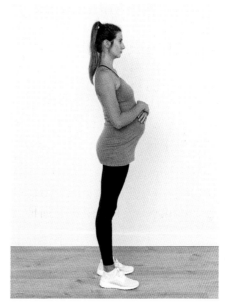

Abb. 1.2 Extremes Hohlkreuz in der Schwangerschaft

wieder in Bestform zu bringen, sodass Sie mit Vertrauen in Ihren postpartalen Körper die Reise in die Mutterschaft antreten können.

Ihr Körper erlebt gegenwärtig bedeutende Veränderungen, und im Lauf der Schwangerschaft kommen noch weitere dazu. Ein Bewusstsein für diesen umfassenden Wandel zu entwickeln, warum er sich vollzieht und wie man den Körper dabei am besten unterstützt, kann wesentlich dazu beitragen, Geburt und Rückbildung zu optimieren. Im nächsten Kapitel beschäftigen wir uns mit Sport und Bewegung in der Schwangerschaft, immer unter Berücksichtigung all dieser Veränderungen.

Aktiv werden

Je moderner unser Leben, umso mehr Zeit verbringen wir sitzend. Viele Menschen sitzen fast den ganzen Tag, und das oft in katastrophaler Haltung. Die meisten hocken auf ihrem Kreuzbein (dem dreieckigen, mit dem Steißbein verbundenen Knochen im Becken) statt auf den Sitzbeinhöckern (den knochigen Auswüchsen, die man in seinem Gesäß spürt, wenn man die Gesäßhälften auseinanderzieht). Diese Haltung führt zu chronischer Kontraktion und Verkürzung des Beckenbodens und verkleinert den Raum im Becken – also genau das Gegenteil von dem, was man haben will, wenn man ein Kind gebären möchte. Dazu kommt: Der Beckenboden wird aus seiner optimalen Ausrichtung zum Zwerchfell verschoben. Darüber hinaus verkürzt Sitzen die hinteren Oberschenkelmuskeln und, falls Sie Absätze tragen, auch die Waden. Falls Sie viel sitzen müssen, dann nur mit neutralem Becken und nicht länger als eine Stunde am Stück. Machen Sie regelmäßig Pausen, um sich und vor allem Ihre Waden und Oberschenkelmuskeln zu dehnen und den Beckenboden »atmen« zu lassen. Wenn Sie keine Möglichkeit zum Aufstehen haben, sollten Sie zumindest häufig die Sitzposition ändern und vor allem nicht den ganzen Tag im Stuhl hängen.

Haltungscheck

Achten Sie beim Stehen darauf, dass die Füße beckenbreit nebeneinander stehen. Becken-, nicht hüftbreit! Um den Unterschied zu erkennen, stellen Sie sich aufrecht hin und legen Sie Ihre Finger auf die »Hüftknochen« an der Vorderseite des Beckens. Diese knochigen Auswüchse, auch obere vordere Darmbeinstachel genannt, sollten mit Ihren Füßen eine Linie bilden. Das ist Beckenbreite. Nun das Becken aufrichten, sodass sich der Damm (der Bereich zwischen Vagina und Anus) über den Fußknöcheln befindet. Erinnern Sie sich noch an die Selbsteinschätzung mithilfe des Schnurlots? Hier können Sie sich damit kontrollieren. Je öfter Sie richtig stehen, umso seltener brauchen Sie das Lot. Als Nächstes sollten Sie, nun, da das Becken stabil ist, die Spannung in den Gesäßmuskeln und im hinteren Beckenboden lockern. Stellen Sie sich vor, Ihre Gesäßhälften »erblühen« zu lassen. Denken Sie an eine Blume, die sich öffnet und aufblüht: Jetzt wenden Sie das Bild auf das Gesäß an. Sobald das Becken gestützt und die Gesäßhälften erblüht sind, die Rippen überprüfen – befinden sie sich über dem Becken? Viele neigen dazu, schlechte Haltung durch ein Herausdrücken des Brustkorbs zu kaschieren und eine militärische Haltung anzunehmen. Werden Sie eher weich und lassen Sie den Brustkorb sinken, sodass sich die Rippen über dem Becken und das Becken sich über den Fußknöcheln befinden. Überprüfen Sie Ihre Haltung mehrmals täglich. Schon bald wird sie Ihnen zur Gewohnheit werden.

Meditation und Visualisierung

Machen Sie sich mit Ihrem Becken und Ihrem Beckenboden vertraut. Denken Sie daran, dass das Baby aus der Vagina kommt und die Vagina sich dehnen wird. Wir können uns die knöchernen Begrenzungen des Beckenbodens als Tür vorstellen. Zur Ermöglichung des Geburtsvorgangs muss sich der Beckenboden ungehindert öffnen können. Lernen Sie, zu entspannen und zwischen Schambein, Steißbein und den beiden Sitzbeinhöckern Raum entstehen zu lassen. Nehmen Sie sich Tag für Tag Zeit, um zu meditieren und zu visualisieren, wie sich Ihr Becken lockert, auf dass sich die Beckentür am großen Tag leicht und mühelos öffnet.

2

Fit werden für die Geburt

Um für die Geburt wirklich fit zu sein, sollten Sie Bewegungsformen wählen, die Sie für den großen Tag vorbereiten. Das bedeutet nicht nur sportliches Training, sondern auch generell mehr Bewegung. Wir leben in einer Welt, in der wir den Großteil unserer Bewegung vermeiden können und es auch tun. Auch wenn wir das für eine tolle Idee halten: Unser Körper und vor allem unser schwangerer Körper liebt es, sich zu bewegen! Wir aber benutzen stattdessen automatische Türen, Rolltreppen und Rollsteige, fahren fast täglich Auto und zumeist noch ins Büro, wo wir den Großteil des Tages sitzend verbringen. So haben wir kaum »natürliche« Bewegung und verlassen uns letztlich auf unsere einstündigen Fitnesskurse, um uns dann einzubilden, wir seien fit. Doch fit wozu? Gebären ist ein aktiver und dynamischer Prozess. Die gängigen Medien haben es geschafft, Geburt als etwas darzustellen, das man im Liegen erledigt. Aber ein Kind zu gebären ist nichts, was man »passiv und liegend« erledigt. Je aufrechter und beweglicher Sie dabei sind, umso leichter wird das Baby in Ihr Becken eintreten und aus ihm herauskommen. Bewegungen und Fitnessaktivitäten, die die Veränderungen der Schwangerschaft berücksichtigen, die Wehen nachahmen sowie Kraft- und Entspannungsübungen verbinden, sind die beste Wahl, um in der Schwangerschaft fit zu bleiben und auf die Geburt vorbereitet zu sein.

Wehen, Geburt und Mutterschaft bringen viele physische und psychische Herausforderungen mit sich, die bei entsprechender Vorbereitung durch Training und Bewegung leichter gemeistert werden können. Seien Sie achtsam bei Ihren Aktivitäten und nutzen Sie alle Möglichkeiten, weniger zu sitzen und sich mehr zu bewegen. Wählen Sie Übungen, die Ihren Körper auf den großen Tag und das Muttersein vorbereiten. Muttersein erfordert, dass man sich auf bisher ungewohnte Weise bewegt, etwa sperrige schwere Lasten (Kindersitze) trägt, sich bückt und etwas hochhebt (ein Baby in die Wiege legt), sich im Sitzen umdreht (um ein unruhiges Baby im Auto zu trösten) und Wäsche im einen und ein quengelndes Baby im anderen Arm trägt und zu beruhigen versucht! Lassen Sie uns tiefer einsteigen und die besten Vorbereitungsmöglichkeiten auf Geburt und Mutterschaft näher betrachten.

Das Prinzip der Spezifität

Das Prinzip der Spezifität ist nichts Neues im Fitnessbereich, bemerkenswert jedoch ist, dass es bis vor Kurzem noch nie auf Schwangerschaft und Geburt angewandt wurde. Zwar war man sich einig, dass Aktivität für Schwangere günstig ist und Fitness den Geburtsvorgang und die rasche Rückbildung fördert. Forschungen und daraus folgende Trainingsempfehlungen wurden jedoch bislang ignoriert.

Als aktive und gegenwärtig schwangere Frau sind Sie sich der sportlichen Notwendigkeiten bewusst und wollen wahrscheinlich nach der Geburt möglichst rasch wieder so fit werden, wie Sie es waren. Vielleicht haben Sie schon begonnen, nach geeigneten Übungen oder Informationen zu suchen. Aber wissen Sie wirklich, wie man für die Anforderungen einer Geburt trainiert?

Fitness und Bewegung spielen zweifellos eine wichtige Rolle bei der Entbindung. Es leuchtet ein, dass Schwangerentraining mithilfe von wehen- und geburtsimulierenden Bewegungen bei vielen Frauen zu einer leichteren Geburt und besseren Rückbildung führen kann. Die Entbindung ist ein körperlich strapaziöser Vorgang, der eine Balance zwischen Kampf und Hingabe erfordert. Sie verlangt Ausdauer, Kraft, Nachgiebigkeit und den Einklang von Geist und Körper, der bewirkt, dass der Körper entsprechend reagiert, d. h. weich wird und Wehen und Geburt geschehen lässt. Daher ist es wichtig, den ganzen Körper zu trainieren. Die Bestandteile Training, Erholung und wiederholtes Training sind hier so entscheidend wie bei jeder anderen körperlichen Herausforderung, für die Sie jemals trainiert haben.

In den letzten Jahren gibt es den Trend, Workouts immer intensiver zu gestalten. Diese Art von anstrengendem Training ist auch für viele Schwangere attraktiv, vor allem für junge Mütter, die sich nach der Schwangerschaft als unförmig empfinden und rasch wieder »sie selbst« sein wollen.

Obwohl die Geburt ein überaus anstrengendes Ereignis ist, müssen wir uns auf seine Spezifität konzentrieren. Was muss der Körper bei Wehen und Entbindung tun, welche Bewegungen und Übungen trainieren ihn für den großen Tag? Entscheidend ist nicht, sich 1-RM-, Geschwindigkeits- oder Streckenziele zu setzen, sondern sich so zu bewegen, dass man momentan herausgefordert ist und sich für Wehen und Geburt vorbereitet. Kastensprünge sind nutzlos für die Geburt, ebenso wie Medizinballwürfe oder Mountain Climbers. Falls Sie eifrige CrossFitterin sind und sich nicht vorstellen können, darauf zu verzichten, ist das verständlich, aber vielleicht sind Sie nach der Lektüre dieses Buchs bereit, Ihr momentanes Training zumindest zu modifizieren.

Fitnesstraining sollte auf die Anforderungen der Geburt sowie jedes Schwangerschaftstrimesters abgestimmt sein, einschließlich des »vierten« – der Rückbildungsphase. Ihr Training wird sich in dieser Zeit verändern, um den Körper auf das Bevorstehende vorzubereiten. Zu Beginn liegt der Schwerpunkt auf dem Rumpf. Im zweiten Trimester gehören Kraft und Ausdauer, d. h. sowohl Herz-Kreislauf- als auch Muskeltraining, zu den grundlegenden Elementen. Im dritten Trimester werden Kraft- und Muskeltraining weitergeführt, doch wird die Intensität zurückgefahren und Entspannung, Stretching, Visualisierung sowie dem Erlernen der praktischen »mütterlichen« Bewegungen mehr Beachtung geschenkt. Die Übungen in diesem Buch helfen, sich mit Bewegungen wie Kreuzheben, Kniebeugen und einarmigem Heben – die man jeden Tag viele Male ausführen wird – auf die Mutterschaft vorzubereiten. Zu guter Letzt haben dann im »vierten Trimester« Erholung, Regeneration und Rückbildung Priorität, wobei viele der in der Schwangerschaft erlernten Übungen zur Anwendung kommen. Seien wir ehrlich, als junge Mutter haben Sie keine Lust, neben Stillen, Säuglingspflege und wenig Schlaf auch noch ein neues Trainingsprogramm zu erlernen.

Alle Workouts und Übungspläne beinhalten auch eine Erholungskomponente. Ruhe ist ein wesentlicher Bestandteil des Trainings, doch junge Mütter übertreiben es oft und treffen bei der Wiederaufnahme ihres Trainings ungünstige Entscheidungen. Sie nehmen sich nicht genug Zeit, sich von der Geburt zu erholen und ihren Körper nach und nach wieder aufzubauen. Sie stürzen sich sofort auf das, was sie vorher getan haben, nehmen keine Rücksicht auf ihren immer noch lädierten Körper, der erst mal heilen muss (und zwar länger als nur sechs Wochen). Eine Forscherin an der Salford University in England befragte Frauen in mehreren postpartalen Stadien und stellte dabei fest, dass die Erholung bis zu einem Jahr dauern kann (Wray 2011). Sechs Wochen nach der Geburt ist die initiale Gewebeheilung in vollem Gang und die Gebärmutter meist zu ihrem Zustand vor der Schwangerschaft zurückgekehrt. Der gesamte Körper braucht allerdings um einiges länger, um sich vollständig zu regenerieren.

Trainingsarten

Fitness umfasst mehrere Elemente, und jedes beeinflusst unterschiedliche Körpersysteme. Es gibt Muskelkraft und -ausdauer, Herz-Kreislauf-Ausdauer, Beweglichkeit, Muskellockerung und -entspannung sowie funktionelle Bewegungen zur Verbesserung von Alltagsaktivitäten. Keines für sich garantiert Fitness; alle spielen eine wichtige Rolle für unsere Gesundheit und unser Wohlbefinden. Je nach persönlichem Ziel werden die Aktivitäten unseres Programms das angestrebte Trainingsziel widerspiegeln. Wer etwa für einen Marathon trainiert, muss seine kardiovaskuläre Ausdauer aufbauen. Das heißt nicht, dass er ausschließlich daran arbeiten muss. Auch anderes ist wichtig und muss sich im Workout wiederfinden, aber der Schwerpunkt bleibt die kardiovaskuläre Ausdauer. Ziel einer erfolgreichen Schwangerschaft und Entbindung ist keine bestimmte Zeit oder Distanz wie bei einem Marathon. Als Geschehen bieten Wehen und Entbindung kein einheitliches Umfeld: Die Erfahrung jeder Frau ist individuell, wie auch ihre Schwangerschaft und Geburt. Weswegen Ihr Schwangerentraining alle Fitnesselemente abdecken sollte, damit Sie einen Körper aufbauen, der stark und geschmeidig ist und auch auf der Langstrecke mithält.

MUSKELKRAFT UND AUSDAUER
Schon zu Beginn der Schwangerschaft sollte man sich auf den Aufbau und den Erhalt einer starken Körpermitte konzentrieren. Sie besteht aus Beckenboden, Zwerchfell (dem Muskel, der die Atmung kontrolliert), den Multifidus-(tiefen Rücken-)Muskeln und quer verlaufenden (tiefsten) Bauchmuskeln. Diese vier müssen synergetisch zusammenwirken, um den Körper in der Bewegung zu stützen. Mit fortschreitender Schwangerschaft wird dieser »Core« von vielen Veränderungen beeinflusst: Der Beckenboden muss sich auf mehr Gewicht einstellen, die Bauchmuskeln werden immer stärker gedehnt, der Schwerpunkt verlagert sich, und die Rückenmuskeln sind einer zusätzlichen Last ausgesetzt. Schon früh eine starke und funktionelle »Mitte« zu trainieren hilft, die Schwerpunktsverlagerung, Rückenbelastung, Dehnung der Bauchmuskeln zu minimieren und den Beckenboden so zu positionieren, dass das zunehmende Gewicht des Babys zu bewältigen ist. Mehr über die Körpermitte im nächsten Kapitel.

Um unsere Mitte auf die Anforderungen der Schwangerschaft vorzubereiten, ist die Körperausrichtung entscheidend. Atemübungen wie die Bauchatmung (mehr darüber in Kapitel 4 und in einer Schritt-für-Schritt-Anleitung in Kapitel 6) gehören zu den täglichen Essentials, um die Mitte funktionell für die Geburt zu trainieren. Die Bauchatmung ist auch die erste Übung, die Sie nach der Entbindung zur Unterstützung der Rückbildung machen werden. Wer schon in der Schwangerschaft damit beginnt, nutzt den Vorteil des Muskelgedächtnisses: Nach der Geburt weiß Ihr Körper schon, was er zu tun hat, sodass Sie sich schneller erholen. Eine fantastische Geburtsvorbereitungsübung besteht auch in der Anwendung der Bauchatmung auf dynamische Bewegungen. Genaueres dazu im Übungsteil in Kapitel 6.

Das Training der Körpermitte ist entscheidend, dasselbe gilt jedoch auch für körperliche und mentale Ausdauer. Häufig wird die Entbindung mit einem Marathon verglichen. Sinnvoller wäre es, sie mit drei oder vier aufeinanderfolgenden oder einem Ironman zu vergleichen! Marathons dauern zwischen zwei und acht Stunden, die meisten Wehen ziehen sich viel länger hin – manchmal bis zu einem ganzen Tag oder gar zweien. Ein starker Geist und Körper, mentales und physisches Durchhaltevermögen sind daher wichtig und eine Erhöhung der Sätze und WH in den Workouts eine Möglichkeit, sich vorzubereiten. Tägliches Üben von Geburtspositionen und Visualisierungen sind weitere Möglichkeiten. So, wie sich ein Athlet den Wettkampf vorstellt, sollten Sie Wehen und Geburt visualisieren, um Ihr Gehirn auf den großen Tag einzustimmen. Mehr über Visualisierung in Kapitel 6, über Übungen, Sätze und WH in Kapitel 7 und 8.

KARDIOVASKULÄRES TRAINING

Kardiovaskuläres Training ist eine weitere bei der Geburtsvorbereitung zu berücksichtigende Fitnesskomponente. Intervalltraining kommt den Anforderungen der Geburt selbst am nächsten und sollte in Ihrem Schwangerschafts-Cardio-Training eine Rolle spielen. Low-impact-Sportarten, die die Herzfrequenz erhöhen, eignen sich am besten, weil sie die kardiovaskuläre Fitness verbessern und gleichzeitig den Beckenboden vor zusätzlicher Belastung schützen. Als Läuferin oder Trainierende von Sprung- oder anderweitig intensiven Sportarten möchten Sie Ihr Training vielleicht auf wenig oder gar nicht belastende Aktivitäten herunterfahren. Obwohl Laufen und Springen völlig sicher sind, setzen Sie die bereits beeinträchtigte Körpermitte zusätzlich unter Druck – was nicht unbedingt optimal ist. Schwerpunktverlagerungen und hormonelle Einflüsse, die die Instabilität des Beckens erhöhen, sind Gründe, nach Alternativen zu Laufen und Springen zu suchen.

Gehen (vor allem Bergwandern), Schwimmen und Ellipsentraining sind gute Optionen, ebenso wie Indoorcycling und Fahrradfahren. Achten Sie dabei aber auf die Beckenhaltung, Körpertemperatur (nicht überhitzen) und subjektive Einschätzung der Belastung.

DEHN- UND ENTSPANNUNGSÜBUNGEN

Ein oft vernachlässigter Trainingsaspekt ist das Dehnen. Geschmeidige Muskeln können besser entspannen und nachgeben, so wie es bei der Geburt erforderlich ist. Angespannte (hypertonische) Muskeln verengen den Raum im Becken, können nicht loslassen und sind verletzungsanfälliger bei der Geburt. Wie bei allen Muskeln kommt es auf die Balance zwischen Kraft und Länge an. Dehnübungen für den Beckenboden, für Adduktoren, Gesäßmuskeln und Flexoren sind eine tolle Möglichkeit, das Becken in einen optimalen Zustand zu versetzen und sicherzustellen, dass es den Wehen gewachsen ist. Genaueres dazu in Kapitel 3.

FUNKTIONELLE BEWEGUNGEN FÜR DIE MUTTERSCHAFT

Als Mama, die sich um Babys und Kinder kümmert, müssen Sie sich bewegen, wie Sie es vielleicht selten oder nie getan haben. Die häufigsten mütterlichen Bewegungen sind Kniebeuge, Heben, Tragen, Schieben, Ziehen, Drehen, Bücken und Balancieren. Alltäglich sind auch das Heben und Tragen des Babys, Kindersitzes mit und ohne Baby, das Hinunterbeugen und Herausheben des Babys aus der Wiege oder das Sich-Umdrehen nach dem Kind im Auto. Sie werden sich bücken, in die Knie gehen, Dinge hochheben, wenn Sie die vielen Wäscheladungen besorgen. Idealerweise beginnt man mit diesen Bewegungen erst nach den ersten Wochen der Erholung, denn Ruhe ist wichtig. Direkt nach der Entbindung sollte man es noch nicht tun. Delegieren Sie sie an Ihre Doula oder Familie, damit Sie sich ganz Ihrer Genesung widmen können, und integrieren Sie sie allmählich in Ihren Tagesablauf. Nicht vergessen, es gibt Bewegung und Training. Als Mutter haben Sie jede Menge Bewegung. Frauen, die fürchten, es weder ins

KÖRPERLICHE TATSACHEN – BODY FACT

Während der Schwangerschaft vermehrt sich die in die Lungen ein- und ausgeatmete Luftmenge um etwa 50 Prozent, weil jeder Atemzug ein größeres Luftvolumen umfasst und die Atemfrequenz sich erhöht. Im zweiten und dritten Trimester, wenn die Gebärmutter größer ist (und jeden Tag weiter wächst), kann die nach unten gerichtete Bewegung des Zwerchfells bei jedem Einatmen begrenzt sein. Deswegen berichten manche Frauen von Schwierigkeiten beim tiefen Durchatmen.

Fitnessstudio zu schaffen noch daheim zu trainieren, sollten nicht unterschätzen, dass ihr Alltag voller Bewegung ist. Kräftigungsübungen (wie in Kapitel 14) und die täglichen mütterlichen Bewegungen sind alles, was Sie tun müssen. Diese bereits in der Schwangerschaft zu erlernen wird Erholung und Rückbildung beträchtlich erleichtern.

Aktiv werden

Hocken ist etwas, mit dem wir als Kinder vertraut sind. Wenn wir dann größer werden, beginnen wir uns zu bücken, statt zu hocken, und obwohl beide Bewegungen natürlich sind, wird die Hocke oder Kniebeuge schließlich von anderen Bewegungen ersetzt. Sie ist eine fantastische Wehenhaltung und die Bewegung der Wahl, wenn man etwas aufhebt. Doch weil Erwachsene nur selten in die Hocke gehen, sind Frauen nicht darauf vorbereitet, sie bei den Wehen zu nutzen. Üben Sie die Kniebeuge im Alltag, machen Sie sie zum Schwerpunkt Ihrer Workouts und probieren Sie sie beim Stuhlgang. Man kann kleine Hocker neben die Toilette stellen oder die Toilettenhilfe Squatty Potty verwenden. So werden die Knie angehoben, damit sie sich – wie beim Hocken – über dem Becken befinden, wodurch sich der das Rektum umschlingende Puborectalis-Muskel lockert und man sich schneller und müheloser erleichtern kann. Durch die Aufnahme der Hocke ins tägliche Training bekommt man einen besseren Entbindungskörper und kann diese Haltung bei den Wehen nutzen.

Aktiv werden

Hocken vergrößert nachweislich den Beckendurchmesser. D. h., es entsteht mehr Raum im Becken, was die Geburt erleichtert. Eine Studie (Russell, 1982) wies darauf hin, dass Hocken den Beckenausgang um 1 cm im Querdurchmesser (von Seite zu Seite) und 2 cm im anteroposterioren Durchmesser (von vorn nach hinten) vergrößert. Insgesamt ist das eine Vergrößerung um 28 Prozent in der Fläche, verglichen mit der Steinschnittlage (der klassischen Rückenlage). Auch wenn es sich um eine ältere Studie handelt, ist ihr Ergebnis noch immer aktuell. Das klingt gut, doch wenn wir nicht ans Hocken gewöhnt sind und es bei den Wehen tun, wird es womöglich nicht den erhofften Erfolg bringen. Was meist daran liegt, dass Menschen, die nicht regelmäßig hocken, angespannte Beine haben, die eine korrekte Ausführung verhindern.

Bei den Wehen wird die Kniebeuge am besten mit parallelen Füße und nach vorn gerichteten Knien ausgeführt. So erhält man den für die Geburt benötigten größtmöglichen Raum zwischen den Sitzbeinhöckern. In der Schwangerschaft sollte man sie daher genau so mit bequem parallel stehenden und nach vorn zeigenden Füßen trainieren (siehe Abb. 2.1 a). Die meisten nicht ans Hocken gewöhnten Menschen absolvieren sie mit auswärts gerichteten Füßen und Knien (siehe Abb. 2.1 b). Das vermindert den Raum im Becken und ist das Gegenteil des Gewünschten. Üben Sie die Kniebeuge täglich, trainieren Sie sie in einem bequemen Bewegungsradius, der korrektes Hocken erlaubt: mit nach vorn zeigenden Knien und Füßen sowie geradem Steißbein.

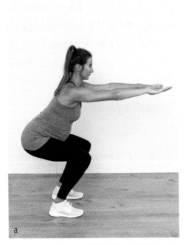
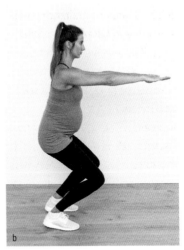
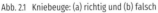

Abb. 2.1   Kniebeuge: (a) richtig und (b) falsch

Ganzkörperfitness für alle Trimester

Als Nächstes werfen wir einen eingehenderen Blick auf das sportliche Trainung für alle Schwangerschaftstrimester. Später folgen die eigentlichen Übungen ebenso wie spezifische Programme für die einzelnen Stadien. Hier sollen nur Eckpunkte angerissen sowie der Begriff des »vierten Trimesters« eingeführt werden, das die ersten drei postpartalen Monate umfasst.

ERSTES TRIMESTER

Wie schon erwähnt, kann Bewegung im ersten Schwangerschaftsdrittel wegen der fehlenden Energie und einsetzender Übelkeit mühsam sein. Aber auch wenn Ihnen schon allein »Überleben« schwerfällt, keine Panik! Das geht vorbei. Gehen Sie spazieren, und wenn mehr nicht drin ist – auch gut! Sobald Sie wieder mehr Energie haben, sollten Sie sich unbedingt Zeit für den täglichen Spaziergang nehmen, am besten in Minimalschuhen (mehr dazu später). Bei Kraft-, Cardio- und Entspannungstraining stellen Sie vor allem die Verbindung zu Beckenboden und innerer Körpermitte her. Konzentrieren Sie sich ein, zwei Minuten ganz auf die Bauchatmung (siehe Kapitel 6) und integrieren Sie sie in Bewegungen wie Muschelschale, Kniebeuge oder sogar Bizeps-Curl, um jede dieser Übungen zu einer Core-Übung zu machen. Bewegungen wie Muschelschale, bei denen man auf der Seite liegt (siehe Kapitel 7), und Kniebeugen sind toll für Kraft und Ausdauer der Gesäßmuskeln sowie eine fantastische Geburtsvorbereitung. Mit einem Körper, der schon vor dem großen Tag an die Wehen- und Geburtsbewegungen gewöhnt ist, werden Sie die Herausforderung mit Bravour bewältigen!

ZWEITES TRIMESTER

Das zweite Trimester bringt neuen Schwung. Die Übelkeit ist meist vorbei, das Energieniveau gestiegen, und obwohl man den Bauch schon sieht, wird er Sie nicht wirklich in Ihrer Beweglichkeit beeinträchtigen. Höhere Wiederholungszahlen, mehr Sätze und neue Übungen stehen zur Verfügung, aber planen Sie bitte trotzdem Zeit für Entspannen, Loslassen, Dehnen ein. Auch der tägliche Spaziergang behält Priorität. Für ein niedrigschwelliges Cardio-Training zwecks Pulsbeschleunigung ein paar Hügel oder Treppen einbauen, während der Beckenboden geschont wird. Von einem Training in Rückenlage wird meist abgeraten, denn es könnte dabei die untere Hohlvene (die Blut vom Unterkörper zurück zum Herzen transportiert) abgedrückt werden. Eine solche Kompression kann zu Schwindel, Blutdruckabfall und Wassereinlagerungen führen. Manche Frauen können allerdings auch noch hochschwanger auf dem Rücken liegen, andere benötigen Kissen, um ihren Kopf bei Übungen in Rückenlage höher zu betten als die Hüften.

DRITTES TRIMESTER

Das dritte Trimester ist die Zielgerade. Es bleiben noch drei Monate, um den Körper auf Wehen und Geburt vorzubereiten. Im ersten Monat sollte die

Aktiv werden

Viele Eltern in spe warten mit dem Kauf eines Kindersitzes bis kurz vor dem Entbindungstermin, wir aber empfehlen, ihn möglichst früh zu besorgen, um ihn beim Training zu benutzen. Kurz- und Kugelhanteln taugen zwar als Ersatz, doch warum nicht mit genau dem Objekt trainieren, das man immer wieder heben wird? Trainieren Sie spezifisch, um Ihren Körper aufs wirkliche Leben vorzubereiten. Ein Kindersitz ist sperrig und schwer (und wird mit dem Baby darin noch schwerer). Üben Sie, ihn zu heben, aus dem Auto herauszubugsieren, ihn sachte zu wiegen, um Ihr Baby zu trösten. Denn all das werden Sie nach Geburt Ihres Kindes tun. Üben Sie auch, ihn mit einer Hand zu halten und damit zu gehen, dann auf die andere Seite zu wechseln, um die Muskeln ausgewogen zu trainieren und – je nach Situation – beide Hände benutzen zu können.

Kraft noch reichen, im achten und neunten Monat aber merkt man, dass man langsamer wird, häuslicher, und die Tage zu zählen beginnt. Diese Verlangsamung ist gut und wichtig – betrachten Sie es als eine Art »Tapering« vor dem großen Event. Sie haben Training und Vorbereitung absolviert, und bis zum Tag des Rennens ist es nicht mehr lang. Während man weiter seine Workouts absolviert, fährt man Gewicht und die WH zurück und wählt ein leichteres Training, sodass man für den großen Tag noch Ressourcen hat. Konzentrieren Sie sich auf Entspannungsübungen für den Beckenboden und die umgebenden Muskeln in Gesäß und Oberschenkeln. Mithilfe eines hinter sich an die Wand gepressten Gymnastikballs eine tiefe Hocke zu halten kann eine hübsche Methode sein, um die Beinausdauer zu stärken, während sie gleichzeitig den Beckenboden weitet und dehnt. Über die besten Gebärpositionen nachzudenken und sie täglich zu üben ist entscheidend. Positionen in Seitlage, gestützte Hockstellungen, Knie- und Vierfüßlerstände gelten als besonders günstig. In späteren Kapiteln zeigen wir Übungen, die diese Positionen nachahmen und zu einem optimal auf die Geburt vorbereiteten Körper verhelfen.

Bewegung in der frühen Wehenphase hilft, Unbehagen besser zu bewältigen, die Passage des Babys durch den Geburtskanal zu erleichtern, und ermöglicht den Core-Muskeln, diesen Prozess zu unterstützen. Gehen ist eine praktische und hilfreiche Bewegung, und da Sie es an jedem Tag der Schwangerschaft getan haben, werden Sie es auch während der Wehen schaffen.

Wenn es Zeit wird, ins zweite Stadium, die Pressphase, zu wechseln, sollte man sich so positionieren, dass einem die Schwerkraft zu Hilfe kommt. Außerdem sollte man sicherstellen, dass das Kreuzbein nicht eingeengt wird, damit es sich mit dem Kind bewegen kann. Die übliche Steinschnittlage wirkt dem Entbindungsprozess womöglich sogar entgegen, da die Schwerkraft keinen Beitrag leisten kann. Darüber hinaus verengt das gegen das Kreuzbein drückende Bett den Raum im Becken und verhindert dessen natürliche Bewegung, während das Baby in den Geburtskanal gleitet. Wählen Sie eine Alternative wie die Seitlage, gestützte Hocke, Ausfallschritt oder Vierfüßlerstand. Die Seitlage bietet erwiesenermaßen einen Schutz für Damm und Beckenboden und kann bei sehr rasch fortschreitenden Wehen helfen, das Ganze etwas abzubremsen. Vierfüßlerpostionen wie Knien auf dem Krankenhausbett oder sich bäuchlings über einen Ball drapieren sind wunderbare Stützpositionen, die die Schwerkraft nutzen und das Kreuzbein entlasten, während die Asymmetrie im Becken oft dazu beiträgt, das Baby durch das Becken zu steuern. Entscheidend sind Bewegung und Abwechslung. Eine bestimmte Stellung mag eine Zeit lang gut sein, dann muss man sie vielleicht wechseln, um später wieder zu ihr zurückzukehren. Bleiben Sie cool und vertrauen Sie darauf, dass Bewegung die Sache erleichtert.

»VIERTES« TRIMESTER

Diese Phase der Erholung ist entscheidend für die Wiederherstellung der Körpermitte. Der Fokus liegt

KÖRPERLICHE TATSACHEN – BODY FACT

Während der Schwangerschaft arbeitet unser Herz sehr effizient und pumpt mehr Blut pro Herzschlag. Zu Beginn des zweiten Trimesters arbeitet unser Herz im Ruhezustand etwa 40 Prozent härter als vor der Schwangerschaft. Auch das Blutvolumen erhöht sich ab der sechsten bis achten bis zur 32. bis 34. Woche fortlaufend. Das Volumen des Plasmas steigt um etwa 40 bis 50 Prozent, die Menge der roten Blutkörperchen um 20 bis 30 Prozent. Dieses größere Blutvolumen sowie die gesteigerte Zirkulationsrate erfordern dann eine erhöhte Eisen- und Folsäurezufuhr.

auf Ruhe, Regeneration und Retraining. Zu viele Frauen stürzen sich sofort ins Training und vernachlässigen die Umlernprozesse der Wochenbettgymnastik, nur um später von anhaltenden Rückenschmerzen, einem Bauch, der nicht verschwinden will, und sogar Inkontinenz oder anderen Formen der Beckenbodendysfunktion geplagt zu werden.

Egal ob Sie eine vaginale Entbindung oder einen Kaiserschnitt hatten, nach der Geburt brauchen Sie Zeit zur Erholung. Sichern Sie sich in den ersten Wochen die Unterstützung einer Doula oder Ihrer Familie, damit Sie sich ganz auf die Regeneration Ihres Körpers konzentrieren können.

Eisbeutel sind in den ersten 24 Stunden eine Wohltat für den Damm (Damenbinden einfrieren oder Eisgelkissen kaufen). Danach hilft Wärme in Form mehrmaliger täglicher Sitzbäder. In vielen Kulturen weltweit schätzt man das Belly Wrapping, das auch in Nordamerika langsam Fuß fasst. Nicht zu verwechseln mit Taillentraining, liefert die sanfte Praxis des Bauchwickelns äußeren Halt für die Gewebe des Beckens und der Bauchdecke, während diese heilen. Wichtig ist, solche Bauchwickel durch Rückbildungsgymnastik zu ergänzen und sie, um den Druck vom Beckenboden zu nehmen, von unten nach oben anzulegen.

Der auf frischgebackenen Müttern lastende Druck, schnell wieder die alte Figur zu haben, ist enorm. Doch man muss ihn ignorieren. Nachdem die neuen Mamas einen unglaublichen physischen wie mentalen Kraftakt vollführt haben, genügen viele – leider – nicht mehr den eigenen Maßstäben und fühlen sich schwach und unförmig. Daher sind sie anfällig für die Erfolgsversprechen irgendwelcher Trainingskurse und suchen sich die härtesten und intensivsten Aktivitäten aus. Doch vergessen Sie nicht, Ihr Körper hat gerade neun Monate der Veränderung und Anpassung hinter sich, die in der Geburt Ihres Babys kulminierten. Zu erwarten, dass er im Nu in seinen vorherigen Zustand zurückkehrt, ist unrealistisch. Die Wahrheit ist: Ihr Körper hat sich verändert und wird nie wieder

derselbe sein. Was nicht bedeutet, dass er nicht stärker und funktionaler sein kann. Aber er wird nicht mehr derselbe sein, und alle derartigen Bemühungen sind vergeblich. Stattdessen sollten Sie Ihren Rumpf retrainieren und dann allmählich zu intensiveren Sportarten übergehen. Fitnessoptionen wie Bootcamp oder Laufen kann man nach erfolgreicher Rückbildung der Körpermitte zwar wieder aufnehmen, doch es sind keine Aktivitäten, mit denen man versuchen sollte, »seine Figur zurückzubekommen«.

Die ersten sechs bis acht Wochen nach der Geburt sind Ruhe und Erholung gewidmet, wobei nach und nach etwas Rückbildungsgymnastik dazukommt. Etwa sechs Wochen nach der Entbindung empfiehlt sich eine physiotherapeutische Untersuchung des Beckenbodens, und zwar unabhängig davon, wie man entbunden hat. Das ist ein vernachlässigter Aspekt der Frauengesundheit, der eigentlich Standard in der prä- und postnatalen Gesundheitsfürsorge sein sollte. Traditionell gilt die Auffassung, Frauen sechs Wochen nach der Geburt grünes Licht zu geben, sodass sie zu ihren normalen Aktivitäten zurückkehren können. Gegenwärtig verstehen Frauen dies als »Daumen hoch«, um sich gleich wieder aufs Laufen oder ins CrossFit-Training zu stürzen. Nach sechs Wochen aber ist der postpartale Körper noch nicht bereit für derartige Anforderungen. Und wird es womöglich erst in vier, sechs oder auch zwölf Monaten sein. Ihre Beckenboden-Physiotherapeutin spielt eine wichtige Rolle in Ihrem Gesundheitsteam und sollte diejenige sein, die Ihnen grünes Licht für intensivere Aktivitäten gibt. Damit entziehen wir uns den gegenwärtigen Normen. Doch da sich die Bedeutung eines gesunden Beckens immer weiter herumspricht, entscheiden sich zunehmend mehr Frauen, bereits in der Schwangerschaft proaktiv zu sein und die anschließende Regeneration ernst zu nehmen. Die Hoffnung dabei ist, dass die steigenden Inkontinenz- und Prolapsraten wieder zurückgehen und wir Frauen erleben, die sich in ihrem postpartalen Körper stark und zuversichtlich fühlen statt schwach und kaputt.

Für ein großes Ereignis zu trainieren erfordert bewusste, gezielte Bewegung, die den Körper präpariert, Verletzungsrisiken reduziert und den Körper nach Abschluss des Ereignisses auf die Heilung vorbereitet. Bei unserem Geburtstraining verhält es sich genauso. Dieses Buch will Ihr Wissen über die sich vollziehenden Veränderungen erweitern und Ihnen zeigen, wie Sie Ihren Körper dabei am besten unterstützen und einen unglaublich gut vorbereiteten Körper aufbauen können. In den nächsten Kapiteln wollen wir uns noch eingehender mit der Körpermitte (d. h. Beckenboden, Zwerchfell und Bauch) beschäftigen, die wohl die bedeutendsten Veränderungen bei Schwangerschaft und Geburt erlebt.

Aktiv werden

Vielleicht haben Sie schon mal über Geburtspläne gelesen, die wir für eine tolle Idee halten. Allerdings würden wir auch empfehlen, sich einen Plan für die Erholung zurechtzulegen. Denn die ist genauso wichtig, und entscheidend dabei ist die Vorbereitung. Denken Sie an Dinge wie Kühlpacks, heilende Kräuter für den Damm, vorgekochte Mahlzeiten, den Bauchwickel oder daran, sechs bis acht Wochen nach der Entbindung einen Termin bei der Beckenboden-Physiotherapeutin zu machen, oder zu klären, wer genau Sie nach der Geburt unterstützen wird: Familie, Freunde oder auch eine Doula. Und als Letztes: Betrachten Sie Ihren Geburtsplan als eine Art Geburtsführer. Die Geburt ist ein sehr dynamischer, organischer Prozess, bei dem nicht alles nach Plan läuft. Bleiben Sie offen, nutzen Sie Ihren Plan als Orientierungshilfe und versammeln Sie ein starkes, unterstützendes Geburtsteam um sich.

3

Der Beckenboden: Basis der Körpermitte

Der Beckenboden ist ein Körperteil, der nicht viel Beachtung erfährt. Doch während der Schwangerschaft werden Sie wohl über ihn nachzudenken beginnen und sich fragen, wie Sie ihn auf die Geburt vorbereiten können. Vielleicht haben Sie von Kegel-Übungen gehört oder sie empfohlen bekommen, aber man kann noch viel mehr tun. Dieses Kapitel liefert Informationen, von denen Sie kaum glauben werden, dass man Sie Ihnen bisher vorenthalten hat!

Was genau ist der Beckenboden?

Der Beckenboden ist die Basis der Körpermitte, jener bereits vorgestellten Gruppe tief liegender Muskeln, die für die Stabilisierung und Kontrolle unserer Körperbewegungen mitverantwortlich sind. Gemeinsam mit Zwerchfell, quer verlaufenden Bauchmuskeln und Multifidus ist der Beckenboden wichtig für unsere Atmung, erzeugt Spannung in der Bauchdecke und stabilisiert Wirbelsäule und Becken (siehe Abb. 3.1).

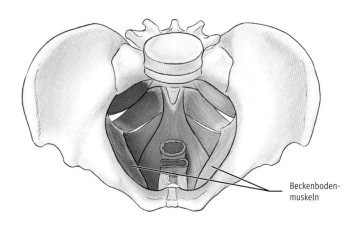

Beckenboden-muskeln

Abb. 3.1 Der Beckenboden

Der Beckenboden besteht aus einer Ansammlung von Muskeln, Nerven, Sehnen und Blutgefäßen, Bändern und Bindegewebe, die im Becken miteinander verwoben sind. Vorn ist er mit dem Schambein (eigentlich einem Gelenk, das wir nur der Einfachheit halber so nennen), hinten mit dem Steißbein, seitlich mit den beiden Sitzbeinhöckern verbunden. Er bildet die Basis der Beckens und hat viele wichtige Aufgaben, ist etwa für sexuelle Erregung und Kontinenz zuständig. Verblüffend ist, dass wir über einen Körperteil, der so viel leistet, im Allgemeinen so wenig wissen. Leider gelangen viele Frauen erst an die für sie entscheidenden Informationen. wenn sie schon Beckenprobleme haben.

FUNKTION DES BECKENBODENS

Als Basis der Körpermitte sichert der Beckenboden die Lage unserer Beckenorgane: von Blase, Rektum und der wachsenden Gebärmutter (siehe Abb. 3.2). Auch für die Harnkontinenz spielt er eine Rolle, damit man seine Ausscheidungen unter Kontrolle hat und nicht etwa Urin verliert, während man hustet, rennt oder hüpft. Wie im letzten Kapitel erwähnt, stabilisieren die Beckenbodenmuskeln auch Wirbelsäule und Becken. Bei der Geburt müssen sie nachgeben, damit das Baby den Geburtskanal passieren kann, und der Austreibungsreflex trägt dazu bei, das Baby aus dem Mutterleib zu pressen. Damit das alles, und oft alles auf einmal, geschehen kann, müssen die Beckenbodenmuskeln über Kraft, Ausdauer, Timing, Koordination und Kontrolle verfügen. Kegel-Übungen (gezielte Beckenbodenkontraktionen, gefolgt von Entspannung) können helfen, eignen sich jedoch nicht für jede Frau, da sie oft falsch ausgeführt werden.

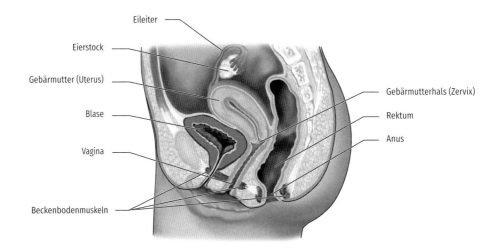

Abb. 3.2 Der Beckenboden und die von ihm gehaltenen Organe

WAS IST EINE BECKENBODEN-PHYSIOTHERAPEUTIN?

Die Beckenboden-Physiotherapie ist die am wenigsten nachgefragte medizinische Leistung in der Frauengesundheit. Viele Frauen wissen nicht einmal, dass es sie gibt – bis sie selbst ein Problem haben. Beckenboden-Physiotherapeutinnen werden zunächst in allgemeiner Physiotherapie ausgebildet und schließen eine entsprechende Zusatzausbildung an. Sie führen (vaginale und rektale) Tests durch, um die Funktion der Muskeln und die Position der Organe zu ermitteln, um eventuelles Narbengewebe zu mobilisieren und Frauen zu zeigen, wie sie ihren Beckenboden richtig kontrahieren und entspannen. Sie helfen, das Becken auszubalancieren, damit die Beckenmuskeln korrekt ausgerichtet sind und ihre Aufgabe optimal erfüllen, sowie unproduktive Spannungsmuster aufzugeben, die Wehen und Geburt womöglich behindern. Viele Beckenboden-Pyhsiotherapeutinnen verfügen über Zusatzqualifikationen und können Frauen zeigen, was sie tun müssen, um ihr Baby auszutreiben. Diese Therapeutinnen sind ein wichtiger Faktor des pränatalen Gesundheitsteams und der postpartalen Erholung, und jede junge Mutter sollte etwa sechs Wochen nach der Geburt eine solche Therapeutin aufsuchen. Auch um sie zu fragen, ab wann wieder anstrengendere Sportarten erlaubt sind.

Kegel-Übungen sind im Wesentlichen isolierte Übungen, doch angesichts dessen, dass wir dynamische Wesen sind, die sich (idealerweise) den ganzen Tag bewegen, macht es Sinn, Beckenbodenübungen durch Bewegungen zu erweitern. Denn zu wissen, wie man seine Beckenbodenmuskeln isoliert, ist schön und gut. Doch da sie mit anderen Core-Muskeln zusammenarbeiten, ist es wichtig, sie in praktische Alltagsbewegungen zu integrieren. In Kapitel 9, Funktionelle Bewegungen für die Mutterschaft, lernen Sie, wie Sie den Beckenboden und andere Muskeln der Körpermitte für eine Vielzahl von Alltagsbewegungen einsetzen können.

Abgesehen von der Unterstützung bei der Bewegung, sind die Beckenbodenmuskeln auch an der Atmung und der Kontrolle des Bauchinnendrucks beteiligt, wozu sie mit Zwerchfell, queren Bauch- und den Multifidus-Muskeln zusammenwirken. Diese vier Bestandteile bilden die tiefste Schicht unserer Körpermitte und gewährleisten gemeinsam die richtige Körperausrichtung, korrekte Biomechanik und Bewegungskontrolle. Sie sind antizipatorisch, sprich, sie bereiten uns auf Bewegungen vor, stabilisieren und steuern sie.

Aktiv werden

Um eine Kegel-Übung korrekt durchzuführen, setzen Sie sich auf einen Gymnastikball oder Stuhl. Legen Sie eine Hand unter den Damm, um ihn besser zu spüren, oder überlassen Sie dies der Rundung des Balls. Achten Sie auf eine korrekte Haltung. Sie sollten auf den Sitzbeinhöckern sitzen und den Damm auf dem Ball oder Stuhl spüren. Atmen Sie ein und stellen Sie sich beim Ausatmen vor, wie Sie mit der Vagina eine Heidelbeere aufklauben und nach oben in sich hineinsaugen. Haben Sie gemerkt, wie sich Ihr Damm vom Ball gehoben hat? Achten Sie darauf, die Heidelbeere nicht zu »zerquetschen«. Wir wollen keinen Heidelbeersaft. Vielmehr geht es uns um die »Hebung«, die für den korrekten Gebrauch der Beckenbodenmuskeln entscheidend ist. Und nicht zu sehr anstrengen! – Hier werden keine Klaviere gestemmt, sondern lediglich eine winzige Heidelbeere. Greifen Sie also fest, aber behutsam zu, heben Sie an und lassen Sie los. Wir weisen auch gern auf die Bauchatmung hin, um die Bedeutung des Zusammenwirkens der Atmung mit dem Beckenboden und der gesamten Körpermitte im Bewusstsein zu verankern. Näheres dazu im nächsten Kapitel.

Wenn es Ihnen nichts ausmacht, sich bei der Bauchatmung einen Finger in die Vagina zu stecken, spüren Sie ein leichtes Drücken und Heben oder ein Herauf- und Hineinziehen in den Körper. Danach, beim Loslassen, sollten Sie spüren, wie es sich wieder senkt. Oder bitten Sie Ihren Partner, einen Finger oder seinen Penis hineinzustecken. Viele Frauen probieren es auf der Toilette, indem sie versuchen, den Urinfluss zu stoppen. Das ist nicht empfehlenswert, da es die Blase verwirren kann und nur die »Drück«-Komponente der Übung testet, die man minimieren will.

Weil die Beckenbodenmuskulatur an der Antizipation der meisten Bewegungen beteiligt ist, trainiert man praktisch jedes Mal, wenn man aufsteht, etwas aufhebt oder einen Schritt macht, seinen Beckenboden.

Ergänzt man eine Kegel-Übung durch bewusste Bauchatmung (siehe nächstes Kapitel) oder ein Stichwort wie »Heidelbeere«, steigert dies die synergetische Wirkung der Körpermitte.

Das Zwerchfell (siehe Abb. 3.3) ist der größte Atemmuskel. Es befindet sich im Brustkorb und ist mit der Lendenwirbelsäule verbunden. In Ruhe hat er die Form einer Kuppel, die beim Einatmen abflacht. Diese Bewegung zwingt die Rippen, sich nach außen zu bewegen.

Leider setzen viele Leute den Muskel falsch ein. Jeder Atemzug sollte von einer seitlichen Ausdehnung der Rippen begleitet sein, doch bei der heutigen sitzenden Lebensweise und häufig krummer Körperhaltung neigen viele Menschen dazu, nur im Brustkorb zu atmen. Dies wirkt sich stark auf die Synergie mit dem Beckenboden aus. Wenn Sie einatmen, sollte sich das Zwerchfell zusammenziehen und senken, der Beckenboden daraufhin länger werden und sich ebenfalls absenken. Verlängern sollten sich auch die quer verlaufenden Bauchmuskeln – und nach außen dehnen, damit die Luft frei in den Körper einfließen kann. Beim Ausatmen passiert dann das Umgekehrte: Der Beckenboden kontrahiert und hebt sich, die queren Bauchmuskeln bewegen sich nach innen, das Zwerchfell rundet sich. Um dieses Zusammenwirken zu beherrschen, erlernen und üben Sie die Bauchatmung, eine grundlegende und in der Schwangerschaft täglich zu praktizierende Übung, die Risiken wie Rektusdiastase und Rückenschmerzen minimieren hilft. Auch für die postnatale Erholung ist die Bauchatmung zentral.

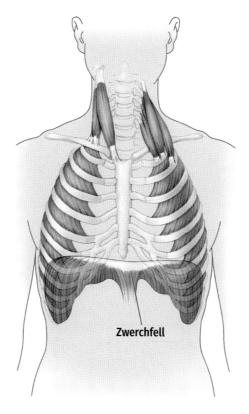

Abb. 3.3 Das Zwerchfell

BECKENBODENDYSFUNKTION

Oft werden Schwangerschaft und Geburt für einige Probleme der Körpermitte, die bei vielen Frauen nach der Geburt auftreten, verantwortlich gemacht. Sie kämpfen mit Inkontinenz, Vorfall der Beckenorgane, Beckenboden- und Kreuzschmerzen, einem Bauch, der einfach nicht verschwinden will, und halten dies alles – fälschlicherweise – für normal. Doch das stimmt nicht. Es ist nicht normal – verbreitet, gewiss, aber nicht normal –, und vieles von dem, mit dem sich Frauen nach der Geburt herumschlagen, lässt sich vermeiden oder abmildern, wenn man sie zu Beginn der Schwangerschaft entsprechend aufklärt.

Die Standardbehandlung für Beckenbodendysfunktion bestand früher darin, dass die Frauenärztin ein normiertes Blatt mit Kegel-Übungen austeilte. Wissenschaftliche Studien und klinische Erfahrung zeigen, dass das nicht nur ineffizient ist, sondern manchen Frauen sogar schaden kann. Unsere drei Beckenboden-Persönlichkeiten veranschaulichen, warum einige Frauen von Kegel-Übungen eher absehen sollten. Die meisten von uns stellen sich vor, dass die Vagina nach der Entbindung gedehnt und schwach bleibt, weswegen Kegel-Übungen nötig sind. In vielen Fällen, wenn der gedehnte Beckenboden noch nicht zu seinem normalen Tonus, normaler Kraft, Ausdauer und Timing zurückgefunden hat, stimmt das auch. Sie könnten sich diesen Beckenboden als »Strandgammler« vorstellen. Das Gewebe ist lang und locker (hypotonisch) und funktioniert nicht allzu gut. Unbehandelt, werden die meisten Frauen mit einem solchen Beckenboden irgendwann unter Inkontinenz, Prolaps oder Schmerzen leiden. Kegel-Übungen können und sollten ihnen helfen, vor allem wenn sie in Bewegung ausgeführt werden. Es gibt jedoch auch einen anderen Beckenboden-Typ, den wir als den »Fitness-Addict« bezeichnen. Er ist straff (hypertonisch), kontrahiert und kann kurz sein, weswegen er ebenfalls keine Kraft und nur schlechtes Timing besitzt. Auch bei diesem Beckenboden leiden Frauen unter Inkontinenz. Häufig klagen sie über Beckenschmerzen, vor allem beim Geschlechtsverkehr. Dieser Beckenboden gibt nicht nach, und Kegel-Übungen werden eine bestehende Dysfunktion nur verschlimmern, weil durch sie eine bereits kontrahierte Muskelgruppe noch stärker kontrahiert. Die dritte Beckenboden-Persönlichkeit, »der kleine Turner«, ist die, die wir alle anstreben sollten, weil sie die perfekte Balance von Tonus, Beweglichkeit und Timing dar-stellt. Es ist ein Beckenboden, der imstande ist, ein Kind auszutragen, sich für die Geburt zu dehnen und danach zu optimaler Synergie mit den anderen Muskelgruppen der Körpermitte zurückzukehren.

Wie schon erwähnt, kann unser Körper erstaunlich gut kompensieren. So eilen etwa die Beckenbodenmuskeln oft den durch die Schwangerschaft gedehnten, geschwächten und daher ineffizienten Bauchmuskeln zu Hilfe und versuchen, deren Arbeit zu übernehmen, was am häufigsten zu hypertonischen, kurzen Beckenbodenmuskeln führt und das Zusammenwirken der Muskelgruppen der Körpermitte stört. Und genau diese fehlende Zusammenarbeit trägt zu Beckenbodendysfunktionen wie Harninkontinenz, Vorfall der Beckenorgane oder Beckenbodenschmerzen bei. Häufig werden solche Beschwerden nur bei älteren Frauen vermutet, doch sie können Frauen jeden Alters und jeder Lebensphase betreffen. Vielleicht haben Sie von Ihrer Großmutter oder Tante gehört, die so etwas hatten, oder von Freundinnen, die schon von Kindesbeinen an beim Sport den Urin nicht richtig halten konnten. All das ist verbreitet, aber nicht normal, und in der Schwangerschaft kann man viel tun, um solche Leiden zu unterbinden.

Auch die nachgeburtliche Erholung als Zeit der Heilung und Regeneration ist entscheidend. Ihr Beckenboden hat viel durchgemacht, und möglichst früh nach der Geburt mit der Bauchatmung zu beginnen hilft, seine Funktion wiederherzustellen und Dysfunktionen zu unterbinden. Werfen wir einen näheren Blick darauf.

HARNINKONTINENZ

Laut Definition handelt es sich dabei um einen ungewollten Urinverlust in beliebiger Menge. Vielleicht hören Sie Frauen sagen, es sei normal, nach der Geburt eine schwache Blase zu haben, doch das stimmt nicht.

Es gibt zwei Hauptformen der Inkontinenz: Stressharninkontinenz (SHI) und Dranginkontinenz (DI). Zu SHI kommt es bei einer Zunahme des Bauchinnendrucks, der so groß wird, dass er Schließmuskeln und Beckenboden überfordert. Schon bei geringfügiger Anstrengung, beim Lachen, Husten, Niesen, Laufen, treten kleine Urinmengen aus. Bei DI verspürt man häufig den jähen unkontrollierbaren Drang, eine Toilette aufzusuchen. DI kann an Nervenschädigungen oder vernarbtem Gewebe liegen oder sogar verhaltensbezogene Ursachen haben. Möglich ist auch, an beidem zu leiden, was als gemischte Inkontinenz bezeichnet wird.

Während der Schwangerschaft kann sich durch Einwirkung der Hormone und zunehmendem Druck auf die Blase durch das Baby der Urinierdrang vermehren. Auch gewisse Formen von Inkontinenz sind nicht ungewöhnlich. Studien belegen, dass Inkontinenz während der Schwangerschaft mit dem 70-prozentigen Risiko einhergeht, auch nach der Geburt darunter zu leiden (Rocha, Brandao, Melo, Torres, Mota und Costa, 2017).

SCHEIDENVORFALL

Unter Scheidenvorfall (Vaginalprolaps) versteht man die Senkung der Beckenorgane (Blase, Gebärmutter oder Rektum) in den Scheidenkanal. Von Zystozele wird gesprochen, wenn sich die Blase in die Scheidenwand vorwölbt (auch Prolaps der vorderen Vaginalwand genannt). Ein Gebärmuttervorfall (Uteruspro-

KÖRPERLICHE TATSACHEN – BODY FACT

Der Pudendusnerv ist der Hauptnerv des Damms. Es ist ein sensorischer, autonomer und motorischer Nerv, der Signale an Anus, Genitalien und Harnröhre sendet und von dort empfängt. Ein Nerv, der bei der Entbindung durch Dehnung, Druck oder einen Dammschnitt beschädigt werden kann. Seine Verletzung kann zu Inkontinenz, Prolaps und chronischen Schmerzzuständen beitragen.

laps) liegt vor, wenn sich der Uterus in die Vagina absenkt, eine Rektozele, wenn sich der Mastdarm in die Scheide vorwölbt. Es gibt variierende Grade des Prolapsus, von Grad 1 (sehr leicht) bis Grad 4, der meist eine OP erfordert. Wichtig zu wissen dabei: Der Grad der Senkung korreliert nicht notwendig mit den Symptomen. Manche Frauen haben nur einen kleinen Vorfall, jedoch reichlich Symptome, während andere bei fortgeschrittenem Prolaps keinerlei Symptome haben.

Einige der üblichen Prolapsanzeichen sind Kreuzschmerzen, Schweregefühl im Becken, ein Ziehen und Zerren, das Gefühl, als falle etwas heraus, Schmerzen beim Verkehr, die Unmöglichkeit, einen Tampon einzuführen oder in der Scheide zu behalten.

Ein Scheidenvorfall ist nicht lebensbedrohend, jedoch lebensverändernd. Vor allem für aktive Frauen kann er sehr unangenehm sein. Man bedenke auch, dass sich ein Prolaps zuweilen über Jahre entwickelt und es – weil nicht jede die frühen Anzeichen und Symptome bemerkt – wichtig ist, sich eine Beckenboden-Physiotherapeutin zu suchen: für die Geburtsvorbereitung und für den Rest des Lebens. Falls keine qualifizierte Spezialistin erreichbar ist und man einen Prolaps vermutet, kann ein durch die Frauenärztin durchgeführter POP-Q (ein Spezialtest zur Messung des Prolaps-Grads) helfen, das weitere Vorgehen zu planen. Haltung, korrekte Körpermechanik, Synergie der Core-Muskeln, Geburtsvorbereitung, optimale Regeneration und Hinauszögern anstrengenderer Aktivitäten, all dies kann dazu beitragen, eine Senkung der Beckenorgane zu verhindern oder zu minimieren.

BECKENSCHMERZEN

Beckenschmerzen sind eine weitere Dysfunktion, die häufig als noch so ein Schwangeren-Wehwehchen abgetan werden. Doch schwanger sein heißt nicht, dass man leiden muss. Probleme wie Hexenschuss, Kreuzschmerzen, Symphysenlockerung (Schmerzen am Schambein) und Dyspareunie (Schmerzen beim Sex) sind behandelbar und können oft während der Schwangerschaft oder danach geheilt werden. Häufig besteht das Problem nur darin, dass die Beckenbodenmuskeln hypertonisch (zu straff) oder hypotonisch (zu locker) sind. Weitere Probleme sind u. a. Kompensationsstrategien, wie fortgeleitete Schmerzen von den Hüftadduktoren oder ungleichmäßige Drehkräfte an den Beckenknochen. Noch einmal: Gute Haltung und das Zusammenwirken der Core-Muskeln spielen eine entscheidende Rolle bei der Vermeidung und Behandlung von Beckenbodendysfunktionen während der Schwangerschaft.

KÖRPERLICHE TATSACHEN – BODY FACT

Wenn sich das Becken in neutraler Stellung befindet, die Sitzbeinhöcker Richtung Boden zeigen und Schambein und die Hüftknochen in derselben Ebene liegen, erhält die Blase knöcherne Unterstützung vom Schambein. Ist das Becken nach hinten gekippt, verliert die Blase dieses knöcherne Stützelement. Ein nach hinten geneigtes Becken kann auch eine übermäßige Belastung des Gelenkbands, das vom Kreuzbein zum Gebärmutterhals verläuft, dem Ligamentum sacrouterinum, bedeuten und potenziell einen Gebärmuttervorfall begünstigen.

Der Einfluss von Schwangerschaft und Geburt auf den Beckenboden

Während der Schwangerschaft und bei der Entbinung ist der Beckenboden ungeheuren Veränderungen unterworfen. Hormone machen die Gelenke im Becken beweglicher, wodurch sich der Beckenboden mehr anstrengen muss, um Stabilität und Kontrolle zu wahren. Dies führt zu Ausgleichsmaßnahmen – andere Muskeln müssen die Veränderungen des Beckenbodens kompensieren, was wiederum das Zusammenwirken, sprich Koordination und Timing, der gesamten Core-Muskulatur beeinflusst. Kurzfristig sind diese Kompensationen hilfreich, auf längere Sicht führen sie zu Dyssynergie und Dysfunktion des Beckenbodens.

Mit dem Baby wächst auch die Gebärmutter. Dieses Gewicht zu tragen belastet nicht nur direkt den Beckenboden, sondern ist auch eine Herausforderung für Ihre Haltung. Während der Bauch wächst und man seine Körperausrichtung anpasst und sich dem Gewicht entgegenstemmt, neigt sich das Becken und zwingt den Beckenboden in ungünstige Haltungen.

Eine der größten Herausforderungen für den Beckenboden ist die Geburt. Bei der vaginalen Entbindung besteht, während das Baby sich senkt, Verletzungsgefahr für die Gewebe des Scheidenkanals, für Nerven, Beckenboden und Damm. Die weichen Gewebe können reißen, Nerven gestaucht oder gedehnt werden, und zuweilen brechen sogar Beckenknochen.

In der Pressphase kommt es häufig zu einem massiven Anstieg des intraabdominalen Drucks gegen die Beckenorgane. Wenn wir uns in Erinnerung rufen, dass Hormone die Beckenbodenstrukturen und -bänder lockern, wird klar, wie gezieltes Valsalva-Pressen die Bänder überdehnen und zu einem Prolaps beitragen kann.

Viele glauben, bei einem Kaiserschnitt würde der Beckenboden geschont, doch das stimmt so nicht. Frauen, die durch Kaiserschnitt gebären, haben mit den gleichen hormonellen Einflüssen, Haltungsänderungen und zusätzlichem Gewicht auf den Beckenboden zu kämpfen. Abgesehen von den Belastungen der Schwangerschaft, machen die meisten Frauen nach der Öffnung des Muttermunds noch einen Teil der Pressphase durch, bis sie schließlich mittels Kaiserschnitt gebären. Andere Frauen pressen sogar anfangs erfolgreich, bis es zu einem »Geburtsstillstand« oder Wehenstopp kommt, der zu einem ungeplanten Kaiserschnitt führt. Doch auch ein geplanter Eingriff hat Folgen für den Beckenboden.

KÖRPERLICHE TATSACHEN – BODY FACT

Gewicht und Größe der Gebärmutter verändern sich in der Schwangerschaft beträchtlich. Während sie zu Beginn etwa 50 g wiegt (und etwa so groß wie eine kleine Orange ist), wiegt sie am Ende etwa 1 kg (und ist so groß wie eine Wassermelone!). Das Schrumpfen der Größe des Uterus nach der Geburt heißt Involution oder Rückbildung.

Beckenbodendysfunktion vorbeugen

Eine Schwangerschaft ist die ideale Zeit, etwas über den Beckenboden zu lernen und ihn zu trainieren. Denn in der Schwangerschaft macht er beträchtliche Veränderungen durch, hat bei der Geburt wichtige Herausforderungen zu bestehen, sodass man sichergehen möchte, dass er für all diese Belastungen bestens gerüstet ist. Und natürlich auch, wie er nach der Entbindung wieder heilen kann.

Der aktuelle Trend geht dahin, auch als Schwangere wirklich schwere Gewichte zu stemmen und nur Wochen nach der Entbindung sein High-Intensity-Training wieder aufzunehmen. Derartigen Extremen wird Beifall gezollt, und viele Frauen betreiben in der Schwangerschaft hochintensive Sportarten. Obwohl wir überzeugt sind, dass Frauen sich bewegen, heben, ziehen, tragen, sich drehen und bücken sollten, glauben wir nicht, dass es mit der momentan propagierten Intensität geschehen sollte. Ihre Schwangerschaft sollte Sie nicht von Aktivitäten abhalten, doch wir empfehlen, sie so abzuwandeln, dass Beckenboden und Körpermitte nicht noch stärker belastet werden, als sie es ohnehin sind. Wir glauben auch nicht, dass härter, schneller, schwerer eine funktionierende Regenerationsmethode ist. Zu oft haben wir erlebt, dass Frauen sich zu schnell wieder ins Fitnesstraining stürzten mit einem Körper, der einfach noch nicht bereit war, und es später bitter bereuten und sich mit einer Beckenbodendysfunktion herumschlugen, die ihr Leben stark beeinträchtigte.

Um sich zu erholen, braucht unser Körper langsame, stetige und schrittweise Fortschritte. Neun Monate hat es gedauert, um ein Menschenwesen wachsen zu lassen, gefolgt von den Anforderungen der Geburt. Sich einzubilden, dass unser Körper, vor allem der Beckenboden, schon in den ersten Monaten nach der Entbindung für intensives Hüpfen, Springen oder schweres Heben bereit wäre, ist unrealistisch. Tatsächlich dauert es vier bis zwölf Monate, um strapaziösere Workouts wie Bootcamp, CrossFit oder Laufen wieder aufzunehmen. Beginnen Sie mit sanften Übungen wie Kniebeuge, Ausfallschritt, Gehen, Radfahren und Schwimmen. Reduzieren Sie die Intensität Ihrer Lieblingskurse, sobald Sie anstrengendere Bewegungen ins Training integrieren. Beim Retraining werden Kraft und Ausdauer zurückkehren, und sobald Ihr Körper bereit ist, können Sie auch wieder anstrengendere Aktivitäten in Ihr Training aufnehmen.

Die Entscheidung für Low- oder No-impact-Sportarten während der Schwangerschaft kann dazu beitragen, Ihren Beckenboden zu schützen. Im Schwangerentraining geht es nicht darum, bestimmte Strecken- oder Gewichtsziele zu erreichen, sondern sich auf eines der herausforderndsten Ereignisse Ihres Lebens vorzubereiten. Das Training je nach Schwangerschaftsphase abzuwandeln und Ihre Fitness durch Retrainings-Bewegungen nach der Geburt wieder aufzubauen ist die beste Versicherung gegen Beckenbodendysfunktion. Wenn Sie mit dieser Einstellung arbeiten, können Sie sich auf eine angenehme Schwangerschaft, eine gute Entbindung und einen leichteren Übergang in die

KÖRPERLICHE TATSACHEN – BODY FACT

Ein Dammschnitt ist ein während der Entbindung durchgeführter chirurgischer Schnitt ins Perineum. Es ist ein Schnitt durch die Haut, den quer verlaufenden Dammmuskel, den Musculus bulbospongiosus, und die Scheidenwand. Früher war es üblich, bei jeder Gebärenden einen Dammschnitt durchzuführen. Man glaubte, durch das Schaffen von mehr Raum die Geburt zu erleichtern. Mit der Zeit stellte man fest, dass Dammschnitte tatsächlich zu schwereren Dammverletzungen führten, sodass sie nicht mehr routinemäßig vorgenommen werden. Fragen Sie Ihre Entbindungsklinik, ob sie routinemäßige Dammschnitte vornehmen. Ideal ist, wenn dies nur in Notfällen geschieht.

Mutterschaft freuen! Hier einige bewährte Strategien, um Beckenbodendysfunktion vorzubeugen.

AUF KORREKTE KÖRPERHALTUNG ACHTEN

Wesentlich für die Vorbeugung ist die Körperausrichtung. Hilfreich ist, das Becken neutral zu halten, sodass sich der Brustkorb über dem Becken befindet, ebenso wie viel Bewegung, etwa zu gehen oder zu hocken etc. Häufig sitzen wir mit eingezogenem Steiß oder auf unserem Kreuzbein. Die meisten Sitzmöbel veranlassen unser Becken, sich nach hinten zu neigen; das muss sich ändern. Doch bis es bessere Stühle gibt und wir weniger sitzen, sollten wir auf unsere Haltung achten! Setzen Sie sich auf Ihre Sitzbeinhöcker, nicht das Kreuzbein. Ständig auf dem eingezogenen Steißbein zu hocken, verkürzt den Beckenboden (was für die Geburt nicht ideal ist) und bürdet dem hinteren Gebärmutterband eine unnatürliche Last auf (schlecht für den Uterus). Auch für die Wirbelsäule ist es problematisch, da es die natürliche Lordose verändert und die Bandscheiben beeinträchtigt. Am besten sollte man weniger sitzen. Wenn man es aber muss, öfter die Haltung ändern, eine neutrale Beckenhaltung finden und nicht zu lange sitzen. Machen Sie immer wieder Bewegungspausen und überlegen Sie, sich ein Stehpult anzuschaffen.

TRAGEN SIE BARFUSSSCHUHE

Ratsam ist auch, möglichst oft Barfußschuhe zu tragen, vor allem während man steht und sich bewegt. Das mag seltsam klingen, doch Absätze bewirken, dass man sich nach vorn neigt, was Sie mit Sicherheit nicht wollen, da Ihr schwangerer Körper Ihre Haltung sowieso schon beeinträchtigt. Wenn Ihr Gewicht plus Absätze Sie nach vorn kippen lassen, haben Sie die Tendenz, sich zurückzulehnen und das Becken einzuziehen. Und das ist, wie schon erwähnt, nicht ideal. Daher besser Absätze Absätze sein lassen und sich für flache Minimalschuhe entscheiden. Die bewirken auch, dass Waden und hintere Oberschenkelmuskeln schön lang bleiben.

TÄGLICH WADEN UND HINTERE OBERSCHENKELMUSKELN DEHNEN

Neben den schon erwähnten Barfußschuhen kann auch das tägliche Dehnen von Waden und hinterer Oberschenkelmuskulatur eine neutrale Beckenhaltung befördern. Wenn nämlich die Beinhinterseiten (von zu vielem Sitzen oder Absatzschuhen) verspannt sind, wird das Becken nach hinten gezogen – und auch das ist nicht ideal für den Beckenboden. In Kapitel 5 finden Sie ein paar tolle Lockerungstechniken zum Dehnen von Waden und hinteren Oberschenkelmuskeln.

KEGEL-ÜBUNGEN LERNEN

Kegel- oder Beckenbodentraining wird dank der sozialen Medien immer populärer. Seine Vorzüge sowohl im Hinblick auf Vorbeugung als auch auf Besserung von Verletzungen, Inkontinenz und Prolaps sind gut dokumentiert. Allerdings zeigen die Studien auch, dass viele Frauen die Übungen falsch ausführen. Der Goldstandard für den Nachweis richtig durchgeführter Übungen ist der manuelle Beckenbodencheck durch eine Beckenboden-Physiotherapeutin, die Ihnen sagen kann, ob Sie korrekt kontrahieren und, genauso wichtig, auch richtig entspannen. Falls Sie keine Möglichkeit dazu haben, blättern Sie zurück bis zu der Stelle, wo wir die Kegel-Übungen besprochen haben. Denken Sie auch an die drei Persönlichkeiten des Beckenbodens – hypotonisch, hypertonisch und »der kleine Turner« (der es genau richtig macht) – denn man muss wissen, ob und wann Kegel-Übungen für einen geeignet sind.

BAUCHATMUNG NUTZEN

Die Bauchatmung bietet einen umfassenderen Ansatz. Vielleicht liegt sie Ihnen mehr, weil sie Atmung und Anspannen des Beckenbodens verbindet. In den späteren Schwangerschaftsstadien kann das Erlernen der gemeinsamen Nutzung von Bauchatmung und Beckenboden zwecks Austreibung des Kindes (während der Innenbauchdruck verringert wird) dazu beitragen, einige der negativen Auswirkungen der Geburt auf den Beckenboden zu minimieren. Mehr zum Zusammenwirken von Bauchatmung und Bauchmuskulatur in Kapitel 4 sowie in einer Schritt-für-Schritt-Übung in Kapitel 6.

VORBEREITUNG ZUM PRESSEN

Das Einnehmen unterschiedlicher Wehenpositionen, vor allem während der Pressphase, kann Verletzungen, die sich Gebärende oft zuziehen, vorbeugen. Aufrechte, durch die Schwerkraft begünstigte Haltungen, wie die in Kapitel 2 erwähnten, helfen, die Wehenphase zu verkürzen. Seitlage und Vierfüßlerstand können, im Vergleich zu Rückenlage und halbliegenden Geburtspositionen, Dammrisse nachweislich verringern. Wer während der Schwangerschaft solche Positionen einübt, wird die Übergänge bei Wehen und Geburt leichter bewältigen. Gehen Sie noch einen Schritt weiter und üben Sie, den Beckenboden zu entspannen, um ihn in diesen Positionen zu öffnen. Je besser Sie sich in den Haltungen fühlen, umso leichter können Sie sie nutzen, um so effektiver pressen und das Risiko von Erschöpfung, Geburtsstillstand und eventuellen Eingriffen minimieren.

DEN DAMM MASSIEREN

Dammmassage ist eine tolle Sache und hat viele Vorteile. Sie kann die Durchblutung verbessern und die Viskoelastizität des Beckenbodens erhöhen, wodurch Risse vermieden werden. Außerdem hilft sie, eventuelle Verwachsungen von früheren Geburten, Traumata oder Kompensierungen aufzulösen. Drittens – und das ist vielleicht das Wichtigste – unterstützt sie dabei, sich den Beschwerden der Geburt hinzugeben, statt zu verkrampfen. Letztendlich soll Dammmassage uns Gelegenheit geben, Druck und Unbehagen in diesem Bereich zu empfinden, um dann den Beckenboden (und Hirn) auf angemessene Reaktionen zu trainieren, damit die Spannung angesichts des Unbehagens gelockert wird – was eine genaue Nachahmung der Geburtsphase darstellt, bei der das Baby in die Welt hinausgleitet. Die Massage kann von der 36. Woche an von Ihnen oder Ihrem Partner durchgeführt werden. Die genauere Erklärung folgt in Kapitel 5.

Aktiv werden

Die Beckenbodenmuskeln benötigen Kraft, Koordination, Kontrolle, Ausdauer und Timing. Und all das lässt sich mit unterschiedlichen Übungsarten verbessern. Probieren Sie diese beiden »ausgefallenen« Kegel-Übungen.

TREPPE

Die Treppe trainiert Ausdauer, Normaltonus, Kraft, Koordination und Kontrolle. Im Unterschied zu normalen Kegel-Übungen zählt man dabei jeweils auf 4 und kontrahiert, auf 4 und entspannt. Sie ist nützlich für die Behandlung von Prolaps. Man stellt sich dabei vor, mit seinen Beckenbodenmuskeln eine imaginierte Treppe hinaufzusteigen.

Für die Übung in korrekter Haltung sitzen oder stehen und sich vorstellen, eine Heidelbeere mit der Vagina aufzuheben und einzusaugen. Während man die Heidelbeere nach oben ins Körperinnere zieht, im »ersten Stock« (etwa einem Viertel des Weges) innehalten, dann kontrahieren und erneut anheben, um den zweiten zu erreichen (halbe Höhe). Erneut kontrahieren und heben, um den dritten Stock zu erreichen, und schließlich ein letztes Mal und die Beere auf den vierten am oberen Ende der Vagina heben. Sobald man dieses erreicht hat, innehalten, dann langsam wieder auf den dritten Stock hinunterlassen, innehalten, und nach und nach auf den zweiten und ersten hinunter- und schließlich ganz loslassen.

SCHLEUSUNG ODER »DER PROFI«

Dies ist eine beliebte Beckenbodenübung, weil sie unser Timing trainiert und so Inkontinenz heilen hilft. Angesichts der Zunahme des Bauchinnendrucks ist es wichtig, das Timing unseres Beckenbodens zurückzugewinnen. Für diese Übung die Heidelbeere so schnell wie möglich aufheben und senken, sofern Sie zuvor die Treppenübung bis in den vierten Stock geschafft haben (siehe vorige Übung »Treppe«).

Für diese Übung in guter Haltung sitzen oder stehen und sich vorstellen, mit der Vagina eine Heidelbeere aufzuklauben und so rasch wie möglich in sich einzusaugen. Die Heidelbeere auch schnellstmöglich wieder loslassen und das Ganze so oft wiederholen, wie man es perfekt zustande bringt. Sobald die Form verloren geht oder der vierte Stock nicht mehr erreicht wird, beenden. Falls nötig, langsam beginnen. Der »Profi« baut diese Übung als Präkontraktion vor dem Husten oder Niesen in seinen Alltag ein. Beim Beckenbodentraining geht Qualität vor Quantität.

Der Beckenboden ist das Fundament unserer Körpermitte und arbeitet unermüdlich, um Becken und Wirbelsäule zu stützen und zu stabilisieren. Mit dem Zwerchfell, den Multifidus- und den queren Bauchmuskeln gehört er zu den vier Hauptmuskelgruppen, die Core bzw. Körpermitte bilden. Im nächsten Kapitel nehmen wir uns nun die Bauchmuskeln vor, um zu sehen, wie die Schwangerschaft sich hier auswirkt.

4

Die Bauchmuskeln während der Schwangerschaft und danach

Wie schon besprochen, verursacht die Schwangerschaft überall im Körper viele Veränderungen, die größte Aufmerksamkeit jedoch genießt der »Bauch«. Die Bauchdecke, liebevoll als Baby- oder Schwangerschaftsbauch tituliert, steht auf sämtlichen Schwangerschaftsfotos im Zentrum des Interesses. Nach der Geburt aber mutiert er zu einem Körperteil, der wenig beachtet, versteckt, ja zuweilen sogar gehasst wird.

Letztendlich wollen die meisten jungen Mütter ihre Bäuche loswerden und ihre Figur wiederhaben. Leider machen viele von ihnen dafür Diäten, beginnen zu rasch nach der Geburt mit intensivem Training, vor allem aggressiven Core-Übungen und vernachlässigen darüber die notwendige Ruhe, Erholung und das Retraining des Rumpfes. Richtig informiert, können Sie die Funktion Ihrer Körpermitte bereits in der Schwangerschaft wahren und trainieren, was viele der häufig als normal erachteten postpartalen Probleme vermindern oder verhindern hilft. So wissen Sie auch, wie Ihr Körper nach der Geburt am besten heilt.

Veränderungen des Bauches in der Schwangerschaft

Die Veränderungen der Bauchdecke durch Schwangerschaft und Geburt bereitet den Frauen weit mehr als nur kosmetische Probleme. Frauen sollten sich über diese Veränderungen und den richtigen Umgang mit ihnen informieren. Denn nur so haben sie die Chance, für ihren Körper sowohl in Bezug auf Schwangerentraining als auch auf postpartale Regeneration die besten Entscheidungen zu treffen.

Es gibt drei Gruppen von Bauchmuskeln – die quer verlaufenden bilden die tiefste Schicht, es folgen die schrägen (innere und äußere) und schließlich die geraden, die die äußersten Bauchmuskeln bilden (siehe Abb. 4.1). Alle sind durch eine Sehnenplatte (Aponeurose) mit der Linea alba verbunden, welche wiederum das die beiden geraden Rektusmuskeln an Ort und Stelle haltende Bindegewebe darstellt. Alle Bauchmuskeln sind sowohl während der Schwangerschaft als auch bei der Geburt zunehmender Dehnung und Beanspruchung ausgesetzt: Doch bei den geraden Bauchmuskeln, die sich mit wachsendem Bauch immer weiter von der Mittellinie entfernen, erkennen viele die auffälligste und bleibendste Veränderung.

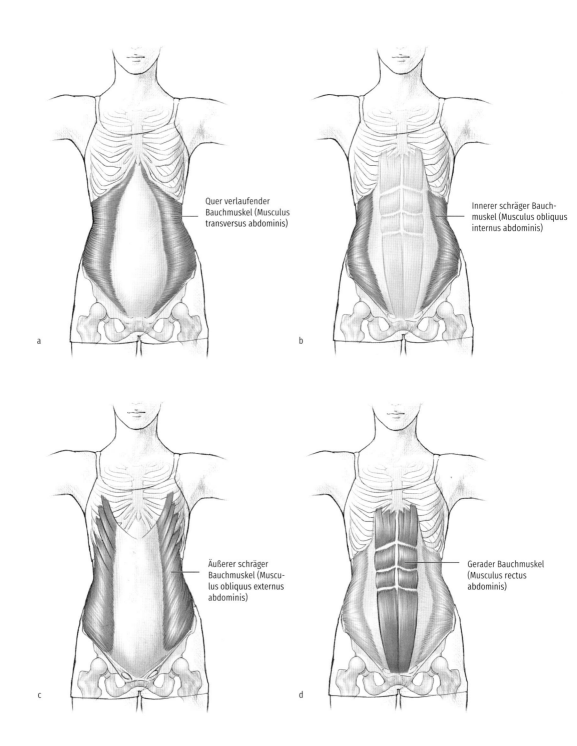

Abb. 4.1 Drei Bauchmuskelschichten: quer verlaufender Bauchmuskel (a), innere und äußere schräge Bauchmuskeln (b und c) und gerader Bauchmuskel (d)

In der Schwangerschaft ist die Linea alba durch das Wachstum von Baby und Bauch zunehmendem Druck ausgesetzt. Mit der Zeit wird sie dünner, dehnt sich und ermöglicht den beiden geraden Bauchmuskeln, sich von der Mittellinie zu entfernen. Auch vor der Schwangerschaft sind die Muskeln nicht miteinander verwachsen, sondern werden von der Linea alba – mit gewissem Abstand zwischen ihnen – an Ort und Stelle gehalten. Was als Normalabstand zwischen den geraden Bauchmuskeln zu gelten hat, darüber gab es nie einen Konsens, doch wir wissen, dass er in der Schwangerschaft (als natürliche Reaktion auf das Wachstum von Baby und Uterus) zunimmt. Bei etwa der Hälfte der Frauen kehren die Rektusmuskeln nach der Geburt in ihre ursprüngliche Lage zurück, doch etwa 40 Prozent der Frauen leiden noch sechs Monate nach der Geburt an Rektusdiastase (da Mota, Pacoal, Carita und Bø, 2014).

Rektusdiastase (siehe Kapitel 1) wird häufig als abnormaler Abstand zwischen den Rektusmuskeln betrachtet und ist in der Schwangerschaft meist durch die abnormale Kegel- oder Kuppelform charakterisiert, die sichtbar wird, sobald man sich aufsetzt oder

hinlegt (siehe Abb. 4.2). Wenn Frauen das postpartale Bäuchlein auch am meisten hassen, stellt der Funktionsverlust den Rektusabstand bei Weitem in den Schatten. Die Unmöglichkeit, quer über die Bauchdecke Spannung zu erzeugen, ist die wahre Gefahr, sowohl während der Schwangerschaft als auch danach. Wenn Muskeln sich über ihre optimale Länge hinaus dehnen und das Bindegewebe ausdünnt, kann die Bauchdecke ihre Fähigkeit verlieren, die für die Rumpfstabilität nötige Spannung zu erzeugen. Die Funktion ist beeinträchtigt, und die daraus folgenden Kompensationen können zu Leiden wie Rücken-, Beckengürtelschmerzen und Beckenbodendysfunktion führen.

Die Bauchdecke spielt eine Rolle bei der Steuerung von Druck und Spannungen im Körper. Ohne die Fähigkeit, mithilfe der Bauchwand Spannung zu erzeugen und aufrechtzuerhalten, wird es schwierig, Kraft vom Oberkörper auf den Unterkörper zu übertragen. Folglich wird man vielleicht auf Kompensationsstrategien ausweichen müssen wie Haltungsänderungen, die mit der Überbeanspruchung der schrägen Bauchmuskeln, Hüftflexoren oder anderer Muskelgruppen einhergehen.

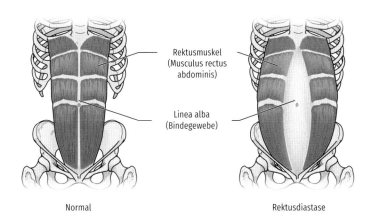

Normal   Rektusdiastase

Rektusmuskel
(Musculus rectus
abdominis)

Linea alba
(Bindegewebe)

Abb. 4.2 Rektusdiastase

Wie es momentan aussieht, sind Frauen über diese Probleme kaum informiert. Keiner sagt ihnen, was Rektusdiastase bedeutet, wie man sie in der Schwangerschaft minimieren oder wann oder wie man sie heilen kann. Erst Monate oder Jahre später erfahren sie davon, häufig über soziale Medien, fühlen sich dann von ihren Gesundheitsdienstleistern im Stich gelassen und fragen sich, warum keiner ihnen etwas gesagt hat. Inzwischen weisen Studien darauf hin, dass jede Frau während oder nach der Schwangerschaft in gewissem Grad an Rektusdiastase leidet, doch das etablierte Gesundheitswesen nimmt keine Rücksicht darauf und betrachtet sie lediglich als kosmetisches Problem. Aber es ist mehr als das.

Diastase heißt nicht optimale Biomechanik. Weil man den Frauen in der Schwangerschaft Information vorenthält und postpartal keine Überprüfung stattfindet, müssen sie leiden und mit dem Gefühl leben, dass das halt zum Muttersein gehört und sie sich damit abfinden müssen.

Zum Glück haben Sie die Chance, schon in der Schwangerschaft die Belastung der Bindegewebe zu verringern und damit auch die daraus folgende Rektusdiastase oder andere Dysfunktionen. Darauf zu achten, wie Sie stehen, sitzen, sich bewegen, trägt viel zur Bewahrung und zum Schutz Ihrer Bauchdecke und der gesamten Körpermitte bei.

Die Körpermitte und ihre wichtigsten Bestandteile

Ein Verständnis der Körpermitte und wie sie funktioniert, ist ein guter Ausgangspunkt, wenn man erfahren will, wie sich Dysfunktionen in diesem Bereich minimieren lassen. In den vorausgegangenen Kapiteln haben wir immer wieder von der Körpermitte (dem Core) gesprochen, insbesondere von den vier Muskeln oder Muskelgruppen, die diesen innersten Kern bilden und gemeinsam für Stabilisierung und Steuerung der Bewegungen zuständig sind. Es handelt sich dabei um die quer verlaufenden Bauchmuskeln, die Musculi multifidi, das Zwerchfell und die Beckenbodenmuskeln (siehe Abb. 4.3). Diese Muskeln kontrahieren und ko-kontrahieren nach einem bestimmten Muster, um in einem Bewegungsablauf Haltung, korrekte Atmung und Koordination sicherzustellen. Wir kommen später in diesem Kapitel noch einmal auf diese Funktionen zurück.

QUER VERLAUFENDE BAUCHMUSKELN

Die quer verlaufenden Bauchmuskeln bilden die tiefste Schicht der Bauchdecke und sind vorn in der Mitte durch eine Aponeurose (Sehnenplatte) mit der Linea alba verbunden. Diese Muskeln sind wichtig für das Erzeugen faszialer Spannung zwischen Abschnitten der Wirbelsäule und des Beckens. Sie sind (wie auch Zwerchfell und Beckenboden) vom Wesen her

antizipatorisch und kontrahieren Millisekunden, ehe sich Gelenke oder Rumpf bewegen. Sie ko-kontrahieren mit dem Beckenboden und sind – last but not least – exspiratorische Atemhilfsmuskeln. D. h., sie tragen beim Husten oder Niesen zum Auspusten von Luft und Schleim bei.

Der quer verlaufende Bauchmuskel bewegt sich nach innen und außen (zur Wirbelsäule und von ihr weg). Dabei zieht er die Linea alba mit sich und erzeugt längs der Mittellinie Spannung. Diese Spannung ist entscheidend für die Rückkehr der postpartalen Bauchdecke in ihren Normalzustand und damit für die Heilung der Diastase. Am besten setzt man sich über den Beckenboden mit den queren Bauchmuskeln in Verbindung. Wie genau, zeigen wir Ihnen später bei der Bauchatmung.

Der quere Bauchmuskel muss im Lauf des Tages variierende Tonushöhen aufweisen, um sowohl in Ruhe wie Bewegung zur Stützung der Wirbelsäule und innerer Organe beizutragen. Zu viel Tonus drückt auf die Beckenorgane, was Inkontinenz, Prolaps oder beides zur Folge haben kann. Zu wenig Tonus oder die Unfähigkeit, Bauchinnendruck zu steuern, führt zu mangelnder Unterstützung von Wirbelsäule und

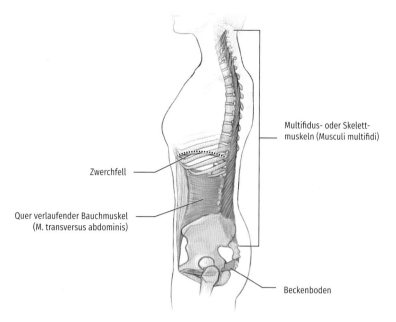

Multifidus- oder Skelett-
muskeln (Musculi multifidi)

Zwerchfell

Quer verlaufender Bauchmuskel
(M. transversus abdominis)

Beckenboden

Abb. 4.3 Die vier Hauptmuskelgruppen der Körpermitte

Bauch. Durch die Schwangerschaft wird der quere Bauchmuskel natürlich gedehnt, was seine Funktionsfähigkeit beeinträchtigt. Wer auf seine Körperausrichtung achtet, erleichtert es dem M. transversus abdominis, seine Funktion auch in der Schwangerschaft und danach zu wahren.

Haltung und Hormone beeinflussen den queren Bauchmuskel beträchtlich. Durch Ausschüttung des Hormons Relaxin wird die Linea alba lockerer, was Dehnung ermöglicht. Die Dehnung der Strukturen der Bauchdecke sind eine natürliche Körperreaktion, um Platz für das Baby zu schaffen. Der quer verlaufende Bauchmuskel wird selbst gedehnt und verliert, weil er in die – nun selbst schlaffer werdende – Linea alba hineinreicht, darüber hinaus seinen festen Anker, an dem er sich bei der Muskelkontraktion festhalten konnte, wodurch das Stützsystem zusätzlich herausgefordert wird.

Die wachsende Gebärmutter setzt die gesamte Bauchdecke unter Spannung, dabei müssen die queren und geraden Bauchmuskeln am meisten nachgeben. Der quere Bauchmuskel wird dabei überdehnt, was ihn

schwächer und womöglich in seiner Rolle als Ausatmungsmuskel und beim Erzeugen von Spannung über die gesamte Bauchdecke ineffektiv macht. Übermäßige Dehnung wie in der Schwangerschaft kann das antizipierende Agieren des queren Bauchmuskels stören, was zu Kompensationen seitens anderer Muskeln, vor allem der inneren und äußeren schrägen Bauchmuskeln, und deren Überbeanspruchung führt. Das wiederum kann beim Zurücklehnen oder Aufrichten aus dem Liegen einen »Spitzbauch«, die kuppelartige Auswölbung entlang der Mitte der Bauchdecke, bewirken – ein Hinweis auf eine Rektusdiastase und ein Grund, warum Crunches in der Schwangerschaft oder in der postpartalen Erholungsphase nicht zu empfehlen sind. Beim Crunch nimmt nämlich der in der Schwangerschaft zunehmend schwieriger zu steuernde Innenbauchdruck zu.

Da wir gerade beim Thema sind: Eine der häufigsten Fragen pränataler und postpartaler Fitness lautet: »Darf ich Crunches machen?« Als Erstes fragen wir dann zurück, warum Sie Crunches machen oder überhaupt Sport treiben wollen. Was ist Ihr Ziel, und wie kann Sport Sie diesem Ziel näher bringen? Viele halten Crunches für die Methode der Wahl, um einen flachen Bauch zu bekommen, und die beste Art, den Rumpf zu trainieren. Mit Crunches werden nur 20 Prozent des Rektusmuskels trainiert. Und mit den Veränderungen der Muskelausrichtung, dem Spannungsverlust in der Linea alba und den Kompensationsstrategien der Muskeln in der Schwangerschaft, haben Crunches noch weniger Wirkung. Crunches ziehen die Schultern nach vorn (was eine Schwangere oder Stillende nicht gerade braucht) und bewirken, dass die Rektusmuskeln sich verkürzen und nach außen wölben. Währenddessen verstärkt sich der Bauchinnendruck und kann Bauchwand und Beckenboden beschädigen. Unsere nächste Antwort auf Ihre Frage nach den Crunches ist stets: »Wir wissen es nicht ... Können Sie?« Es geht weniger um die Übung als darum, wie man sie ausführt. Machen Sie die Übung und lassen Sie eine Freundin oder einen Trainer Ihren Bauch beobachten. Achten Sie auch darauf, was Sie bei der Übung spüren. Wenn Sie den Druck ertragen können, ohne einen Spitzbauch zu bekommen, wenn Sie sich gut dabei fühlen und Ihrem Ziel näher kommen, super! Machen Sie weiter!

Denken Sie auch daran, dass das Aufrichten aus der Rückenlage ebenfalls eine Art Crunch ist, und wir möchten, dass Sie auch dies vermeiden. In der Schwangerschaft und den frühen postpartalen Wochen sollte man sich also nur seitlich aufrichten bzw. hinlegen. Statt sich aus dem Sitzen gleich zurückzulehnen und am Boden auszustrecken oder umgekehrt mit einem Crunch direkt in die Sitzposition zu wechseln, erst mal auf der linken Seite sitzen, mit den Armen abstützen, während man die linke Körperseite nach unten kippt, bis der Kopf den Boden erreicht. Dann auf den Rücken rollen. Beim Aufstehen zur Seite rollen und sich mithilfe der Arme hochdrücken. Sich so zu bewegen ist toll für den Trizeps und hilft, Bauch und Beckenboden vor unnötigem Druck aufs Bindegewebe zu bewahren. Natürlich kommt es trotzdem zu jähen Beugebewegungen. Sie liegen im Bett, hören Ihr Baby weinen und springen auf. Doch keine Panik! Wir sagen ja nicht, dass Sie nie wieder einen Crunch machen dürfen, wir schlagen lediglich vor, es nicht während der Schwangerschaft zu tun und während Ihre Körpermitte noch regeneriert.

MULTIFIDUS-MUSKEL

Der Multifidus besteht aus winzigen Skelettmuskeln, die sich vom Kreuzbein aus auf beiden Seiten der Wirbelsäule erstrecken. Er ist mit den Dornfortsätzen der Wirbelsäule verbunden, jenen kleinen saurierartigen Knochen, die hervorstehen, wenn man den Rücken bewegt. Trotz seiner Bedeutung für unsere Körpermitte wird er vor allem im Fitnessbereich häufig übersehen. Er stützt und schützt die Wirbelsäule und das Becken und wird in Koordination mit Beckenboden- und queren Bauchmuskeln bereits vor jeder Bewegung aktiv. Eine Schwäche des Multifidus kann Rückenschmerzen verursachen, Rückenschmerz

KÖRPERLICHE TATSACHEN – BODY FACT

Intraabdominaler Druck (IAD) ist eine der natürlichen Kräfte im Körper – wir alle haben ihn und brauchen ihn. In der Schwangerschaft aber kann der Körper aufgrund von Haltungsänderungen, hormonellen Einflüssen und anderen Veränderungen seine Fähigkeit, den zunehmenden Innenbauchdruck zu beherrschen, teilweise verlieren. Diese gestörte Funktion kann zu Rücken-, Beckengürtelschmerzen und Beckenbodendysfunktion führen. Um sich seine Fähigkeit zur Steuerung des IAD zu bewahren, sollte man sich an den Richtlinien zur Verbesserung der Haltung orientieren, sich bedacht bewegen und die Körpermitte nach der Schwangerschaft retrainieren.

kann zu schwachen Muskeln führen – ein frustrierender und in der Schwangerschaft häufiger Teufelskreis.

Der Multifidus wird bei Rückenschmerzen oft »quasi ausgeschaltet«, und da schwangere Frauen es öfter im Kreuz haben als nicht schwangere, müssen wir uns des Einflusses der Schwangerschaft auf den Multifidus bewusst sein. Er reagiert wie andere Rumpfmuskeln stark auf die Haltung und kann in der Schwangerschaft häufig allein durch Haltungsänderungen (mit oder ohne Kreuzschmerzen) blockiert werden. Ein weiterer guter Grund, auf seine Haltung zu achten.

ZWERCHFELL

Das Zwerchfell ist unser wichtigster Atemmuskel. Obwohl die Atmung für unser aller Leben und Gesundheit entscheidend ist, atmen die meisten falsch. Beim Einatmen zieht sich das Zwerchfell zusammen und senkt sich ab. Im Gegenzug verlängert sich der Beckenboden und senkt sich, der quere Bauchmuskel verlängert sich und expandiert nach außen. Beim Ausatmen sind die Bewegungen umgekehrt. Sollten sie jedenfalls. Leider kommt der moderne Lebensstil unserer Fähigkeit zum korrekten Atmen in die Quere, was sich dann direkt auf die Funktion der Leibesmitte auswirkt. Einen Großteil unserer Zeit, während wir Auto fahren, arbeiten oder vor dem Fernseher hocken, verbringen wir in krummer Sitzhaltung. Die Folge ist, dass das Zwerchfell keinen Platz hat, um sich zu dehnen und abzusenken. Darüber hinaus hat der Beckenboden keine Chance zu reagieren, weil er verkürzt und beim Sitzen unter unserem Körper eingeklemmt ist.

Folglich neigen wir zur Brustatmung, statt in die Seiten und hinteren Rippen zu atmen. Beckenboden und tiefe Bauchmuskeln müssen sich die mit jedem Atemzug einhergehende schöne Bewegung entgehen lassen und werden dadurch geschwächt. Ist der Brustkorb optimal über dem Becken ausgerichtet und werden Kreuz- und Steißbein nicht eingezogen, genießen Zwerchfell und Beckenboden den ganzen Tag ein synergetisches Anschwellen und Abebben, das die Funktion der Körpermitte optimiert. Ist der Brustkorb hingegen eingeengt und das Steißbein unter dem Körper eingezogen, beginnen sich Atmung und allgemeine Körperfunktion zu verschlechtern.

Zusätzlich zu bestehenden schlechten Haltungsmustern wirken sich die Haltungsänderungen durch die Schwangerschaft direkt auf das Zwerchfell aus. Während der Bauch wächst und der Schwerpunkt sich verlagert, werden Sie unbewusst versuchen gegenzusteuern, indem Sie sich nach hinten lehnen, das Gesäß anspannen und das Becken nach vorn schieben. Dies verändert die Ausrichtung des Brustkorbs im Verhältnis zum Becken. Mit dem Baby dazu, das jeden Tag mehr Platz einnimmt, wird es für das Zwerchfell immer schwieriger, sich nach dem Einatmen abzusenken. So muss mehr Atemluft in die obere Brust strömen statt in die seitlichen Rippen. Wenn sich das Zwerchfell nicht mehr vollständig absenken kann, entgehen Beckenboden und queren Bauchmuskeln zunehmend die natürliche Reaktionsbewegung durch den Atemzug.

Behalten Sie dies auch für Ihre Erholung im Hinterkopf. Als frischgebackene Mama verbringt man viel Zeit über sein Baby gebeugt, während man es trägt oder stillt. Diese Position kann unsere Haltung und die Koordination zwischen Zwerchfell und Beckenboden ruinieren. Daher auf die Haltung achten, um die optimale Core-Funktion zu sichern.

BECKENBODEN

Wie Sie aus Kapitel 3 wissen, ist der Beckenboden eine Ansammlung von Muskeln, Nerven und Sehnen, Blutgefäßen, Bändern und Bindegewebe, die im Becken miteinander verwoben sind. Er erstreckt sich von der Schambeinfuge vorn bis zum Steißbein hinten und den Sitzbeinhöckern zu beiden Seiten. Beim Einatmen verlängert und senkt er sich, beim Ausatmen hebt und verkürzt er sich jeweils synchron zum Zwerchfell.

Der Beckenboden braucht Kraft, Ausdauer, Timing, Koordination und Kontrolle. Er muss synergetisch mit den anderen Core-Muskeln zusammenwirken, um Bewegungen zu antizipieren und vorzubereiten. Synergetisch muss er sich auch bewegen, um zur Erzeugung wie Steuerung des Bauchinnendrucks beizutragen. Der gemeinsame Einsatz von Beckenbodenmuskeln, Zwerchfell und queren Bauchmuskeln, um diesen Druck während des Trainings zu modulieren, ist entscheidend, um die Folgen von Schwangerschaft und Geburt möglichst gering zu halten. Wichtig ist er auch für die Minimierung der Diastase, da zu hoher Bauchinnendruck die Rektusmuskeln auseinanderweichen lässt. Die Aktivierung des Beckenbodens ist Voraussetzung, um Spannung in der Bauchdecke zu erzeugen. Pflegen Sie in der Schwangerschaft Ihren Beckenboden und Sie werden weniger Unbehagen angesichts der körperlichen Veränderungen, einen reaktionsfreudigen Beckenboden bei der Geburt und eine raschere Rückbildung erleben.

Die auf den Beckenboden drückende Last entwickelt sich in der Schwangerschaft von etwa 0,5 bis 1,5 kg bis zum Zehnfachen dieses Gewichts. Der sich verändernde Zugwinkel aufgrund der Haltungsänderung bewirkt eine Verkürzung der Beckenbodenmuskeln, sodass mehr Gewicht direkt auf ihnen lastet statt auf den Beckenknochen. Das in der Schwangerschaft häufig eingezogene Steißbein blockiert auch die Gesäßmuskulatur. Beckenboden und Gesäßmuskeln arbeiten zwar liebend gern zusammen, doch in der Schwangerschaft gestaltet sich das zunehmend schwierig, so-

dass beide geschwächt zurückbleiben. Bei einigen Frauen beobachten wir ziemlich angespannte Beckenbodenmuskeln (Hypertonie), bei anderen schlaffe (Hypotonie) und bei einer dritten Gruppe einen gemischten Tonus mit teils sehr aktiven, teils völlig erschöpften Muskeln. Außerdem steht der Beckenboden angesichts von Relaxin und anderen am Iliosakralgelenk wirkenden Hormonen vor großen Herausforderungen. Dies sind nur einige der Gründe, warum es in der Schwangerschaft zunehmend zu Inkontinenz, Beckengürtel- und Schmerzen im unteren Rücken kommt.

Eine Schwangerschaft bringt starke Veränderungen mit sich – von veränderten Hormonspiegeln, wachsendem Babybauch, verlagertem Schwerpunkt bis zu instabilen Gelenken! Angesichts all dessen muss sich unser Rumpf, um weiter zu funktionieren, vielen neuen Herausforderungen stellen. Muskeln aber arbeiten am besten, wenn sie die optimale Länge haben. Ein zu kurzer Muskel kann nicht so viel Kraft erzeugen, und sein Timing kann schlecht sein. Das Gleiche gilt aber auch, wenn er zu lang ist.

Die Haltung ist im Grund der Hauptfaktor für viele der häufigsten Schwangerschaftsbeschwerden und den daraus folgenden Problemen wie Rektusdiastase, Inkontinenz, Scheidenvorfall oder Schmerzen. Mit Aufklärung und guter Vorbereitung lassen sich diese Probleme minimieren, sodass Ihr Core in der Schwangerschaft funktionstüchtig bleibt und danach bald wieder einsatzfähig ist!

Die Bauchmuskeln auf die Geburt vorbereiten

Um sich auf die Geburt vorzubereiten, die Auswirkungen auf die Bauchdecke gering zu halten und die postpartale Erholung zu verbessern, sollte man die bereits erwähnten Punkte Haltung, Atmung und Koordination bedenken. Die korrekte Haltung, die für optimale Atemmuster sorgt, steht ganz oben. Sie ermöglicht die Koordination zwischen den vier Core-Muskeln, damit die Körpermitte auch angesichts all der Veränderungen ihre vielfältigen Aufgaben erfüllen kann.

HALTUNG

Typisch für die Schwangerenhaltung ist häufig das leicht eingezogene Steißbein mit flachen und blockierten Gesäßmuskeln und gerundeten Schultern, wobei sich das Becken nach vorn und der Brustkorb sich hinter die Beckenlinie verschiebt (siehe Abb. 1.1 b, Kapitel 1). Dies führt zu einer ungünstigen Körperausrichtung, belastet die Bauchwand zusätzlich und lässt Sie schwangerer aussehen, als Sie sind. Die gute Nachricht ist: Mit gezielter Bewegung lassen sich diese Veränderungen verringern oder ganz vermeiden. Stellen Sie sich mit hüftbreit gestellten Füßen seitlich vor den Spiegel. Dann das Becken so weit heben, dass es sich über den Fersen befindet und sich das Gewicht über die Fersen verteilt, wobei das meiste in den Mittelfuß geht, jedoch nicht den Vorderfuß. Prüfen Sie, ob sich die Rippen über dem Becken befinden und die Brustwarzen nach vorn und nicht gen Himmel zeigen. Zuletzt achten Sie darauf, dass sich die Ohren über den Schultern befinden (siehe Abb. 1.1 a, Kapitel 1, als Beispiel für diese Haltung). Diese Haltung zu wahren mag mühsam erscheinen, was zum Teil daran liegt, dass Ihr Körper sich an eine nachlässige Haltung gewöhnt hat. Je mehr Sie sich bewegen, umso weniger sitzen Sie, und mit dem richtigen Körperbewusstsein und Bewegung wird dies zur neuen Norm, fühlt sich mühelos an und lässt Ihre Core-Muskeln optimal funktionieren.

ATMUNG

Dass man lernen soll, richtig zu atmen, mag seltsam erscheinen, wo wir es doch unbewusst den ganzen Tag lang tun. Aber schlechte Gewohnheit, Schwangerschaft, Geburt und mangelnde Bewegung bewirken, dass die Körpermitte ihre Ausrichtung verliert, was die Atmung beeinträchtigt. Sobald Sie Ihre Haltung im Griff haben, fügen Sie Atemübungen hinzu, um neue effektive Atemmuster zu schaffen und die optimale Funktion der vier Core-Muskeln zu erhalten.

Die Bauchatmungsübung, die wir in Kapitel 6 erlernen, kann sowohl allein als auch als integraler Bestandteil eines Bewegungsprogramms praktiziert werden. Richtiges Atmen ist nicht nur wichtig, um die Beschwerden der Schwangerschaft zu minimieren, sondern auch zur Wiederherstellung einer gesunden Körpermitte. Wir wissen, dass Frauen mit Inkontinenz und Atemproblemen ein höheres Risiko haben, unter Rückenschmerzen zu leiden (Smith, Russelll und Hodges, 2014). Ist das nicht verrückt? Inkontinenz und Rektusdiastase sind zwei Probleme mit derselben Ursache. Mit korrektem Atmen können Sie beiden beikommen.

KOORDINATION

Im Fitnessbereich gilt die Faustregel, bei Belastung auszuatmen. Nachdem wir einiges über Haltung gehört haben und wissen, wie man die Körpermitte während des Ausatmens aktiviert, wird es Zeit, beides mit Bewegung zu koordinieren und bei Übungen anzuwenden. Nehmen wir etwa den Bizeps-Curl. Zur Vorbereitung einatmen und sich dehnen, dann ausatmen und die Körpermitte anspannen, ehe man die Hanteln zu den Schultern führt. Dies sorgt dafür, dass die Mitte bereit ist und ihr antizipatorisches Element trainiert. Zuletzt einatmen und Hanteln sinken lassen. Das mag leicht klingen, doch die Koordinierung von Ein- und Ausatmen, Anspannung des Beckenbodens und Bewegung kann eine Herausforderung sein. Beherrscht man sie, führt durch gezieltes Atmen fast jede Übung zu einer kraftvollen Körpermitte.

Eine Hauptursache der Rektusdiastase ist die Geburt selbst. Häufig wird sie durch eine auf dem Rücken liegende Frau mit hochgezogenen Knien dargestellt, der jemand befiehlt, sie solle den Atem anhalten und nach der Valsalva-Methode pressen. Das Baby derart in Rückenlage auszutreiben ist vom Mechanischen her unvorteilhaft. Nimmt man noch den angehaltenen Atem hinzu, wird der Druck auf Beckenboden und Bauch fast unerträglich. Atmen Sie beim Pressen so oft wie möglich aus, wobei Sie, falls nötig, nur zum Ende des Ausatemvorgangs ein wenig den Atem anhalten. Angeraten wäre auch zu pressen, wenn einem selbst danach ist, und nicht auf ein Kommando.

In den letzten Schwangerschaftswochen lässt sich die Bauchatmung abwandeln, um die Belastung der Körpermitte während der Geburt zu verringern. Statt eine Heidelbeere aufzuklauben, wie in Kapitel 3 beschrieben, atmet man ein, um sich zu dehnen, und dann durch geschürzte Lippen wieder aus, während man Weite und Raum im Becken hält. Der Beckenboden muss sich bei der Geburt dehnen und verlängern können, sodass die Vorstellung, eine Blaubeere aufzuheben und ihn zu kontrahieren, dann kontraproduktiv wäre.

Durch die Bauchatmung wird ein Muster geprägt, das während der Schwangerschaft für optimale Atmung sorgt. Nach der Geburt ist die Bauchatmung die erste Regenerationsübung zum Retraining der Core-Muskeln (siehe Kapitel 6).

Erholung nach der Geburt

Studien haben gezeigt, dass jede Selbstheilung der Bauchwand in den ersten acht Wochen nach der Geburt geschieht. Frauen versäumen diese Phase oft, weil niemand sie vor oder während der Schwangerschaft über die Rektusdiastase informiert. Danach wird die Heilung schwieriger. Mit entsprechendem Wissen über Haltung und sportliche Aktivität in der Schwangerschaft kann die Erholung schon beginnen, noch ehe das Baby geboren ist. Jede Schwangere kann davon profitieren, wenn sie lernt, dem postpartalen Muskelgedächtnis einen Pfad zu bahnen.

Eine weitere in vielen Kulturen verbreitete Heilstrategie besteht im Wickeln des Bauches (Belly Wrapping). Es handelt sich um ein sanftes Verfahren, das Beckenboden und Bauchdecke während der ersten Wochen nach der Geburt unterstützt, um die Rückbildung zu fördern. Durch Schwangerschaft und Geburt wurden die Gewebe der Bauchwand und des Beckenbodens extremer Dehnung und Belastung ausgesetzt und benötigen daher bis zur Wiederherstellung ihrer Funktion Unterstützung. So wie man verletztes Gewebe an einem verstauchten Knöchel bandagiert,

sollte man auch die verletzten Gewebe der Bauchdecke verbinden, während man die Körpermitte wieder aufbaut. Belly Wrapping während der ersten Wochen nach der Geburt bedeutet nicht nur Unterstützung, sondern fördert auch die Wiederausrichtung der Muskeln. Gemeinsam mit Bauchatmung und Rückbildungsgymnastik trägt es zur effektiven Wiederherstellung der Körpermitte bei. Diese einfache Methode kommt leider nicht häufig zum Einsatz, sodass sich viele völlig unnötig mit ihrem hartnäckigen Bauch, Rückenschmerzen und Beckenbodendysfunktion herumschlagen.

Wir empfehlen, bereits in der Schwangerschaft einen Bauchgurt anzuschaffen, damit man ihn gleich nach der Geburt und während der besten Rückbildungsphase – in den ersten acht postpartalen Wochen – tragen kann.

Idealerweise besorgen Sie sich einen elastischen Gurt, den Sie um Becken und Bauch legen. Er sollte verstellbar sein, um mit Ihnen schrumpfen zu können. Beachten Sie bei der postpartalen Bauchbinde jedoch, dass Sie sie von unten nach oben anlegen. Viele stellen sich das postpartale Bauchwickeln als eine Art »Taillentraining« vor und legen den Gurt um die Taille, was Druck auf den Beckenboden ausüben kann. Also bitte den Gurt zuerst um die Hüfte platzieren und dann legen Sie ihn mit einer Hebebewegung um den Bauch.

Um zu prüfen, ob nach der Schwangerschaft noch eine Rektusdiastase vorhanden ist, können Sie den postpartalen Curl-up-Test (CUT) durchführen. Allerdings sollten Sie damit bis etwa sechs Wochen nach der Entbindung warten. Dabei gehen Sie dann folgendermaßen vor.

Aktiv werden

Während der Schwangerschaft sollte man sich auf Rektusdiastase untersuchen. Mit diesem hervorragenden Selbsttest bekommen Sie eine Vorstellung vom etwaigen Verlust der Dehnungsfähigkeit Ihrer Bauchwand. Zunächst setzen Sie sich auf den Boden, stützen die Hände hinter sich auf und senken den Oberkörper unter Zuhilfenahme der Hände langsam zum Boden ab. Betrachten Sie Ihren Bauch, während Sie sich zurücklegen, und beobachten Sie: Wölbt er sich nach außen wie ein Ball? Beult er sich nur um den Nabel herum aus? Bleibt er flach und unverändert? Wiederholen Sie das Ganze mit der Bauchatmung – einatmen, um sich zu dehnen, dann ausatmen, um sich anzuspannen, und langsam hinlegen. Ist die Wölbung verschwunden? Falls sie noch zu sehen ist, zeigt das, dass eine Diastase gegeben ist. Nicht vergessen: Das ist eine normale Schwangerschaftsreaktion. Kann man die Wölbung mittels Bauchatmung verringern oder zum Verschwinden bringen – großartig! Tun Sie das immer wieder, wenn Sie vom Bett aufstehen, sich aus einer bequemen Haltung aufrichten und auch jedes Mal, wenn Sie auf dem Rücken liegen und nicht zur Seite rollen können.

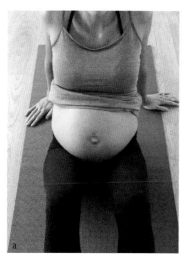 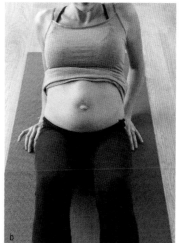

Auf Rektusdiastase überprüfen: (a) sitzend und (b) zurückgelehnt. Achten Sie auf die Auswölbung nach dem Zurücklehnen (b).

1. Mit aufgestellten Füßen auf dem Rücken liegen.
2. Zeige- und Mittelfinger einer Hand fest zusammenpressen.
3. Die Finger gerade und die Fingerspitzen nach unten halten.
4. Die Bauchmuskeln entspannen.
5. Die beiden zusammengepressten, nach unten zeigenden Finger direkt oberhalb des Nabels behutsam in den Bauch drücken.
6. Das Bindegewebe (Linea alba) auf seine Unversehrtheit hin abtasten. Fühlt es sich weich, elastisch, fest an? Können Sie es verschieben und den Puls spüren?
7. Ertasten Sie den Spalt zwischen den Muskeln: Heben Sie langsam den Kopf, als wollten Sie einen Crunch machen, und tasten Sie mit zusammengepressten Fingern nach den Rändern der Rektusmuskeln und drücken Sie die Finger in den Spalt. Drücken Sie weitere Finger hinein und wiederholen Sie das Drücken, falls es nicht gleich klappt – das ist wichtig, weil die meisten den ersten Abstand als gültiges Maß annehmen. Von oben nach unten, von Brustbein bis Schambein, entlang der Mittellinie wiederholen.
8. Die Spannung ertasten: Einatmen, um sich zu dehnen, ausatmen, um sich anzuspannen. Hat sich die Spannung der Linea alba unter den Fingerspitzen verändert?
9. Jetzt erspüren Sie die Spannung im Curl-up: Liegen Sie mit aufgestellten Füßen auf dem Rücken. Langsam wie zu einem Crunch den Kopf heben. Gibt es eine Wölbung am Bauch? Fühlt er sich längs der Mittellinie weich an? Zurücklegen, einatmen, um sich zu dehnen, ausatmen, um sich anzuspannen, und langsam wieder den Kopf heben. Blieb beim Heben des Kopfes die Bauchspannung erhalten? Oder hat er sich wieder ausgebeult oder weich angefühlt?

Laut Definition bedeutet Rektusdiastase die Trennung der beiden geraden Bauchmuskeln, doch das Leiden ist viel mehr als nur ein Spalt zwischen den beiden Muskeln. Das Unvermögen, über die Mittelline Spannung zu erzeugen, ist die wahre Herausforderung. Wie gesagt, der Abstand zwischen den Muskeln ist zwar aufschlussreich, gibt jedoch für die Ergebnismessung nicht viel her. Es macht einen Unterschied, ob man einen drei oder zehn Finger breiten Abstand zwischen den Muskeln misst; bei den meisten Frauen beträgt er nach der Entbindung zwischen fünf und sechs Fingern. Ausschlaggebend aber ist, ob man über diesen Abstand zwischen den Sixpacks hinweg Spannung erzeugen kann oder nicht. Wenn die Mittellinie auch beim Ausatmen und Kontrahieren nachgibt, fehlt es an Spannung. Und wenn Sie beim Hochcurlen eine Ausbuchtung sehen, weist auch dies auf fehlende Spannung hin.

Wenn Sie im Curl-up-Test bei einem der Auslöserreize für die Core-Muskeln eine Spannung aufbauen und

KÖRPERLICHE TATSACHEN – BODY FACT

Die Linea alba (weiße Linie) ist eine faserige Struktur, die sich längs der Mittellinie des Bauches vom Schwertfortsatz des Brustbeins bis zur Schamfuge erstreckt. In der Schwangerschaft verfärbt sie sich aufgrund eines von der Plazenta produzierten melanozytenstimulierenden Hormons bei etwa 75 Prozent der Frauen bräunlich. Das Hormon führt auch zu Melasmen oder dunklen Brustwarzen. Meist verschwindet die Verfärbung binnen weniger Monate nach der Geburt. Warum manche Frauen die Linie bekommen, andere nicht, ist unklar. Manche meinen, bei Frauen mit dunklerer Haut oder solchen, die oft in die Sonne gehen, trete sie häufiger auf. Wie auch immer, über Geschlecht oder Gesundheit des Kindes oder die eigene sagt sie nichts aus; sondern tritt einfach – meist um das zweite Trimester – bei einigen auf, bei anderen nicht.

halten können, handelt es sich um eine funktionelle Rektusdiastase, d. h., Ihre Core-Muskeln werden tätig, wenn Sie sie dazu auffordern. Eine nicht funktionelle Rektusdiastase dagegen ist eine, bei der – mit oder ohne Auslöserreize – keinerlei Spannung aufgebaut werden kann. Zu wissen, ob man eine funktionelle oder nicht funktionelle Diastase hat, ist wichtig fürs Training, da man zur Bewältigung der jeweiligen Belastung häufig Spannung aufbauen muss.

Der Besuch einer Beckenboden-Physiotherapeutin in der Schwangerschaft und etwa sechs Wochen danach hilft, die Veränderungen der Schwangerschaft leichter zu bewältigen, den Körper optimal auf die Geburt vorzubereiten und für eine gute Heilung der Bauchwand und des Beckenbodens nach der Entbindung zu sorgen. Eine Beckenbodentherapeutin ist eine sehr wertvolle Hilfe, von der keiner spricht – was sich

ändern muss. Sie sollte zum Gesundheitsteam jeder Schwangeren gehören.

In der Schwangerschaft steht der Bauch im Zentrum, und das zu Recht! Wir laden Sie ein, ihn auch in der Mutterschaft erstrahlen zu lassen! Leider ist es der Körperteil, den Mütter nach der Geburt am dringlichsten verändern wollen. Vielleicht führen diese Informationen und unsere Empfehlungen zu Vorbeugung und Regeneration zu einer Sensibilisierung, sodass Sie andere Entscheidungen treffen – die Probleme wie Rektusdiastase entschärfen und nach der Geburt deren Heilung fördern.

TEIL II

ÜBUNGEN: GEBURTSVOR- BEREITUNG UND RÜCKBILDUNG

5

Dehn- und Entspannungsübungen

Die Schwangerschaft ist eine aufregende Zeit und stellt uns körperlich und geistig vor einzigartige Herausforderungen. Diese »Neunmonats-Evolution« ist geprägt von hormonellen, physiologischen und körperlichen Veränderungen, die vielleicht nicht immer willkommen sind. Eine Methode, die allgemeinen Schwangerschaftsbeschwerden zu verringern, wären etwa tägliche Dehnübungen. Bei der Vorbereitung des Körpers auf die Geburt geht es um Kraft und Ausdauer, entscheidend sind aber geschmeidige und reaktionsschnelle Muskeln, die das Becken weiten und nachgeben können, auch wenn man sich unbehaglich fühlt. Becken und umgebende Muskeln sind definitiv ein Schwerpunktbereich, aber das heißt nicht, dass der Rest des Körpers zu vernachlässigen wäre. Achten Sie darauf, dass Sie die Übungen in einem warmen und ruhigen Raum durchführen: Das unterstützt das Training und ermöglicht den Muskeln, sich vollkommen zu entspannen. Dehnübungen für den gesamten Körper sind wichtig – nicht nur für die Schwangerschaft, sondern fürs ganze Leben.

Oberkörper: Dehn- und Entspannungsübungen

Die Partien des Oberkörpers, auf die man stärker achten sollte, sind Nacken, Schultern, Brust und schräge Bauchmuskeln. Nacken und Schultern werden nicht nur durch die veränderte Haltung belastet, sondern auch durch das vermehrte Sitzen unseres heutigen Lebensstils. Es ist wichtig, diesen Bereich spannungsfrei zu halten, um Nacken- Schulter- und Kopfschmerzen zu vermeiden. Auch der Brustkorb ist belastet, weil die meisten unserer alltäglichen Aktivitäten mit Dingen »vor uns« zu tun haben, sodass wir ständig die Hände ausstrecken und uns nach vorn beugen. Auch der ganze Brustkorb ist angespannt, und nimmt man das Gewicht der wachsenden Brüste hinzu, die Haltungsänderungen, das Stillen und Herumtragen des Babys, kann er zu einer echten Quelle verhaltener Spannung werden. Die schrägen Bauchmuskeln gehören zur Bauchwand, die, wie wir wissen, mit größeren Veränderungen konfrontiert ist. Wenn unsere allgemeine Rumpfstabilität herausgefordert wird, werden sie leicht überbeansprucht. Die inneren schrägen Bauchmuskeln drehen den Rumpf und beugen ihn zur Seite, während die äußeren helfen, den Brustkorb nach unten zu ziehen.

Tension (Spannung) + Integrity (Ganzheit, Zusammenhalt) = Tensegrity

Wenn wir uns Dehnübungen ansehen, ist es wichtig, den Begriff »Tensegrity« anzusprechen. Dieser aus dem Werk des Architekten Buckminster Fuller entwickelte Begriff bezieht sich auf Zugkräfte (die von Muskeln, Sehnen, Bändern und Faszien zur Verfügung gestellt werden), die an der Struktur (den Knochen und Gelenken) ziehen, um sowohl Stabilität wie Effizienz von Bewegungsabläufen aufrechtzuerhalten.

Faszien sind ein Netz von Bindegeweben, die sich nahtlos durch den gesamten Körper erstrecken. Jedes einzelne Organ, alle Muskeln, Knochen, Blutgefäße und Nerven umhüllend, sind sie buchstäblich das, was uns im Innersten zusammenhält. Faszien fördern oder hemmen unsere Fähigkeit, als Körper zu funktionieren und uns zu bewegen. Unter der Haut bilden sie ein dreidimensionales stützendes und entlang der Kraftlinien des Körpers ausgerichtetes Netzwerk aus Kollagen- und Elastinfasern. Im Grund sind sie flexible Tensegrity rund um sämtliche Knochen des Körpers. Probleme wie Überbeanspruchung, Dauerbelastung oder Verletzungen können bewirken, dass unsere Faszien durcheinandergeraten, was optimale Bewegung beeinträchtigt. Weil Faszien als nahtloses Gewebe den ganzen Körper durchziehen, kann, wenn Fasern an einer Körperstelle »festkleben«, die Bewegung an einer anderen Stelle gestört werden. Eine Schulterverspannung kann uns zu Massagen oder Übungen für diesen Bereich veranlassen, doch oft ist die Stelle der Spannung nicht die, wo das Problem wirklich liegt. Man sollte das Fasziensystem als Ganzes angehen, indem man Ganzkörperbewegungen und -dehnübungen integriert, die das ganze Bindesgewebsnetz betreffen. Dadurch werden sowohl die körperliche Funktionstüchtigkeit als auch das Wohlbefinden der Schwangeren, Gebärenden oder Mutter erhöht.

OHR-SCHULTER-STRETCH

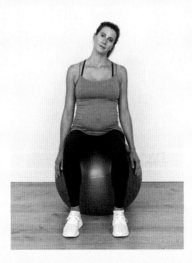

Ziel und Nutzen

Wenn die Brüste wachsen und sich der Schwerpunkt verlagert, verspüren Sie vielleicht mehr Spannung in Nacken und Schultern. Diese Stretchübung trägt dazu bei, die Spannung zu lockern, und ist auch für Nichtschwangere hilfreich.

Ausrüstung

Gymnastikball oder Stuhl

BESCHREIBUNG

- Setzen Sie sich mit neutralem Becken auf den Gymnastikball oder Stuhl (oder mit neutralem Becken stehen) und lassen Sie das linke Ohr Richtung linke Schulter sinken.
- Augen schließen und die auf der rechten Hals- und Schulterseite verspürte Dehnung genießen. 10 bis 30 Sekunden halten.

- Für eine intensivere Dehnung lassen Sie den gegenüberliegenden Arm seitlich herabhängen.
- Um die Dehnung zu lösen, das Kinn langsam Richung Brust sinken lassen und den Kopf wieder in die Mitte bringen.
- Auf der anderen Seite wiederholen und weitere 3 bis 5 Sätze ausführen.

DREHEN UND ARMAUSSTRECKEN

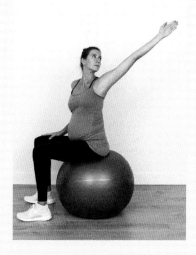

Ziel und Nutzen

Die Mutterschaft erschwert viele unserer üblichen Bewegungsabläufe, u. a. die Drehung.
Sie geht vom mittleren Rücken oder Brustkorb aus, die wiederum beide durch die Haltungsänderungen in der Schwangerschaft stark versteifen können. Drehungen gehören nicht zu unserem üblichen Bewegungsrepertoire. Durch die richtigen Übungen sind Sie besser auf all die vielen Gelegenheiten vorbereitet, bei denen man sich als Mutter drehen und strecken muss. Sie helfen, den Rumpf zu längen und zu lockern, wodurch Sie allgemein besser atmen und sich freier bewegen können.

Ausrüstung

Gymnastikball oder Stuhl

BESCHREIBUNG

- Setzen Sie sich mit neutralem Becken auf den Gymnastikball oder Stuhl.
- Den linken Arm ausstrecken und langsam Richtung Decke heben, während Sie den Rumpf nach links drehen.
- Nur so weit drehen, wie es geht, ohne dass die rechte Gesäßhälfte vom Ball oder Stuhl rutscht.
- 3 bis 5 Sekunden halten, dann in Ausgangsposition zurückkehren.
- Auf der anderen Seite wiederholen.

SCHULTER-BRUSTKORB-STRETCH MIT GURT

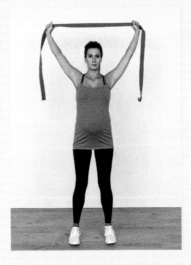

Ziel und Nutzen

Nacken und Schultern sind bei den meisten verspannt, egal ob schwanger oder nicht. Eine Bewegung, die den Brustkorb öffnet und die Spannung in den Schultern löst, können wir alle gebrauchen. Hier eine tolle dynamische Dehnübung, die genau das bewirkt.

Ausrüstung

Yogagurt

BESCHREIBUNG

- Stehen Sie mit neutralem Becken und umfassen Sie den Yogagurt mit beiden Händen und nach unten zeigenden Handflächen etwas breiter als schulterbreit.
- Halten Sie die Arme gerade, heben Sie sie hoch und über den Kopf, bis der Gurt nicht mehr zu sehen ist.
- Ein paar Atemzüge lang dort halten und die Arme wieder senken.
- 10-mal wiederholen.

SICHERHEITSVORKEHRUNGEN

Wer Schulterverletzungen oder -probleme hat, sollte den Bewegungsradius begrenzen und die Dehnung nicht halten. Falls die Schulter dennoch Probleme bereitet, die Übung abbrechen.

STEHENDER C-STRETCH

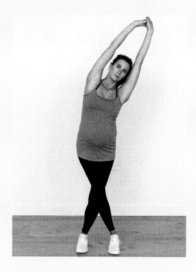

Ziel und Nutzen

Das viele tägliche Sitzen und die nicht gerade optimalen Stabilisierungskompensationen, die wir in der Schwangerschaft häufig beobachten, können den Rumpf versteifen lassen, vor allem die schrägen Bauchmuskeln. Die folgende Übung ist eine tolle Methode, um im seitlichen Rumpf Länge und mehr Raum für bessere Atmung zu schaffen.

Ausrüstung

Stuhl oder Wand (optional)

BESCHREIBUNG

- Stellen Sie sich neben eine Wand oder einen Stuhl (falls verwendet), wobei die Innenseite des rechten Beins etwa 30 cm von Wand oder Stuhl entfernt ist (das Bild zeigt die Übung ohne Wand bzw. Stuhl).
- Die rechte Hand knapp unter Schulterhöhe oder über dem Stuhl (falls verwendet) an die Wand legen. Oder die Hände wie auf dem Foto verschränken.

- Stellen Sie den linken Fuß über Kreuz vor den rechten und lassen Sie die linke Hüfte von der Wand wegkippen, während Sie den linken Arm nach oben über den Kopf strecken.
- Ihr Körper wölbt sich nun in Form eines C von der Wand weg. Stellen Sie sich Ihre linke Seite als eine sich dehnende Slinky-Spirale vor. 10 bis 30 Sekunden halten.
- Auf der anderen Seite wiederholen und 3 bis 5 weitere Sätze ausführen.

SITZENDER BRUSTKORB-STRETCH ÜBER GYMNASTIKBALL

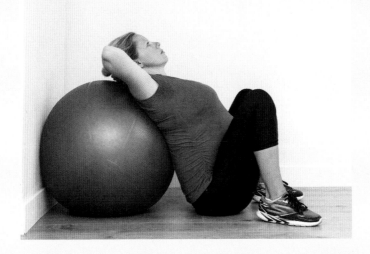

Ziel und Nutzen

Von dieser Weitung des Brustkorbs profitieren vor allem Schwangere. Auch nach dem Stillen ist sie ganz wunderbar. Die Rundung des Balls verstärkt die Dehnung und macht sie gleichzeitig angenehm.

Ausrüstung

Gymnastikball

BESCHREIBUNG

- Den Gymnstikball in eine Ecke oder an eine Wand rollen.
- Setzen Sie sich in halb zurückgelehnter Position und mit vor sich aufgestellten Füßen vor den Ball auf den Boden.
- Verschränken Sie die Hände hinter dem Nacken.
- Legen Sie den Kopf auf den Ball, öffnen Sie die Ellbogen nach den Seiten und weiten Sie die Brust. 10 bis 30 Sekunden halten.
- 3 bis 5 Sätze durchführen.

STRETCH IN SEITLAGE ÜBER EINEN BALL

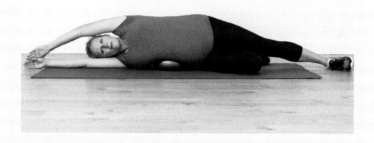

Ziel und Nutzen

Eine Dehnübung, die Sie lieben werden. Sie ist entspannend, längt die Muskeln und baut Stress ab.

Ausrüstung

Kleiner, halb aufgepumpter Ball oder ein kleines Kissen und Matte

BESCHREIBUNG

- Nehmen Sie auf dem Boden eine seitliche Sitzposition ein. Sie beginnen auf der rechten Seite.
- Platzieren Sie den Gymnastikball zwischen Oberseite des Beckens und Unterseite des Brustkorbs (in der Taille) rechts von sich.
- Legen Sie sich langsam – mit Ball zwischen sich und dem Boden – auf die rechte Seite.

- Legen Sie den Kopf auf den rechten Arm und winkeln Sie das rechte (untere) Bein als Stütze an.
- Das linke (obere) Bein lang ausstrecken und mit dem linken (oberen) Arm über den Kopf lang strecken.
- 30 bis 90 Sekunden halten und auf der anderen Seite wiederholen.

Unterkörper: Dehn- und Entspannungsübungen

Beim Dehnen und Entspannen des Unterkörpers sind innere und hintere Oberschenkelmuskeln (Hamstrings), Psoas, Waden und Füße gleichermaßen wichtig. Sitzen verkürzt die hintere Oberschenkelmuskulatur, was das Becken in jene ungünstige, nach hinten kippende Position bringt. Die inneren Oberschenkelmuskeln sind bei viele Menschen sehr angespannt, sodass ihre Lockerung auch zur Entspannung des Beckenbodens beitragen kann. Die Psoas-Muskeln (es gibt zwei davon, einen auf jeder Seite) verlaufen vom unteren Ende der Brustwirbelsäule über den oberen Beckenrand bis zum oberen Ende des Oberschenkelknochens. Sie sind die einzigen Muskeln, die Unter- und Oberkörper miteinander verbinden. Angespannte Psoas (oder Lendenmuskel) können sich verheerend auf Becken- und Brust-

korbstellung auswirken, den Raum im Becken verengen und sogar die Wehen erschweren. Sich dieser Muskeln bewusst zu werden und sie in der Schwangerschaft täglich zu dehnen schafft Raum für das Kind im Becken und ermöglicht einen optimalen Wehenverlauf.

Schuhe mit Absätzen, beengtes Schuhwerk und langes Sitzen können zu wunden, schmerzenden Füßen und angespannten Waden führen, was den Gang verändern und Kompensationen im Becken zur Folge haben kann. Die Lockerung von Unterschenkeln und Füßen ist eine tolle Methode, die Beweglichkeit des Unterkörpers zu bewahren. Hier einige der wichtigsten Methoden, damit der Unterkörper auch in der Schwangerschaft geschmeidig bleibt.

FUSS-STRETCH AUF BALL

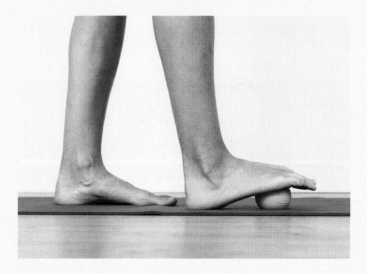

Ziel und Nutzen

Seine Füße über einen Ball »rollen« zu lassen ist eine absolut tolle Methode, Spannung abzubauen und »verklebtes«, unseren Gang beeinträchtigendes Gewebe im Fuß zu lösen.

Ausrüstung

Massage- oder Tennisball

BESCHREIBUNG

- Drücken Sie den Fuß bis zu 1 Minute auf den Ball und rollen darauf hin und her.

- Mit dem anderen Fuß wiederholen.
- Mehrmals täglich praktizieren.

WADEN-STRETCH

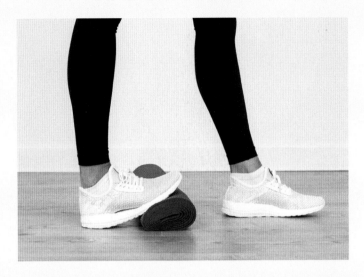

Ziel und Nutzen

Je länger die Wadenmuskeln, umso länger kann der Fuß beim Gehen am Boden bleiben. Diese Geschmeidigkeit übersetzt sich in größere Effizienz und besseren Abstoß. Und sie bedeutet auch mehr Länge in der Beinrückseite, sodass das Becken leicht in eine neutrale Haltung finden und darin bleiben kann.

Ausrüstung

Zusammengerolltes Handtuch oder Yogamatte oder längs halbierte Schaumstoffrolle

BESCHREIBUNG

- Legen Sie ein zusammengerolltes Handtuch, eine Yogamatte oder Schaumstoffrolle auf den Boden.
- Stellen Sie den Ballen des rechten Fußes auf das linke Handtuch- oder Mattenende. Der rechte Absatz bleibt auf dem Fußboden, das Bein ist gerade.

- Mit dem linken Bein nach vorn treten, bis Sie in der rechten Wade eine Dehnung verspüren. 10 bis 30 Sekunden halten.
- Auf der rechten Seite wiederholen und 3 bis 5 weitere Sätze folgen lassen.
- Probieren Sie die Übung auch barfuß, um eine noch stärkere Dehnung zu bewirken.

ADDUKTOREN-STRETCH AUF GYMNASTIKBALL

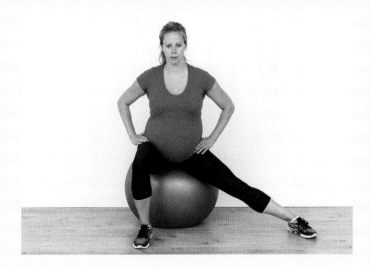

Ziel und Nutzen

Länge in den inneren Oberschenkelmuskeln kann helfen, die Bewegungsfreiheit des Beckens für
die Wehen zu erhalten. Diese Stretchübung kann man noch in den Vor- oder Eröffnungswehen ausführen,
damit sich das Baby leichter ins Becken senkt.

Ausrüstung

Gymnastikball oder Stuhl

BESCHREIBUNG

- Setzen Sie sich mit neutralem Becken auf den Gymnastikball oder Stuhl. Rollen Sie auf dem Ball leicht nach vorn oder setzen Sie sich auf die Stuhlkante.
- Strecken Sie das linke Bein gerade zur Seite.

- Bein ausgestreckt lassen, während Sie auf dem Ball oder Stuhl leicht nach rechts gleiten. Halten Sie die Position 10 bis 30 Sekunden.
- Auf der anderen Seite wiederholen und weitere 3 bis 5 Sätze absolvieren.

HÜFTBEUGER-STRETCH AUF GYMNASTIKBALL

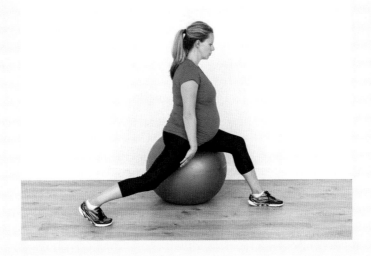

Ziel und Nutzen

Wie schon beim letzten Stretch erwähnt, lässt sich durch Öffnen und Entspannen des vorderen Beckens die Beckenhaltung optimieren, was bei der Geburt den Eintritt des Babys ins Becken sowie seinen Austritt aus dem Becken erleichtert.

Ausrüstung

Gymnastikball oder Stuhl

BESCHREIBUNG

- Setzen Sie sich mit der rechten Gesäßhälfte auf den Gymnastikball oder Stuhl. Strecken Sie ähnlich wie bei einem Ausfallschritt das rechte Bein vor sich und das linke Bein hinter sich.

- 10 bis 30 Sekunden halten.
- Auf der anderen Seite wiederholen und 3 bis 5 weitere Sätze absolvieren.

SICHERHEITSVORKEHRUNGEN

Für mehr Stabilität klemmen Sie den Ball zwischen sich und die Wand.

PIRIFORMIS-STRETCH

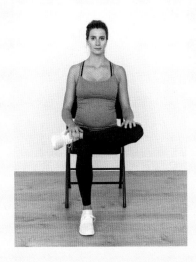

Ziel und Nutzen

Diese Übung zielt auf den Piriformis, den birnenförmigen Muskel, der sich vom Kreuzbein bis zum Oberschenkelknochen erstreckt. Weil er hinter dem Beckenboden vorbeiführt, kann ein angespannter Piriformis Beckenbodenmuskeln und Beckenknochen beeinflussen. Durch Lockerung des Piriformis kann das Kreuzbein eine optimale Position einnehmen, was auch die einwandfreie Funktion des Beckenbodens unterstützt.

Ausrüstung

Stuhl mit harter Sitzfläche

BESCHREIBUNG

- Setzen Sie sich mit neutralem Becken auf den Stuhl.
- Legen Sie das linke Fußgelenk auf das rechte Knie, der linke Fuß ist angewinkelt.
- Halten Sie das Becken neutral, das Brustbein ist angehoben. Beugen Sie sich aus der Hüfte nach vorn, bis Sie tief in Hüfte und Gesäß eine Dehnung verspüren.
- 10 bis 30 Skunden halten.
- Auf der anderen Seite wiederholen und 3 bis 5 weitere Sätze absolvieren.

HAMSTRING-STRETCH MIT GURT

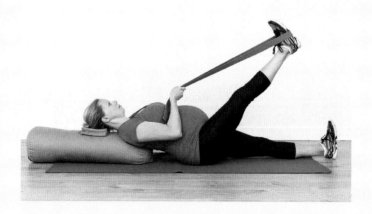

Ziel und Nutzen

Die Hamstrings beginnen an den Sitzbeinhöckern, den Knochen, die man in seinen Gesäßhälften spüren kann. Sind die Hamstrings angespannt, können sie an den Sitzbeinhöckern zerren und das Becken nach hinten kippen (was nicht ideal ist). Diese Übung zielt auf eine Längung dieser Muskeln ab, während das Becken in neutraler Haltung bleibt.

Ausrüstung

Yogablock oder Kissen, Matte und Yogagurt

BESCHREIBUNG

- Legen Sie sich mit dem Kopf auf dem Yogablock oder Kissen auf die Matte.
- Nehmen Sie eine neutrale Beckenlage ein, d. h. eine Lage, bei der sich Hüftknochen und Schambeinfuge in derselben Frontalebene befinden.
- Legen Sie den Gurt um den rechten Fußballen und halten Sie ihn mit beiden Händen.
- Rechtes Bein gerade halten und Richtung Decke heben, bis Sie spüren, dass es nach hinten zu kippen beginnt – ein Zeichen, dass es seine neutrale Position verlässt, daher an dieser Stelle abbrechen. Die Rückseite des linken Beins bleibt auf der Matte.
- Denken Sie daran, das Schambein Richtung Boden zu kippen und den rechten Sitzbeinhöcker Richtung Mattenunterkante zu strecken.
- 10 bis 30 Sekunden halten.
- Auf der anderen Seite wiederholen und weitere 3 bis 5 Sätze durchführen.

PSOAS-DEHNUNG MIT BOLSTER

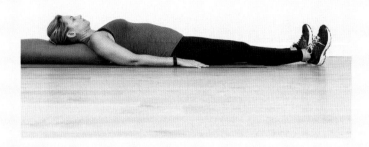

Ziel und Nutzen

Wenn der Psoas-Muskel angespannt ist oder sich aus Angst verspannt, kann er die Wirbelsäule nach vorn ziehen, was wiederum den Brustkorb nach vorn schiebt (und aus seiner Idealhaltung zwingt). Auch den Oberschenkelknochen kann der Psoas nach vorn ziehen, was das Becken nach hinten kippen lässt (ebenso wenig ideal). Eine Dehnung des Psoas wird folglich zu besserer Körperausrichtung führen und das Becken weiten für den Eintritt und schließlich den Austritt des Babys.

Ausrüstung

Yogabolster oder Kissenstapel, Matte und Handtuch oder Yogablock

BESCHREIBUNG

- Legen Sie sich aus der seitlichen Sitzposition aufs Bolster, sodass sich die Unterkante des Yogabolsters knapp über Ihrem unteren BH-Rand befindet.
- Auf den Rücken rollen, sodass sich die Unterkante des Bolsters über Ihrem BH-Verschluss und zwischen Ihren Schulterblättern befindet.
- Betten Sie den Kopf, falls nötig, auf ein weiteres Handtuch oder Yogablock und legen Sie die Arme seitlich ab.
- Augen schließen und entspannen.

- Das hier ist keine Übung, bei der etwas »getan« wird, sondern eine, bei der man etwas »geschehen lässt«. Während man sich so ausruht, gleichzeitig versuchen, die Rippen am Boden abzulegen, damit sie sich in Neutralstellung zum Becken befinden. Idealerweise sollten sich der untere Teil des Brustkorbs und der obere Teil des Beckens in derselben Frontalebene befinden.
- Versuchen, 5 Minuten in dieser Position zu entspannen.

Beckenboden

Einer der wichtigsten Körperteile, der bei der Geburts-vorbereitung gedehnt und gelockert werden muss, ist der Beckenboden. Eine Körperregion, die in der Schwangerschaft und während der Geburt beträcht-lichen Veränderungen unterworfen ist und dennoch kaum Aufmerksamkeit erfährt. Falls Frauen etwas über den Beckenboden erfahren, beschränkt es sich meist darauf, dass man seine »Kegel-Übungen machen« sollte. Das ist zwar besser als nichts, wird allerdings den Bedürfnissen des Beckenbodens während Schwangerschaft, Geburt und Mutterschaft keinesfalls gerecht. Kegel-Übungen können zwar für die Beckenboden-Wellness eine Rolle spielen, sind aber nicht für jede das Richtige. Für viele wäre es tatsächlich besser, sich stärker auf den Entspan-nungs- oder Loslass-Aspekt der Kegel-Übungen zu konzentrieren als auf die Kontraktion.

Der Begriff »Down training« (Abbautraining) taucht häufig im Zusammenhang mit der Entspannung des Beckenbodens auf, die durch Visualisierung, durch Dehnen umgebender Muskeln sowie myofasziale Lockerungsübungen und Dammmassage erreicht werden kann.

DEHNUNG DES HINTEREN BECKENBODENS

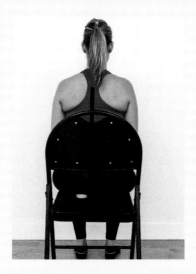

Ziel und Nutzen

Ein in der Schwangerschaft sich häufig entwickelndes Muster besteht in der Anspannung der hinteren Beckenbodenmuskeln, was mitunter ein Nach-hinten-Kippen des Beckens zur Folge hat. Diese Spannung kann sich
aber auch aus einer krummen Sitzhaltung ergeben, bei der das Becken hinten eingezogen wird. Wenn wir die
Muskeln lockern, erhält das Becken mehr Freiheit, eine neutrale Haltung zu finden und beizubehalten.

Ausrüstung

Stuhl mit harter Sitzfläche und Tennis- oder Massageball

BESCHREIBUNG

- Setzen Sie sich mit neutralem Becken auf den Stuhl.
- Heben Sie die linke Gesäßhälfte und spüren Sie den Sitzbeinhöcker.
- Den Ball zwischen rechtem Sitzbeinhöcker und Anus platzieren.

- Die Gesäßhälfte senken, während der Ball an Ort und Stelle bleibt, und 30 bis 60 Sekunden halten.
- Auf der anderen Seite wiederholen.
- Auf der Abbildung sehen Sie, wo der Ball liegen soll, doch idealerweise ist er bei dieser Übung überhaupt nicht zu sehen.

DEHNUNG DES DAMMS

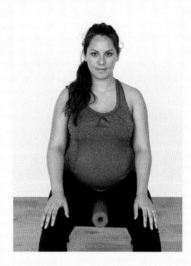

Ziel und Nutzen

Der Damm, zwischen Vulva und Anus, neigt dazu, bei der Entbindung einzureißen. Sich mit dem Unbehagen in der Dammgegend vertraut zu machen, zu lernen, ihm nachzugeben und zu entspannen, ist wichtig. Werden Sie sich in der Schwangerschaft Ihres Damms bewusst und lernen Sie bei der Geburtsvorbereitung, die Spannung am Damm loszulassen.

Ausrüstung

Stuhl mit harter Sitzfläche und Schwimmnudel

BESCHREIBUNG

- Setzen Sie sich mit neutralem Becken auf den Stuhl.
- Legen Sie die Schwimmnudel längs unter den Damm.

- 30 bis 60 Sekunden halten und tief atmen. Versuchen Sie, weicher zu werden und die Spannung in Beckenboden, Gesäßmuskeln und inneren Oberschenkeln loszulassen.

DAMMMASSAGE

Ziel und Nutzen

Die meisten Frauen massieren ihren Damm, um Risse möglichst zu vermeiden. Während Studien gezeigt haben, dass Dammmassage die Wahrscheinlichkeit eines Risses reduzieren kann, lehrt sie unseren Beckenboden darüber hinaus, angemessen auf Gefühle von Dehnung, Druck und Unbehagen zu reagieren. Angewandt wird sie in den letzten drei bis fünf Schwangerschaftswochen.

Ausrüstung

Zusammengerollte Handtücher

BESCHREIBUNG

- Sie sitzen in halb liegender Position mit einem kleinen zusammengerollten Handtuch unter jeder Gesäßhälfte im Bett. Dies verschafft dem Kreuzbein Freiraum. (Dieser Handtuchtrick lässt sich auch bei der Entbindung anwenden. Falls Sie sich für die Steinschnittlage entscheiden oder unversehens darin wiederfinden, von Ihrem Partner oder der Doula die zusammengerollten Handtücher unter die Gesäßbacken schieben lassen, sodass sich das Kreuzbein frei bewegen kann.)

- Befeuchten Sie Daumen und Scham.
- Stecken Sie den Daumen in die Vagina.
- Den Daumen in U-Form nach außen und oben drücken und am oberen Ende des Us innehalten.
- 5 bis 10 Sekunden halten.
- Sie sollten Dehnung, Druck, leichtes Unbehagen, jedoch keinen Schmerz empfinden.
- Tief atmen und – während Sie dem Unbehagen nachspüren – lernen, weich zu werden und die Spannung loszulassen.
- Bis zu 10 Minuten wiederholen.

Bei Fitnessaktivitäten will man natürlich gern wissen, wie man sie steigern und so Fortschritte erzielen kann. Wir fordern Sie auf, in Bezug auf Dehn- und Lockerungsübungen neu nachzudenken. Statt sich zu überlegen, wie Sie die Intensität steigern können, sollten Sie sich mehr Zeit in einer bestimmten Pose oder Entspannungsübung gönnen. Wenn man eine Pose verlängert, ist das im Grund eine Progression, doch man sollte mit den Gedanken bei der Sache – beim Entspannen – sein und nicht bei der Schwierigkeitssteigerung oder größeren Dehnungsintensität.

In der hektischen Welt, in der wir heuten leben, fällt es uns schwer, einen Gang zurückzuschalten. Sich Zeit zu nehmen, um Körperspannung abzubauen, ist ein Genuss, dem viele nichts abgewinnen können. Und in der Schwangerschaft ist es mehr, nämlich ein wichtiges Mittel zur Erleichterung von Wehen und Geburt. Zu lernen, wie man dem Unbehagen nachgibt, weich wird, entspannt, ist entscheidend, denn genau das ist bei Wehen und Geburt gefragt. Nehmen Sie sich diese Zeit!

Wenn Sie zu denen gehören, die Fortschritte und Verbesserungen sehen wollen, so nutzen Sie Ihre »persönliche Grenze« als Fixpunkt. Bei Dehnungs- und Lockerungsübungen geht man bis an seine Grenze (bis dorthin, wo es unangenehm wird) und verweilt dort. Spüren Sie, wie sich die Grenze während der Übung verschiebt, umso besser; das bedeutet, dass die Spannung nachlässt! Indem Sie tiefer in die Dehnung hineingehen und fortfahren, Raum zu schaffen, können Sie eine neue Grenze finden und dann aus dieser neuen Position Spannung abbauen.

6

Die Körpermitte stärken

Unser modernes Leben spielt sich zunehmend im Sitzen ab, d. h., viele Frauen gehen schon mit einer nicht optimal funktionierenden Körpermitte in Schwangerschaft und Geburt hinein. Wie schon erörtert, führt das viele Sitzen zur Schwächung der Core-Muskeln, sodass – wenn dieser schwache Rumpf im Kraftraum aufs Äußerste belastet wird – früher oder später etwas versagen muss. Häufig sind es dann Kreuz oder Becken, die Notsignale in Form von Schmerzen oder Blasenschwäche aussenden. Schwangerschaft und Geburt fügen dieser Überbeanspruchung unserer Körpermitte ein weiteres Element hinzu, das zu Rückenschmerzen, Beckenbodendysfunktion, Wehen- und Bauchmuskelproblemen führt, die auch nach der Geburt ausgeleiert und schwach bleiben. Während der Schwangerschaft muss unsere Körpermitte Ungeheures leisten, und nur angemessene Aktivität sorgt dafür, dass sie ihre Aufgaben bei der Geburt und danach erfüllen kann!

Unsere Körpermitte besteht aus einer inneren Einheit von vier Hauptmuskelgruppen, auch Core-Muskeln genannt, plus weiteren Muskeln, die sich rings um das Becken gruppieren. All diese Muskeln sind in der Schwangerschaft ständigem Wandel unterworfen und werden über ihre optimale Länge hinaus gedehnt. Die auffälligsten Veränderungen betreffen den Bauch.

Doch während er in der Schwangerschaft noch stolz vorgezeigt wurde, wird er danach häufig zu dem am wenigsten geliebten Körperteil, das die meisten nur noch weghaben oder verstecken wollen. Womöglich hat die Fitnessindustrie Schwangere und junge Mütter in die Irre geführt, als sie angemessene Formen von Sport und Bewegung für die Vorbereitung und Wiederherstellung der Körpermitte vernachlässigte und stattdessen nur darauf abhob, dass die nach der Geburt schnell wieder flach und straff werden sollte.

Es ist kein Geheimnis, dass ein fitter, funktionierender und wohltrainierter Körper körperliche Herausforderungen besser meistert. Und die Geburt ist eine sehr körperliche Sache, für die man seine Mitte richtig trainieren muss. Mithilfe von Bauchatmung und den hier vorgestellten Übungen bekommen Sie die Kraft und Ausdauer, um die Wehen gut zu bewältigen. Eine fitte Mitte, das sind Bauchmuskeln, die die Gebärmutter beim Rauspressen des Babys unterstützen, ist ein Beckenboden, der auf die wechselnden Bedürfnisse der Wehen reagieren kann und sowohl Kraft hat als auch nachgeben kann. Eine trainierte Mitte heißt kräftige und geschmeidige Psoas-Muskeln, lang und weich genug, um Raum im Becken zuzulassen, ohne dass Anspannung und Angst in die Quere kommen. Sie bereiten sich auf ein erstaunliches Ereignis vor, und die Übungen in diesem Kapitel sollen Ihnen helfen, Kraft, Ausdauer und Geschmeidigkeit Ihrer Körpermitte zu trainieren. Nutzen Sie sie daher nicht nur zur Vorbereitung, sondern auch zu Erholung und Rückbildung.

Beim Schwangerensport geht es nicht darum, sich einen Waschbrettbauch zuzulegen, sondern seine Mitte so zu trainieren, dass sich Kraft und Ausdauer ohne jede Steifheit entwickeln, Rektusdiastase minimiert wird sowie die optimale Funktion des Beckenbodens gewährleistet ist. Viele Menschen, vor allem auch Frauen, glauben, dass ganztägiges Anspannen der Körpermitte oder der Bauchmuskeln Kraft aufbaut. Das Gegenteil ist der Fall: So wird nur ein permanenter Druck auf den Beckenboden ausgeübt und Spannungen und Haltemuster erzeugt, die die Geburt sogar stören können. Für beste Resultate sollte man, statt ständig den Bauch einzuziehen, seine Mitte im Zusammenspiel mit der Atmung aktivieren und ein Gefühl dafür entwickeln, dass man beim Ausruhen die Spannung loslässt.

Wir haben eine Reihe wirklich großartiger Übungen für die Körpermitte zusammengestellt, die Sie während der gesamten Schwangerschaft machen können. Die ersten acht eignen sich nicht nur für die Schwangerschaft, sondern sind auch die besten Übungen für die Zeit danach! Progressiv während der ersten acht postpartalen Wochen eingesetzt, werden Sie damit Ihre Core-Muskeln retrainieren. Das Schöne an diesen Übungen ist, dass Sie schon wissen, wie's geht – weil Sie sie schon gemacht haben –, sodass Sie einfach zur ersten Übung, der Bauchatmung, zurückkehren und dann langsam Woche für Woche fortschreiten, ohne sich erst eine Reihe völlig neuer Übungen einprägen zu müssen.

Frischgebackene Mütter wollen nach der Ankunft des Babys möglichst schnell abnehmen und ihre Bäuche loswerden, doch wir empfehlen dringend, die nötige Ruhephase zu respektieren und Ihre Körpermitte erst wieder aufzubauen, ehe Sie zu Workouts wie Bootcamp oder Laufen übergehen. Zwar kann man auch diese Sportarten nach und nach wieder betreiben, doch sie als Erste zu wählen und die Rückbildung zu vernachlässigen, lässt das Ziel einer funktionstüchtigen Mitte nur in noch weitere Ferne rücken. Mit dem richtigen Verständnis der Körpermitte kann man sich angemessen auf die Veränderungen der Schwangerschaft vorbereiten, die Wehen erleichtern und sich nach der Entbindung nicht nur fantastisch fühlen, sondern auch so aussehen.

Werfen wir nun einen Blick auf die Übungen, die uns auf Wehen und Mutterschaft vorbereiten.

BAUCHATMUNG

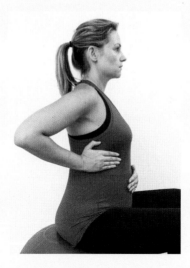

Ziel und Nutzen

Die Bauchatmung ist die Grundübung schlechthin. Sie trainiert die Körpermitte, damit Zwerchfell, Beckenboden, tiefe Bauch- und Multifidus-Muskeln optimal zusammenwirken. Die Bauchatmung wird nicht nur für sich allein, sondern auch zusammen mit anderen Übungen praktiziert, um sich der inneren Körpermitte bewusst zu werden. Üben Sie die Bauchatmung während der Schwangerschaft regelmäßig. Postpartal sollte sie Ihre erste Rückbildungsübung sein.

Ausrüstung

Gymnastikball

BESCHREIBUNG

- Setzen Sie sich mit neutralem Becken auf den Gymnastikball oder legen Sie sich in Seiten- oder Rückenlage auf den Boden.
- Legen Sie eine Hand an die Seite des Brustkorbs, die andere auf den Bauch.
- Atmen Sie in die Hände. Einatmen, um sich aus-zudehnen – spüren, wie der Brustkorb sich dehnt, der Beckenboden expandiert (vielleicht fühlen Sie die Völle am Damm) und der Bauch anschwillt.
- Durch geschürzte Lippen ausatmen und mittels Visualisierung den Beckenboden zusammenzieh-en. Stellen Sie sich vor, mit Vagina und Anus eine Heidelbeere aufzuklauben, mit der Vagina durch einen Strohhalm einen Milchshake aufzusaugen oder den Damm bis zum Scheitel zu heben.

- Einatmen, um sich erneut auszudehnen, Becken-bodenkontraktion lockern (sich vorstellen, dass man die Heidelbeere loslässt).
- 10 bis 30 Atemzyklen wiederholen.
- Die in Kapitel 4 gelernte Einatmen-um-sich-auszudehnen-, Ausatmen-um-sich-anzuspan-nen-Technik auf sämtliche Bewegungen anwen-den, um sicherzustellen, dass Ihre Mitte aktiv und bereit ist. Experimentieren Sie mit verschie-denen Stichwörtern und denken Sie daran, bei jedem Ausatmen-um-sich-anzuspannen ein Stichwort zu benutzen. So wird fast jede Übung zur Core-Übung.

Üben Sie die Bauchatmung 3-mal täglich 1 bis 2 Minuten, um die optimale Funktion der Körpermitte zu gewährleisten und sich die Bewegungskoordination einzuprägen. Verwenden Sie unterschiedlich Stichwörter, behalten Sie das beste bei und prägen Sie es sich in den Wochen vor der Geburt ein. Erst einatmen, um sich auszudehnen, dann ausatmen und die Dehnung beibehalten, um zu simulieren, was man bei den Wehen tun wird. Beginnen Sie nach der Geburt des Babys bereits in den ersten Tagen erneut mit normaler Bauchatmung, um die Durchblutung anzuregen und Tonus, Kraft und Funktion der Core-Muskeln wiederaufzubauen. Wir haben es schon oft gesagt … Sie müssen die Rückbildung abwarten, ehe Sie

wieder richtig trainieren, und die Bauchatmung ist dabei Ihre größte Verbündete. Sie stimuliert Kreislauf und Nervenwachstumsfaktor, was die Heilung des Beckenbodens fördert. Ebenso wie die Rückgewinnung des vielleicht in den Wehen verlorenen Empfindungsverlusts. Und sie hilft Ihnen, möglichst viel des die Gewebsheilung unterstützenden Sauerstoffs zu tanken. Die beste Nachricht aber ist, dass Sie diese mächtige Übung lebenslang nutzen können und sollten!

STEIGERUNG DES SCHWIERIGKEITS-GRADS
Absolvieren Sie die Übung im Stehen.

Aktiv werden

Ihr Körper weiß instinktiv, wie er pressen muss, und der dabei verspürte Drang ist ähnlich wie der beim Stuhlgang. Überlegen Sie: Niemand hat Ihnen je beigebracht, wie Sie sich erleichtern müssen, Ihr Körper reagiert nur auf einen Drang. Dasselbe gilt für die Geburt, doch häufig kommt dabei die – Verspannungen bewirkende – Angst in die Quere.

Suchen Sie sich eine Umgebung, in der Sie sich sicher fühlen und keine Störungen zu befürchten haben. Nutzen Sie die Bauch-Einatmung, um den Beckenboden zu entspannen und Platz zu schaffen. Beim Ausatmen – statt eine Kegel-Übung zu machen oder eine Heidelbeere aufzuklauben – den geschaffenen Raum bewahren und den Atem in die Vagina schicken, während man ein wenig davon aus geschürzten Lippen ausstößt. Bei dieser Übung spürt man eine gewisse Völle am Damm. Betrachten Sie sie als modifizierte Bauchatmung zur Vorbereitung auf das Pressen. Oder stellen Sie sich vor, Ihr Baby wandert ins Becken, während Sie ihm Ihren Atem schicken, um es zu lenken.

Man kann diese Press-Vorbereitungstechnik bei jedem Stuhlgang üben und, sobald man die 36. Woche erreicht hat, auch in anderen Wehenstellungen, etwa in Seitlage oder im Vierfüßlerstand, zu üben beginnen.

SCHULTERBRÜCKE

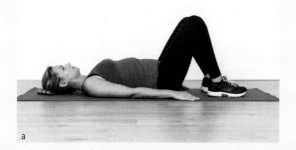
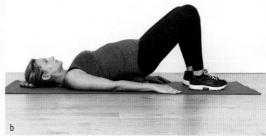

Ziel und Nutzen

Die Schulterbrücke ist eine der großen Gluteusübungen. Tägliches Training während der Schwangerschaft verhilft zu starken Gesäßmuskeln, optimaler Beckenausrichtung und kräftigt den Beckenboden. Nach der Geburt sind Brücken fantastisch, weil sie eine sanfte Inversion bieten und die Durchblutung des Beckenbodens fördern.

Ausrüstung

Matte und kleiner Ball oder kleines Kissen oder Handtuch

BESCHREIBUNG

- Legen Sie sich mit hüftbreit aufgestellten Füßen und senkrechten Schienbeinen auf den Rücken (a).
- Finden Sie eine neutrale Beckenhaltung, sodass Schambein und Hüftknochen in derselben Ebene liegen und der untere Rücken leicht gewölbt ist.
- Ball, Kissen oder Handtuch zwischen die Oberschenkel klemmen.

- Atmen Sie zur Vorbereitung ein und dehnen Sie sich.
- Mit der Ausatmung anspannen und die Hüfte Richtung Decke drücken (b).
- Atmen Sie ein, um sich auszudehnen, während Sie die Hüfte wieder senken.

SICHERHEITSVORKEHRUNGEN

Ab dem zweiten Trimester einen Keil oder ein Kissen unter Kopf und Schulter platzieren, damit der Kopf höher liegt als das Herz.

STEIGERUNG DES SCHWIERIGKEITSGRADS

- In der Schwangerschaft zwecks Steigerung einen kleinen, bis zu 2 kg schweren Sandsack auf das Becken legen.
- In der Schwangerschaft kann man ein Bein ausstrecken.

- In der Schwangerschaft mit einem BOSU-Ball (gewölbte Seite nach oben) unter den Füßen probieren.
- In den ersten 8 Wochen nach der Geburt nur die Grundübung durchführen und von jeder weiteren Steigerung absehen.

MUSCHELSCHALE

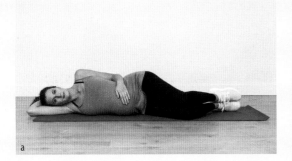
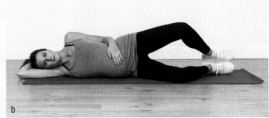

Ziel und Nutzen

Entwickelt Kraft und Ausdauer in den Gesäß- und den seitlichen Hüftmuskeln. • Trainiert den
Körper für eine Geburt in Seitenlage. • Bereitet auf die Rückbildung vor. Beachten Sie, dass dies eine
wichtige Rückbildungsübung ist. Wenn Sie sie schon während der Schwangerschaft praktizieren,
müssen Sie sie nach der Geburt nicht neu erlernen.

Ausrüstung

Matte

BESCHREIBUNG

- Legen Sie sich mit nicht ganz rechtwinklig gebeugten Knien auf der Seite. Beachten Sie, dass Hüften
und Fußknöchel übereinanderliegen – die obere
Hüfte direkt über der unteren, der obere Knöchel
direkt auf dem unteren (a).
- In der Bauchatmungstechnik einatmen, um sich
auszudehnen und vorzubereiten.
- Halten Sie die Fußknöchel zusammengepresst,
atmen Sie aus, um sich anzuspannen, und heben

Sie das obere Knie vom unteren. Dies ist eine
kleine Hüftbewegung ohne Bewegung an anderer
Stelle – nur das Knie hebt sich, wobei am Hüftge-
lenk eine Drehung erfolgt. Kontrollieren Sie das
Becken, es sollte sich nicht bewegen (b).
- Einatmen und das Bein kontrolliert wieder sinken
lassen.

STEIGERUNG DES SCHWIERIGKEITSGRADS

- In der Schwangerschaft ein Widerstandsband um
die Oberschenkel legen.
- In der Schwangerschaft das Knie längere Zeit
hochhalten, um größere Ausdauer zu entwickeln.

- In den ersten 8 Wochen nach der Geburt nur die
Grundübung durchführen und von jeder weiteren
Steigerung absehen.

KNIEHEBEN IN SEITLAGE

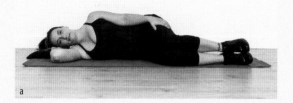 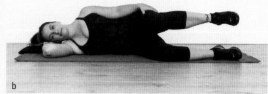

Ziel und Nutzen

• Entwickelt Kraft und Ausdauer in der Gesäß- und der seitlichen Hüftmuskulatur. • Bereitet auf eine Geburt in Seitenlage vor. • Bereitet auf die Rückbildung vor. Beachten Sie, dass dies eine wichtige Rückbildungsübung ist. Wenn Sie sie schon während derSchwangerschaft praktizieren, müssen Sie sie nach der Geburt nicht neu erlernen.

Ausrüstung

Matte

BESCHREIBUNG

- Legen Sie sich mit fast rechtwinklig angezogenen Knien und Hüften (wie gezeigt) auf die Seite und beachten Sie, dass Hüften und Fußgelenke genau übereinander sind – die obere Hüfte direkt über der unteren, der obere Knöchel direkt auf dem unteren (a).

- Atmen Sie zur Vorbereitung ein und dehnen Sie sich.
- Mit der Ausatmung anspannen und das obere Bein Richtung Decke heben (b).
- Atmen Sie ein und legen Sie das Bein kontrolliert wieder ab.

STEIGERUNG DES SCHWIERIGKEITSGRADS

- In der Schwangerschaft ein Widerstandsband um die Oberschenkel legen.
- In der Schwangerschaft das Bein längere Zeit hochhalten, um größere Ausdauer zu entwickeln.

- In den ersten 8 Wochen nach der Geburt nur die Grundübung durchführen und von jeder weiteren Steigerung absehen.

KNIEBEUGE

Ziel und Nutzen

• Entwickelt Kraft und Ausdauer in Quadrizeps-, hinteren Oberschenkel- und Gesäßmuskeln. • Trainiert den Körper durch eine funktionelle Bewegung. • Bereitet auf das Hocken während der Wehen vor.

Ausrüstung

Gymnastikball, falls gewünscht

BESCHREIBUNG

- Stellen Sie sich mit beckenbreiten und nach vorn gerichteten Füßen aufrecht hin (a).
- Atmen Sie ein, um sich auszudehnen, beugen Sie sich aus den Hüften vor, strecken Sie das Gesäß nach hinten und winkeln Sie die Knie an. Die Last des Gewichts bleibt auf den Fersen (b).
- Mit der Ausatmung anspannen und die Beine strecken, um sich wieder hochzudrücken.

- Im Bereich von 12 bis 15 WH trainieren und auf 1 bis 2 vollständige Sätze hinarbeitenn (Genaueres zu Sätzen und WH siehe Workouts.)
- Sie können auch auf das Halten einer statischen Kniebeuge hinarbeiten, wobei man in die Kniebeuge sinkt und sie 10 bis 30 Sekunden hält.

SICHERHEITSVORKEHRUNGEN

Wenn die Kniebeuge für Sie noch neu ist, können Sie sie mit einem Gymnastikball im Rücken absolvieren.

STEIGERUNG DES SCHWIERIGKEITSGRADS

- In der Schwangerschaft versuchen, auf einem BOSU-Ball (gewölbte Seite nach oben) zu hocken. Dabei können Sie eine breitere Stellung einnehmen, bei der die Füße eher auf den Seiten des BOSU-Balls platziert sind. Die Knie sollten dabei nicht über die Zehen nach vorn wandern. Beach-

ten Sie, dass diese Übung fürs zweite und dritte Trimester ungeeignet ist. Die zusätzliche Instabilität kann das Sturzrisiko erhöhen.
- In den ersten 8 Wochen nach der Geburt nur die Grundübung durchführen und von jeder weiteren Steigerung absehen.

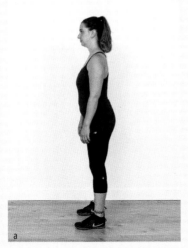
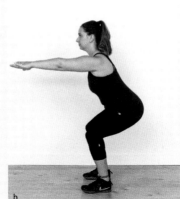

Sich fordern

Einen BOSU-Ball mit Wölbung nach oben auf den Boden legen. Setzen Sie sich so darauf, dass sich Ihr Damm in der Mitte und auf dem höchsten Punkt des BOSU-Balls befindet. Die Füße beckenbreit, nach vorn zeigend und mit senkrechten Schienbeinen auf dem Boden aufstellen. Atmen Sie zur Vorbereitung ein. Dann atmen Sie aus, um sich anzuspannen, und stehen auf. Stellen Sie sicher, dass das Gewicht weiterhin auf den Fersen lastet und die Schienbeine möglichst senkrecht bleiben. Sie können diese Übung über den Tag verteilt immer wieder durchführen. Bei jedem Erheben aus einer Sitzhaltung sollten Sie versuchen, die Schienbeine senkrecht zu halten und sich mit dem Gewicht auf den Fersen hochzudrücken, um die Gesäßmuskeln richtig anspringen und das Gesäß profitieren zu lassen.

SITZMARSCH AUF GYMNASTIKBALL

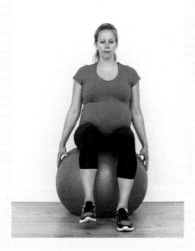

Ziel und Nutzen

- Trainiert die Körpermitte in ihrem optimalen Zusammenwirken von Zwerchfell, Beckenboden, tiefen Bauch- und Multifidus-Muskeln. • Der Gymnastikball fügt ein Element der Instabilität hinzu, das den Gleichgewichts- sinn fordert und die das Becken stützenden Muskeln trainiert. • Beginnt (in aufrechter Stellung) ab der 5. Woche nach der Geburt die Körpermitte zurückzubilden, und fördert die Stabilität des Beckens.

Ausrüstung

Gymnastikball

BESCHREIBUNG

- Schieben Sie den Gynmastikball in eine Ecke und nehmen Sie mit neutralem Becken darauf Platz. Die Füße beckenbreit auf den Boden stellen und die Hände leicht auf die Ballseiten legen.
- Atmen Sie zur Vorbereitung ein und dehnen Sie sich.
- Mit der Ausatmung anspannen und einen Fuß etwa 2 bis 5 cm vom Boden heben. Halten Sie das Becken neutral. Lassen Sie es nicht sinken und ziehen Sie es nicht ein.
- Atmen Sie ein, um sich auszudehnen, und setzen Sie den Fuß wieder ab.
- Auf der anderen Seite wiederholen.

SICHERHEITSVORKEHRUNGEN

Die Hände zur Stabilisierung auf den Ballseiten behalten.

STEIGERUNG DES SCHWIERIGKEITSGRADS

- Den Ball aus der Ecke holen und an die Wand lehnen oder komplett von der Wand entfernen, um die Instabilität zu erhöhen.
- Die Hände vom Ball nehmen.
- Beim Beinheben Armbewegungen hinzufügen.
- In den ersten 8 Wochen nach der Geburt nur die Grundübung durchführen und von jeder weiteren Steigerung absehen.

GEWICHTSVERLAGERUNG IM STEHEN

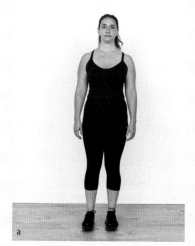 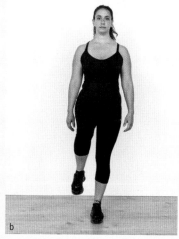

Ziel und Nutzen

• Trainiert die Körpermitte in ihrem optimalen Zusammenwirken von Zwerchfell, Beckenboden, tiefen Bauch- und Multifidus-Muskeln. • Bereitet auf stehende Wehenstellung mit versetzten Füßen vor. • Kräftigt die seitliche Hüftmuskulatur. • Stellt nach der Geburt die Stabilität des Beckens wieder her. • Bereitet auf die Rückkehr zum Lauftraining nach der Geburt vor.

BESCHREIBUNG

- Sie stehen mit beckenbreiten Füßen und neutralem Becken. Die Hände können auf den Hüften liegen oder seitlich herabhängen (a).
- Atmen Sie zur Vorbereitung ein und dehnen Sie sich. Mit der Ausatmung anspannen und die Knie beugen. Heben Sie den rechten Fuß 10 bis 15 cm vom Boden, ohne das Becken zu kippen (b).
- Einatmen, um sich auszudehnen, und den Fuß wieder abstellen.
- Auf der anderen Seite wiederholen.

SICHERHEITSVORKEHRUNGEN

Für mehr Halt können Sie sich mit der Hand an einer Wand abstützen.

STEIGERUNG DES SCHWIERIGKEITSGRADS

- Das Bein 5 bis 10 Sekunden gehoben lassen.
- Gleichzeitig mit der Beinhebung den gegenüberliegenden Arm heben.
- In den ersten 8 Wochen nach der Geburt nur die Grundübung durchführen und von jeder weiteren Steigerung absehen.

AUSFALLSCHRITT

....

Ziel und Nutzen

• Entwickelt Kraft und Ausdauer in den Qadrizeps-, hinteren Oberschenkel- und Gesäßmuskeln. • Trainiert den Körper für eine funktionelle Bewegung. • Bereitet auf asymmetrische aufrechte Geburtshaltungen vor.

Ausrüstung

Gymnastikhall, falls gewünscht

....

BESCHREIBUNG

• Setzen Sie den ganzen rechten Fuß gestreckt nach vorn, den linken auf dem Fußballen gestreckt nach hinten auf den Boden. Sie befinden sich im Ausfallschritt. Bei Verwendung eines Gymnastikballs, platzieren Sie diesen zwischen Ihrem unteren Rücken und der Wand (a).

• Atmen Sie ein und dehnen Sie sich aus, während Sie das rechte Bein abwinkeln, um sich nach unten sinken zu lassen, wobei das Gesäß nach hinten gedrückt wird und das Gewicht auf der rechten Ferse bleibt. Das rechte Knie sollte im tiefsten Teil des Ausfallschritts eher über dem Gelenk als über den Zehen stehen. Achten Sie darauf, dass das Gewicht stärker auf den Gesäßmuskeln und den Hamstrings lastet als auf den Quadrizeps (b).

• Mit der Ausatmung anspannen, das rechte Bein strecken und sich wieder hochdrücken.

SICHERHEITSVORKEHRUNGEN

Achten Sie darauf, dass der Ausfallschritt weit genug ist, um eine korrekte Platzierung des vorderen Knies zu ermöglichen. Das vordere Knie sollte sich über dem ersten und zweiten Zeh befinden, aber nicht über die Zehen hinausragen.

STEIGERUNG DES SCHWIERIGKEITSGRADS

• Die Hanteln in beiden Händen oder in nur einer Hand tragen, um für ungleichmäßige Lasten wie Tragen eines Kindersitzes zu trainieren.

• In den ersten 8 Wochen nach der Geburt nur die Grundübung durchführen und von jeder weiteren Steigerung absehen.

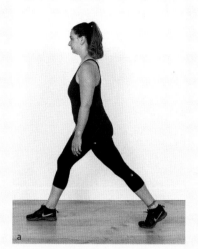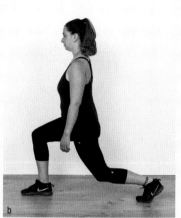

BECKENSCHAUKEL AUF GYMNASTIKBALL

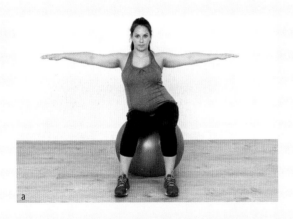 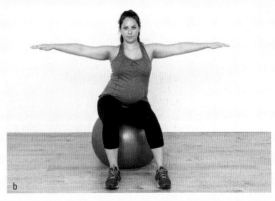

Ziel und Nutzen

• Trainiert die Körpermitte in ihrem optimalen Zusammenwirken von Zwerchfell, Beckenboden, tiefen Bauch- und Multifidus-Muskeln. • Erhält, während der Wehen eingesetzt, die Beweglichkeit des Beckens. • Löst Verspannungen und erhöht die Stabilität der Beckenbodenmuskeln.

Ausrüstung

Gymnastikball

BESCHREIBUNG

• Setzen Sie sich mit neutralem Becken auf den Gymnastikball.
• Den Oberkörper ruhig halten, sich wiegen und mit dem Becken kreisen: von Seite zu Seite, von vorn nach hinten, in Kreisen und in Achter-Bewegungen in alle Richtungen drehen (a und b).

SICHERHEITSVORKEHRUNGEN

Für mehr Stabilität den Ball vor einer Wand platzieren.

KATZE UND KUH

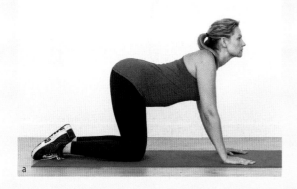
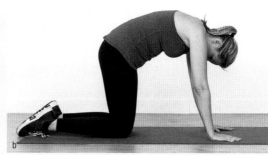

Ziel und Nutzen

• Stärkt den Rumpf gegen die Schwerkraft. • Verhindert, dass sich in den queren Bauchmuskeln Spannungsmuster bilden. • Bereitet auf die Vierfüßlerstellung in den Wehen vor. • Ist – wenn man die ersten 8 postpartalen Wochen ausnimmt – eine schöne sanfte, für jedes Trainingprogramm geeignete Übung.

Ausrüstung

Matte

BESCHREIBUNG

• Nehmen Sie mit den Händen unter den Schultern und beckenbreit unter den Hüften ausgerichteten Knien einen Vierfüßlerstand ein.

• Atmen Sie ein, um sich auszudehnen und die Wirbelsäule auf die Kuh-Haltung zu verlängern (Wirbelsäule durchsacken lassen) (a).
• Mit der Ausatmung machen Sie einen Katzenbuckel (die Wirbelsäule Richtung Decke wölben) (b).

SICHERHEITSVORKEHRUNGEN

Diese Stellung im zweiten und dritten Trimester meiden, um zusätzliche Beanspruchung der Linea alba in einer statisch einseitigen Belastungsposition zu vermeiden (siehe Kapitel 1: Die Linea alba ist das Bindegewebe, das die beiden Rektusmuskeln in der Bauchmitte zusammenhält). Stattdessen die Wirbelsäule sanft beugen und strecken, während man kniet oder sich auf dem Gymnastikball abstützt, um die Vorzüge der Bewegung zu genießen, ohne das Bindegewebe zusätzlich zu belasten.

SEITSTÜTZ AUF DEN KNIEN

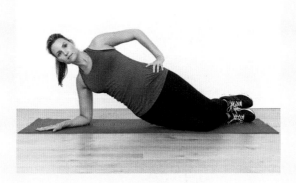

Ziel und Nutzen

• Gut für Kraft und Ausdauer in den seitlichen Hüftmuskeln. • Trainiert die Körpermitte in ihrem optimalen Zusammenwirken von Zwerchfell, Beckenboden, tiefen Bauch- und Multifidus-Muskeln. • Bereitet auf Seiten-lagestellungen während der Wehen vor. • Bereitet auf die Rückkehr zum kompletten Seitstütz vor.

Ausrüstung

Matte

BESCHREIBUNG

- Setzen Sie sich mit angewinkelten, aufeinander-liegenden Knien auf die rechte Gesäßhälfte. Ihre Knie befinden sich vor Ihnen, die Fersen auf einer Linie mit den Gesäßmuskeln.
- Den Oberkörper senken und auf die rechte Hüfte und den rechten Ellbogen stützen. Die Wirbelsäule ist neutral und sollte den Boden nicht berühren. Die linke Hand auf der linken Hüfte abstützen.

- Zur Vorbereitung atmen Sie ein und dehnen sich aus.
- Mit der Ausatmung anspannen und die Hüften nach vorn drücken, bis sie sich vom Boden gelöst haben und Beine und Rumpf eine gerade Linie bilden.
- Mit der Einatmung senken Sie die Hüften wieder ab.

SICHERHEITSVORKEHRUNGEN

Meiden Sie diese Übung, falls sie zu Schmerzen im Schambein führt.

STEIGERUNG DES SCHWIERIGKEITSGRADS

- Die Position 5 bis 10 Sekunden halten, ehe Sie sich wieder zu Boden sinken lassen.

- Sobald Sie die Pose eingenommen haben, zur Dynamisierung das obere Bein heben und senken.

BALLDRÜCKEN MIT DREHUNG AUF GYMNASTIKBALL

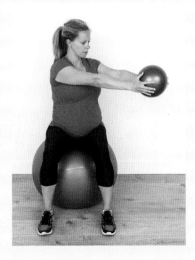

Ziel und Nutzen

• Trainiert die Körpermitte in ihrem optimalen Zusammenwirken von Zwerchfell, Beckenboden, tiefen Bauch- und Multifidus-Muskeln. • Bereitet auf die Drehbewegungen in der Mutterschaft vor. • Integriert die Drehbewegungen auf sanfte Weise.

Ausrüstung

Gymnastikball oder Stuhl und kleiner Ball

BESCHREIBUNG

- Setzen Sie sich mit neutralem Becken auf den Gymnastikball.
- Halten Sie einen kleinen Ball zwischen den Händen, strecken Sie die Arme in Schulterhöhe nach vorn und halten Sie sie gerade.
- Zur Vorbereitung atmen Sie ein und dehnen sich aus.
- Mit der Ausatmung anspannen, den Ball zusammendrücken und gleichzeitig den Oberkörper nach

rechts drehen. Halten Sie den Unterkörper möglichst ruhig.
- Atmen Sie ein, um sich auszudehnen, und lockern Sie den Druck auf den Ball, während Sie in die Ausgangsposition zurückkehren.
- Wiederholen und abwechselnd nach rechts und links drehen.

SICHERHEITSVORKEHRUNGEN

Mit fest aufgesetzten Füßen und stabilem Becken auf dem Ball sitzen und nur den Oberkörper drehen.

STEIGERUNG DES SCHWIERIGKEITSGRADS

- Die Übung im Stehen ausführen.
- Einen Gewichtsball oder eine Hantel in den Händen halten.

DIAGONALES RÜCKENSTRECKEN IM VIERFÜSSLERSTAND

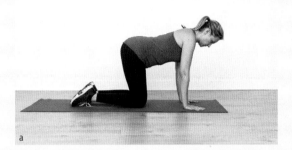 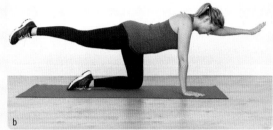

Ziel und Nutzen

• Trainiert die Körpermitte in ihrem optimalen Zusammenwirken von Zwerchfell, Beckenboden, tiefen Bauch- und Multifidus-Muskeln. • Fokussiert auf Stabilität und Balance.

Ausrüstung

Matte

BESCHREIBUNG

- Nehmen Sie mit den Händen unter den Schultern und beckenbreit unter den Hüften ausgerichteten Knien einen Vierfüßlerstand ein (a).
- Zur Vorbereitung atmen Sie ein und dehnen sich aus.
- Mit der Ausatmung anspannen und den rechten Arm nach vorn und parallel zum Boden strecken. Gleichzeitig strecken Sie das linke Bein parallel zum Boden nach hinten. Arm und Bein sind gerade, während Sie sie einige Minuten hoch-halten. Wirbelsäule und Becken sollten dabei neutral bleiben, d. h. kein Kippen zur Seite, kein Einziehen des Steißbeins, kein Hohlkreuz (b).
- Mit der Ausatmung senken Sie Arm und Bein wieder in die Ausgangsposition ab.
- Auf der anderen Seite wiederholen.

SICHERHEITSVORKEHRUNGEN

Diese Übung bei Schmerzen im Schambein meiden. Auch im zweiten und dritten Trimester meiden und durch Diagonales Rückenstrecken im Stand ersetzen.

STEIGERUNG DES SCHWIERIGKEITSGRADS

- Ein Widerstandsband um das Bein schlingen und, um den Widerstand zu nutzen, mit der gegenüber-liegenden Hand fassen.

DIAGONALES RÜCKENSTRECKEN IM STAND

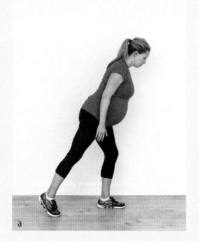
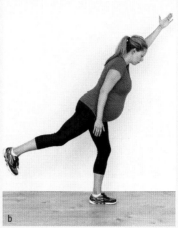

Ziel und Nutzen

• Trainiert die Körpermitte in ihrem optimalen Zusammenwirken von Zwerchfell, Beckenboden,
tiefen Bauch- und Multifidus-Muskeln. • Fokussiert auf funktionelle Bewegungen, die die Beteiligung
von Körpermitte, oberem Rücken und Gesäßmuskeln erfordern.

BESCHREIBUNG

* Sie stehen mit beckenbreiten Füßen und seitlich
  herabhängenden Armen.
* Beugen Sie sich aus der Hüfte im 45-Grad-Winkel
  nach vorn (a).
* Zur Vorbereitung atmen Sie ein und dehnen
  sich aus.

* Mit der Ausatmung anspannen und den linken
  Arm nach vorn oben und das rechte Bein nach
  hinten ausstrecken. Arm, Rumpf und Bein sollten
  eine gerade Linie bilden (b).
* Atmen Sie ein, um sich auszudehnen, und bringen
  Sie Arm und Bein wieder in die Ausgangsposition.
* Auf der anderen Seite wiederholen.

SICHERHEITSVORKEHRUNGEN

Falls Sie sich unsicher fühlen, nur den Arm oder nur das Bein heben.

STEIGERUNG DES SCHWIERIGKEITSGRADS

* In der Hand des aktiven Arms eine leichte
  Kurzhantel halten.

* Auf dem BOSU-Ball mit gewölbter Seite nach oben
  trainieren. Im zweiten und dritten Trimester ist
  dies jedoch nicht zu empfehlen.

KNIEHEBEN IM VIERFÜSSLERSTAND

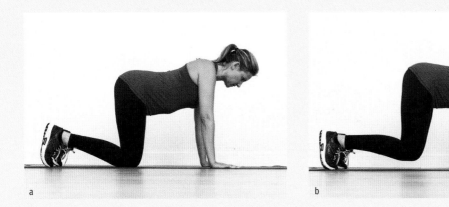

a
b

Ziel und Nutzen

• Trainiert die Körpermitte in ihrem optimalen Zusammenwirken von Zwerchfell, Beckenboden,
tiefen Bauch- und Multifidus-Muskeln. • Trainiert den gesamten Körper.

Ausrüstung

Matte und kleiner Ball oder Block

BESCHREIBUNG

• Nehmen Sie mit den Händen unter den Schultern und beckenbreit unter den Hüften ausgerichteten Knien einen Vierfüßlerstand ein. Einen Block oder kleinen Ball zwischen die Knie klemmen (a).
• Zur Vorbereitung atmen Sie ein und dehnen sich aus.

• Mit der Ausatmung anspannen und die Knie etwa 5 cm vom Boden abheben, während das Becken neutral bleibt. Der Anspannung in den Bauchmuskeln nachspüren und das Gewicht auf Händen und Zehen tragen. 3 bis 5 Sekunden halten (b).
• Mit der Einatmung kommen Sie wieder in die Ausgangsposition.

SICHERHEITSVORKEHRUNGEN

Die Position im zweiten und dritten Trimester meiden.

STEIGERUNG DES SCHWIERIGKEITSGRADS

• Die gehobene Position der Übung 5 bis 10 Sekunden halten, während Sie weiter ein- und ausatmen.

• Zur Dynamisierung der Übung Kriechbewegungen hinzufügen (sich auf Händen und Zehen vorwärtsbewegen).

UNTERARMSTÜTZ

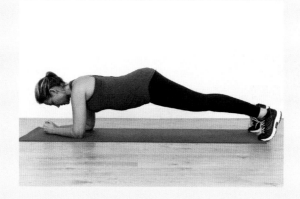

Ziel und Nutzen

• Beansprucht alle Rumpfmuskeln, vor allem die geraden Bauchmuskeln. • Trainiert die Körpermitte in ihrem optimalen Zusammenwirken von Zwerchfell, Beckenboden, tiefen Bauch- und Multifidus-Muskeln.

Ausrüstung

Matte

BESCHREIBUNG

- Zur Vorbereitung atmen Sie im Knien ein und mit der Ausatmung spannen Sie den Körper an. Dies erzeugt Spannung quer über die unteren Bauch- muskeln.
- Stützen Sie sich auf die Ellbogen stützen. Diese sollten sich unter den Schultern befinden.
- Zur Vorbereitung atmen Sie ein und dehnen sich aus.

- Mit der Ausatmung anspannen und erst ein Bein, dann das zweite Bein nach hinten ausstrecken. Dabei bleibt das Becken angehoben und der Rumpf parallel zum Boden.
- Die Wirbelsäule neutral halten. Nicht ins Hohl- kreuz sinken.
- 5 bis 10 Sekunden halten, dabei nur kurze Atemzüge machen.

SICHERHEITSVORKEHRUNGEN

Die Haltung im Knien einnehmen und auch im Knien wieder verlassen. Nicht den Atem anhalten. Die Übung nur im ersten Trimester durchführen. Um die Belastung der Linea alba zu minimieren, die Übung in der fortgeschrittenen Schwangerschaft mithilfe einer Stufe oder als Liegestütz an der Wand durchführen.

STEIGERUNG DES SCHWIERIGKEITSGRADS

- Die Übung statt auf die Ellbogen gestützt mit gestreckten Armen probieren.
- 10 bis 15 Sekunden halten.

- Sich auf den BOSU-Ball (gewölbte Seite nach unten) stützen, statt mit Ellbogen oder Händen auf den Boden.

PALLOF PRESS

Ziel und Nutzen

• Trainiert die Körpermitte statisch und dynamisch in ihrem optimalen Zusammenwirken von Zwerchfell, Beckenboden, tiefen Bauch- und Multifidus-Muskeln. • Fokussiert auf Stabilität und Gleichgewicht. • Trainiert den Rumpf, schräge Bauchmuskeln, Schultern und Hüften.

Ausrüstung

Widerstandsband

BESCHREIBUNG

- Befestigen Sie das Widerstandsband an einem Treppengeländer oder einer sicheren Tür.
- Stehen Sie mit Ihrer linken Körperseite Richtung Tür oder Geländer und weit genug davon weg, um das Widerstandsband anzuspannen.
- Halten Sie die Enden des Widerstandsbands mit beiden Händen in der geschlossenen Faust vor der Brust (a).
- Atmen Sie ein, um sich auszudehnen.

- Mit der Ausatmung anspannen und die Arme auf Brusthöhe nach vorn strecken (b).
- Das Widerstandsband zieht in Richtung Tür oder Geländer. Während Sie die Arme ausstrecken und wieder anziehen, sollten Sie der Drehneigung widerstehen.
- Mit der Einatmung kehren Sie in die Ausgangsposition zurück.
- Auf der anderen Seite wiederholen.

SICHERHEITSVORKEHRUNGEN

Mit geringer Spannung auf dem Band beginnen, bis man mit der Bewegung vertraut ist und die Wirbelsäule gerade bleibt (nicht gedreht wird).

STEIGERUNG DES SCHWIERIGKEITSGRADS

- Stärkeres Widerstandsband verwenden.
- Abstand zu Tür oder Treppengeländer vergrößern.

- Stellen Sie sich auf einen BOSU-Ball (gewölbte Seite nach oben) (im zweiten und dritten Schwangerschaftstrimester nicht zu empfehlen).

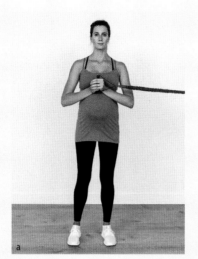
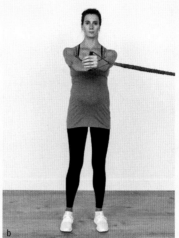

7

Kraft und Ausdauer für den Oberkörper

Von den Veränderungen des Körpers während der Schwangerschaft ist der wachsende Bauch die auffälligste. Weniger sichtbar ist, was mit Schultergürtel und Nacken geschieht. Wegen der Schwerpunktverlagerung und der größeren Brüste beginnen sich die Schultern zu runden und nach vorn zu sinken. Auch der Kopf schiebt sich allmählich nach vorn, was den Nacken zusätzlich belastet. Ähnliche Haltungsänderungen lassen sich auch an vielen nicht schwangeren Menschen beobachten, die den Großteil des Tages sitzend verbringen: Sie ziehen das Steißbein ein, haben flache Gesäß- und schwache Bauchmuskeln, Rundrücken und vorgestreckte Köpfe – es ist eine Epidemie! Zum Glück können geeignete Dehnübungen sowie Krafttraining (für schwache, wenig benutzte Muskeln) derartige Veränderungen verhindern oder minimieren.

Brustkorb

Bei den meisten Menschen ist der Brustkorb ziemlich angespannt. Wir verbringen unsere Tage damit, nach Dingen vor unserer Nase zu greifen oder uns danach zu bücken. Computer und Telefone etwa tragen genau wie Kochen und Putzen eine Menge zu Rundrücken und verspannten Brustmuskeln bei. Wenn das zusätzliche Tragen und Heben während der Schwangerschaft und als Mutter dazukommen, können sich Rundrücken und Verspannungen noch verschärfen. Die Brüste sind meist größer und schwerer, es gibt biomechanische Veränderungen im schwangeren Körper, die die optimale Ausrichtung beeinträchtigen, und sobald das Baby auf der Welt ist, kommen Stillen und das Herumtragen des Säuglings hinzu. Nur weil ein Muskel angespannt ist, heißt das nicht, dass er stark ist. Es bleibt trotzdem wichtig, diese Körperregion zu stärken. Allerdings muss man auch darauf achten, dass die Kräftigung durch viele Dehnübungen für Brust und Schultern ausgeglichen wird.

LIEGESTÜTZ AN DER WAND

Ziel und Nutzen

Push-ups (Liegestütze) sind eine tolle Übung für Brust, Schultern und Trizeps und auch die Körpermitte. Doch bei fortschreitender Schwangerschaft ist der klassische Liegestütz wegen der zusätzlichen Belastung der Bauchdecke nicht ideal. Mit der Unterstützung einer Wand gelingt es uns, uns aufzurichten, sodass immer noch Gewicht auf die Bauchwand drückt (was gut ist), aber nicht die volle Belastung.

Ausrüstung

Wand

BESCHREIBUNG

- Stellen Sie sich mit dem Gesicht zur Wand und legen Sie die Hände in Schulterhöhe an die Wand.
- Einen Schritt zurücktreten, sodass Sie leicht nach vorn geneigt sind und die Arme sich parallel zum Boden befinden (a).
- Atmen Sie ein, um sich auszudehnen, und lassen Sie die Brust Richtung Wand sinken (b).
- Mit der Ausatmung anspannen und sich von der Wand abdrücken.

SICHERHEITSVORKEHRUNGEN

Treten Sie zunächst nur einen kleinen Schritt zurück, bis Sie genug Ausdauer und Vertrautheit mit der Übung entwickelt haben.

STEIGERUNG DES SCHWIERIGKEITSGRADS

- Einen Fuß vom Boden heben und hochhalten, während Sie den Push-up ausführen.
- Etwas weiter von der Wand zurücktreten.

EINEN GANG HÖHERSCHALTEN

Bei Push-ups hat man normalerweise beide Hände am Boden. Extreme Workouts zeigen allerdings oft auch sehr anstrengende einarmige Varianten. In der Schwangerschaft empfehlen wir Wand-Push-ups und beschreiben, wie man sie mit beiden Händen an der Wand praktiziert. Allerdings kann man auch mal eine Prise Bootcamp dazugeben und zur Abwechslung eine einarmige Version probieren. Wird jeweils nur eine Seite trainiert, werden Arme, Brust und Mitte anders herausgefordert!

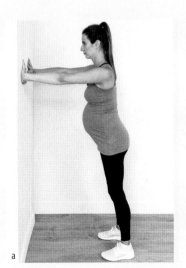
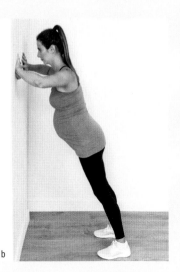

a

b

BRUSTDRÜCKEN MIT BAND

Ziel und Nutzen

Die Verwendung eines Bands bei der Brustpresse hat etwas für sich. Das Band ist leicht, sodass man es ohne weiteres überallhin mitnehmen kann. Es trainiert die Muskeln anders als eine Maschine oder Hantel. Und Abwechslung ist wichtig! Die Übung im Stehen zu absolvieren ist außerdem ein großartiges Core-Training.

Ausrüstung

Widerstandsband

BESCHREIBUNG

- Das Widerstandsband in Brusthöhe um einen Pfosten oder ein Geländer schlingen.
- Drehen Sie sich um, sodass Sie mit dem Rücken zu Pfosten oder Geländer steht und in jeder Hand ein Bandende halten.
- Hände und Ellbogen mit nach unten zeigenden Handflächen auf Schulterhöhe heben.
- Treten Sie mit einem Bein vor und verlagern Sie das Gewicht leicht nach vorn, um die gewünschte Spannung zu erzeugen, während Sie einatmen, um die Brust zu weiten (a).
- Mit der Ausatmung anspannen und die Arme vor der Brust nach vorn strecken (b).

SICHERHEITSVORKEHRUNGEN

Sicherstellen, dass Pfosten oder Geländer stabil sind. Dem Band bei der Rückkehr in die Ausgangsposition Widerstand bieten, statt es zurückschnellen zu lassen.

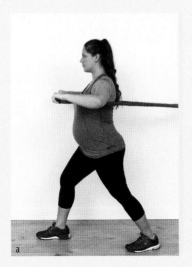
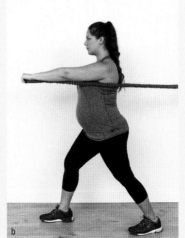

Sich fordern

Suspensions- oder Schlingentrainer eignen sich hervorragend für das Brusttraining. An der Tür sicher befestigen, umdrehen, sodass man mit dem Rücken zur Tür steht, dann beide Griffe in die Hände nehmen. Mit vor dem Körper ausgestreckten Armen rückwärts zur Tür gehen, bis sich der Körper in einem leichten Vorwärtswinkel befindet, dann einen stehenden Push-up ausführen. Mit fortschreitender Schwangerschaft Winkel verringern oder sich für Wand-Push-ups entscheiden.

WALKOVER-LIEGESTÜTZ AUF DEM BOSU-BALL

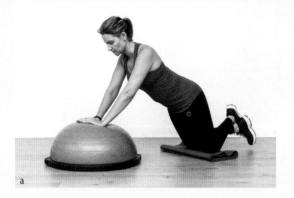 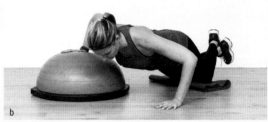

Ziel und Nutzen

Ein dynamisches Workout trainiert uns für die Anforderungen der Mutterschaft und macht gleichzeitig tolle Arme und Schultern!

Ausrüstung

BOSU-Ball und Matte

BESCHREIBUNG

- Knien Sie mit neutralem Becken vor dem BOSU-Ball (gewölbte Seite nach oben) auf dem Boden.
- Atmen Sie ein, um sich auszudehnen; beim Ausatmen kontrahieren Sie den Beckenboden, um quer über dem Unterbauch Spannung zu erzeugen.
- Die Spannung halten und vorbeugen, um eine Hand auf den Boden, die andere auf die Mitte (höchsten Punkt) des Balls zu legen.

- Rutschen Sie auf den Knien zurück und lassen Sie die Hüften absinken, bis sich die Wirbelsäule in neutraler Position und der Brustkorb sich über der Wölbung des BOSU-Balls befindet (a).
- Mit der Einatmung beugen Sie sich vor und senken den Brustkorb auf einer Seite des BOSU-Balls Richtung Boden (b).
- Mit der Ausatmung anspannen, sich hochdrücken und auf den Händen über die Wölbung auf die andere Seite des BOSU-Balls wechseln.

SICHERHEITSVORKEHRUNGEN

Bei Druck im Beckenboden oder Schmerzen im unteren Rücken diese Übung meiden und bei den Wand-Push-ups bleiben.

STEIGERUNG DES SCHWIERIGKEITSGRADS

- Die Anzahl der WH steigern, die Bewegung verlangsamen oder die Übung auf Zehenspitzen ausführen, um sie anstrengender zu machen.

Im zweiten und dritten Trimester ist dies nicht mehr zu empfehlen.

BALLDRÜCKEN IM KNIEN

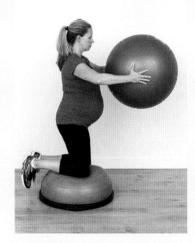

··

Ziel und Nutzen

Warum nur den Brustkorb trainieren? Mit dieser tollen Rumpfübung kann man noch eins draufsetzen!

Ausrüstung

BOSU- und Gymastikball

··

BESCHREIBUNG

- Knien Sie auf dem BOSU-Ball und stützen Sie entweder die Zehen beider Füße auf den Boden oder heben Sie – zur Steigerung der Intensität – einen oder zwei Füße vom Boden.
- Halten Sie den Gymnastikball in beiden Händen vor sich auf Schulterhöhe, sodass die Ellbogen nach den Seiten zeigen und die Oberschenkel senkrecht sind.
- Atmen Sie ein, um sich auszudehnen. Mit der Ausatmung anspannen und den Ball zusammendrücken.

SICHERHEITSVORKEHRUNGEN

Falls sich das Knien auf dem BOSU-Ball zu wacklig anfühlt, können Sie die Übung auch auf einer Matte machen.

STEIGERUNG DES SCHWIERIGKEITSGRADS

- Die Anzahl der WH erhöhen, um die Herausforderung zu steigern.

BRUSTDRÜCKEN AUF DER SCHRÄGBANK

....

Ziel und Nutzen

Führt man die Übung in verschiedenen Winkeln aus, werden verschiedene Aspekte des Muskels angesprochen. Durch die Neigung wirkt sie etwas stärker auf die Schultervorderseite.

Ausrüstung

Schrägbank und Kurzhanteln

....

BESCHREIBUNG

- Stellen Sie die Bankrückseite schräg und setzen Sie sich im Damensitz darauf.
- Halten Sie in jeder Hand eine Kurzhantel nah am Körper, lehnen Sie sich zur Seite, bis Sie seitlich auf der Bank liegen. Drehen Sie sich dann auf den Rücken. So wird die Bauchwand geschützt.

- Sobald Sie auf dem Rücken liegen, die Ellbogen anziehen, um die Hanteln nach oben zu drücken (a).
- Zur Vorbereitung atmen Sie ein und dehnen sich aus.
- Mit der Ausatmung anspannen und die Gewichte über der Brust hochdrücken (b).

SICHERHEITSVORKEHRUNGEN

Wenn Sie sich beim Drehen auf der Bank unwohl fühlen, wählen Sie eine andere Übung.

STEIGERUNG DES SCHWIERIGKEITSGRADS

- Schwerere Gewichte verwenden und das Tempo der WH verlangsamen.

EINEN GANG HÖHERSCHALTEN

Die Verwendung einer Bank ist für das liegende Brusttraining weitverbreitet. Man kann auch auf dem Boden trainieren oder zur Abwechslung einen Gymnastikball benutzen. Die beste Art, um als Schwangere auf dem Gymnastikball in eine Tischplattenposition zu gelangen, besteht darin, den Ball vor einer Wand zu platzieren und sich dann mit dem Rücken zum Ball davorzusetzen. Den Kopf zurücklehnen, bis Kopf und Rücken in Kontakt mit dem Ball sind, dann die Hüften hochdrücken und den Rumpf auf den höchsten Punkt des Balls rollen, bis sich das Becken in neutraler Position und der Rumpf parallel zum Boden befinden. Idealerweise haben Sie die Hanteln bereits in der Hand oder jemand steht bereit, um sie Ihnen zu reichen. Allerdings sollte man das Einnehmen der Tischplattenposition und Verlassen bereits ohne Gewicht geübt haben. Sobald man die Bewegung beherrscht, die Hanteln ergreifen.

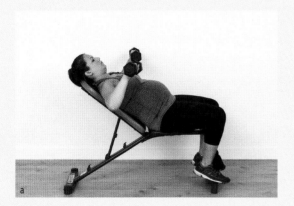 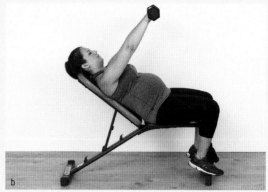

LIEGESTÜTZ IM KNIEN

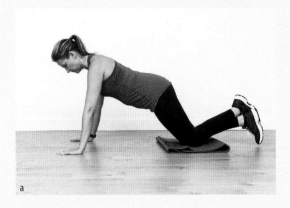
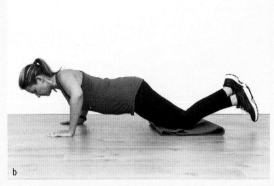

Ziel und Nutzen

Der Liegestütz im Knien wird häufig als Brustübung bezeichnet, tatsächlich aber handelt es sich um eine Ganzkörperübung, die vor allem für Schultern und Brustkorb toll ist.

Ausrüstung

Matte

BESCHREIBUNG

- Gehen Sie in den Kniestand.
- Atmen Sie ein, um sich auszudehnen. Mit der Ausatmung erzeugen Sie Spannung in den unteren Bauchmuskeln.
- Halten Sie die Spannung, setzen Sie die Hände am Boden unter den Schultern ab und kommen Sie in die Liegestützhaltung (a).

- Mit der Einatmung senken Sie den Brustkorb Richtung Boden (b).
- Mit der Ausatmung anspannen und sich wieder hochdrücken.

SICHERHEITSVORKEHRUNGEN

Die Beine ausstrecken, sodass Sie sich in der kompletten Liegestützhaltung befinden.

Rücken

Immer mehr Menschen leiden an Rückenschmerzen. Falls Sie bisher davon verschont blieben, kann eine Schwangerschaft durchaus zum Auslöser werden. 2008 zeigte eine Studie, dass Schwangere stärker unter Rückenschmerzen leiden als andere Frauen (Smith, Russell und Hodges, 2008). Hormonelle, biomechanische und Haltungsänderungen, schwerere Brüste und die Verlagerung des Schwerpunkts – all das kann zu Rückenbeschwerden und -schmerzen beitragen. Achtsamkeit, Bewegung und Entspannungsarbeit helfen jedoch dabei, Rückenschmerz zu mildern oder gar zu verhindern.

EINARMIGER REVERSE FLY

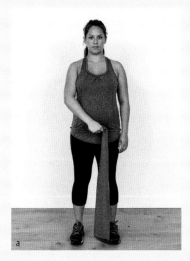 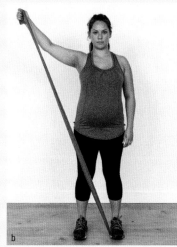

....

Ziel und Nutzen

Mit Fokus auf oberem Rücken und Schultern ist dies eine großartige und haltungsverbessernde Übung.

Ausrüstung

Widerstandsband

....

BESCHREIBUNG

- Stehen Sie mit neutralem Becken und Widerstandsband unter dem linken Fuß und halten Sie das Band in der rechten Hand.
- Die rechte, das Band haltende Hand zur linken Hüfte führen (a).
- Zur Vorbereitung atmen Sie ein und dehnen sich aus.

- Mit der Ausatmung anspannen und das Band mit gestrecktem Arm vor sich nach rechts oben ziehen (b).
- Drücken Sie das rechte Schulterblatt nach hinten, ohne dass sich die Wirbelsäule dreht.
- Mit der Einatmung bringen Sie den Arm in die Ausgangsposition zurück.
- Auf der anderen Seite wiederholen.

SICHERHEITSVORKEHRUNGEN

Darauf achten, dass das Band sicher befestigt ist.

STEIGERUNG DES SCHWIERIGKEITSGRADS

- Sie können beide Arme gleichzeitig trainieren, indem Sie mit beiden Füßen auf der Mitte des Bands stehen und beide Enden benutzen.

- Die Anzahl der WH erhöhen.
- Ein stärkeres Widerstandsband wählen.

RUDERN IM SITZEN

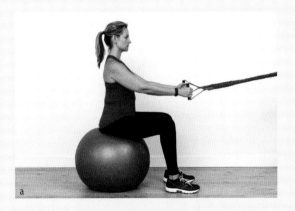 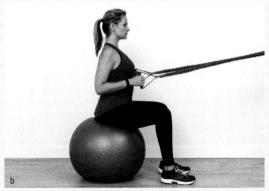

Ziel und Nutzen

Ruderübungen sollte jeder machen, besonders aber Schwangere und frischgebackene Mamas.
Diese Übung hilft, Schmerzen und Beschwerden zu verringern, und kräftigt den oberen Rücken für
die Belastungen des Stillens und Tragens.

Ausrüstung

Gymnastikball oder Bank und Widerstandsband

BESCHREIBUNG

- Setzen Sie sich auf den Gymnastikball oder die Bank. Das Widerstandsband ist um einen Geländerpfosten geschlungen bzw. an Tür oder einem sonstigen stabilen Gegenstand befestigt.
- Greifen Sie mit beiden Händen die Enden des Bands mit ausgestreckten Armen und Blick auf Geländer oder Tür (a).

- Zur Vorbereitung atmen Sie ein und dehnen sich aus.
- Mit der Ausatmung anspannen und das Band zum Körper ziehen, wobei die Ellbogen zurückgezogen und die Schulterblätter zusammengedrückt werden (b).
- Die Ellbogen nah am Körper halten.

SICHERHEITSVORKEHRUNGEN

Darauf achten, dass Sie mit neutralem Becken sitzen und die Bewegung aus den Armen kommt und nicht aus dem Körper.

STEIGERUNG DES SCHWIERIGKEITSGRADS

- Die Übung im Stehen ausführen.
- Ein stärkeres Widerstandsband wählen.

- Die Anzahl der WH erhöhen.

HORIZONTALES ZIEHEN IM STAND

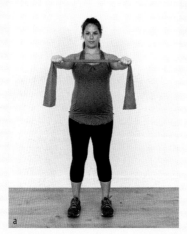 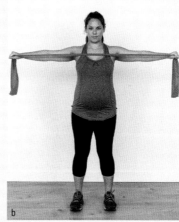

Ziel und Nutzen

Die Kräftigung des oberen Rückens hilft, Rundrücken und nach vorn sinkenden Schultern entgegenzuwirken. Diese Übung wirkt gezielt auf tiefe Muskelschichten.

Ausrüstung

Widerstandsband

BESCHREIBUNG

- Stehen Sie mit einem Bandende in jeder Hand und nach vorn ausgestreckten Armen so, dass das Band straff, aber nicht bis zum Zerreißen gespannt ist (a).

- Zur Vorbereitung atmen Sie ein und dehnen sich aus.
- Mit der Ausatmung anspannen und die Schulterblätter zusammendrücken, während Sie die Arme gestreckt halten (b).

SICHERHEITSVORKEHRUNGEN

Darauf achten, dass Sie mit neutralem Becken stehen.

STEIGERUNG DES SCHWIERIGKEITSGRADS

- Ein stärkeres Widerstandsband wählen.
- Die Anzahl der WH erhöhen.

- Das Band enger fassen, d. h. den Abstand zwischen den Händen verringern.

LAT-ZIEHEN IM SITZEN

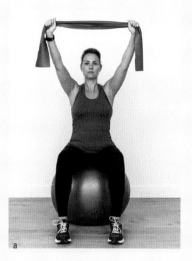
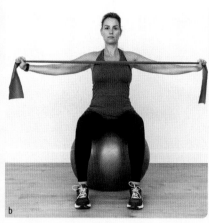

....

Ziel und Nutzen

Der Fokus dieser Übung liegt auf in aufrechter Haltung durchgeführten Lat-Zügen,
was gegenüber einarmigem Rudern eine Steigerung darstellt.

Ausrüstung

Gymnastikball oder Bank und Widerstandsband

....

BESCHREIBUNG

- Setzen Sie sich auf den Gymnastikball oder eine Bank.
- Halten Sie das Widerstandsband mit nach oben ausgestreckten Armen in den schulterbreit voneinander entfernten Händen (a).

- Mit der Ausatmung anspannen und die Arme auseinanderziehen, wobei Sie das Band bis vor die Brust hinunterziehen und die Arme gestreckt bleiben (b).

SICHERHEITSVORKEHRUNGEN

Achten Sie darauf, dass Sie mit neutralem Becken sitzen. Ellbogen nicht durchdrücken.

STEIGERUNG DES SCHWIERIGKEITSGRADS

- Ein stärkeres Widerstandsband wählen.
- Die Anzahl der WH erhöhen.

- Versuchen, einen Fuß leicht vom Boden zu heben, und darauf achten, dass das Becken neutral bleibt.

VORGEBEUGTES EINARMIGES RUDERN

Ziel und Nutzen

Diese Übung konzentriert sich auf Schulter- und Rückenmuskeln sowie den Bizeps.

Ausrüstung

Bank und Kurzhantel

BESCHREIBUNG

- Stellen Sie sich mit neutralem Becken und der Hantel in der linken Hand aufrecht hin.
- Atmen Sie ein, um sich auszudehnen, und mit dem Ausatmen erzeugen Sie Spannung in der unteren Beckenmuskulatur.
- Die Spannung halten und das rechtes Knie auf die Bank stützen. Beugen Sie sich gleichzeitig nach unten und legen Sie die rechte Hand als zusätzliche Stütze unter der rechten Schulter fest auf die Bank.

- Halten Sie das Becken neutral.
- Die Hantel frei Richtung Boden hängen lassen, ohne in der Schulter nachzugeben (a).
- Atmen Sie ein, um sich auszudehnen. Mit der Ausatmung anspannen und die Ellbogen zurück und nach oben schieben und die Schulterbätter zusammendrücken (b).
- Die Seite wechseln.

SICHERHEITSVORKEHRUNGEN

Während Sie die Hantel hochheben, jegliche Körperdrehung oder -bewegung vermeiden. Achten Sie darauf, dass der untere Rücken weder nach unten kippt noch ein Hohlkreuz bildet.

STEIGERUNG DES SCHWIERIGKEITSGRADS

- Die Anzahl der WH erhöhen.
- Eine schwerere Hantel nehmen.

- Beide Arme gleichzeitig trainieren, während Sie sich aus der Hüfte nach vorn beugen.

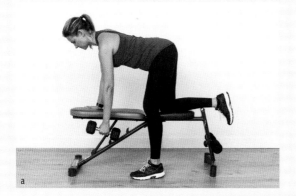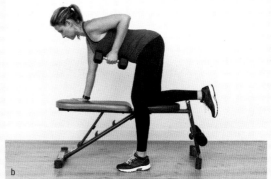

Sich fordern

Mit dem Gymnastikball lassen sich auch noch andere Muskeln intensiver trainieren. Einfach beim einarmigen Rudern mal den Ball statt einer Bank verwenden. Man kann beide Knie auf dem Boden lassen und sich auf dem Ball abstützen. Die leichte Bewegung des instabilen Balls zwingen zu Konzentration, um bei der Übung den Ball ruhig zu halten. Noch schwieriger wird es, wenn man ein Knie auf den Ball stützt, was die Stützbasis verkleinert und die Herausforderung sowohl an die Balance als auch die Körpermitte vergrößert.

VORGEBEUGTER REVERSE FLY

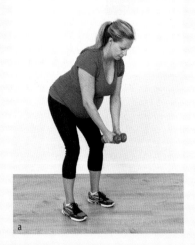
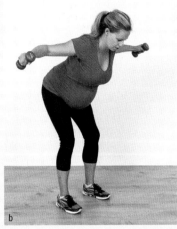

Ziel und Nutzen

Diese Übung ist eine Herausforderung an die Körpermitte, während sie gleichzeitig
die Rückseite der Schultern trainiert.

Ausrüstung

Kurzhanteln

BESCHREIBUNG

- Stellen Sie sich mit neutralem Becken und je einer Kurzhantel in jeder Hand aufrecht hin.
- Aus der Hüfte um etwa 45 Grad nach vorn beugen und die Hanteln frei Richtung Boden hängen lassen, ohne dass die Schultern nach vorn sinken (a).
- Zur Vorbereitung atmen Sie ein und dehnen sich aus.
- Mit der Ausatmung anspannen und die Gewichte mit gestreckten Armen nach den Seiten und Richtung Decke heben; dabei die Schulterblätter zusammendrücken (b).

SICHERHEITSVORKEHRUNGEN

Bei Druck im Becken oder Rückenschmerzen ein Widerstandsband verwenden und die Übung in aufrechter
Haltung absolvieren. Die Ellbogen nicht ganz durchdrücken.

STEIGERUNG DES SCHWIERIGKEITSGRADS

- Für mehr Widerstand schwerere Hanteln nehmen.
- Die Anzahl der WH erhöhen.

AUFRECHTES RUDERN

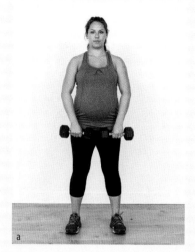 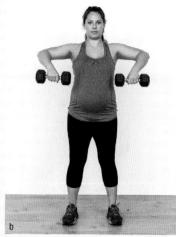

....

Ziel und Nutzen

Nach der Geburt gibt es viel zu heben, und starke Schultern sind dabei hilfreich.
Diese Übung zielt vor allem auf die Schultern ab.

Ausrüstung

Kurzhanteln

....

BESCHREIBUNG

- Stellen Sie sich mit neutralem Becken und je einer Kurzhantel in jeder Hand aufrecht hin, wobei die Handflächen auf der Vorderseite der Oberschenkel ruhen (a).

- Zur Vorbereitung atmen Sie ein und dehnen sich aus.
- Mit der Ausatmung anspannen und mit den Ellbogen voraus die Hanteln auf Brusthöhe heben (b).

SICHERHEITSVORKEHRUNGEN

Wenn der Bauch wächst, möchte man vielleicht zu Widerstandsbändern wechseln, um ihn nicht mit Hanteln zu verletzen. Falls Sie sich irgendwie unbehaglich fühlen, leicht versetzt stehen.

STEIGERUNG DES SCHWIERIGKEITSGRADS

- Für mehr Widerstand schwerere Hanteln nehmen.
- Die Anzahl der WH erhöhen.

EINARMIGES RUDERN IM STAND

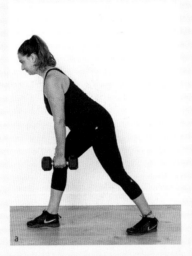 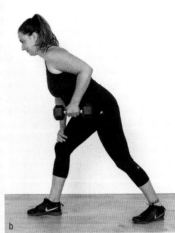

Ziel und Nutzen

Das ist ein tolle Übung für die großen Rückenmuskeln und den Bizeps, und sie dehnt –
was nicht zu verachten ist – auch noch wunderbar die Beine.

Ausrüstung

Kurzhantel

BESCHREIBUNG

- Stellen Sie sich mit neutralem Becken und der Kurzhantel in der linken, seitlich herabhängenden Hand aufrecht hin.
- Mit dem rechten Bein einen Schritt nach vorn machen und die rechte Hand auf die Vorderseite des rechten Oberschenkels legen.
- Das linke Bein nach hinten strecken und das rechte Bein beugen.

- Die Hantel zum Boden hängen lassen, ohne dass die Schulter nach vorn sinkt (a).
- Atmen Sie ein, um sich auszudehnen.
- Mit der Ausatmung anspannen und den Ellbogen nach hinten schieben, wobei das Schulterblatt zusammengedrückt wird (b).
- Die Seite wechseln.

SICHERHEITSVORKEHRUNGEN

Falls Sie sich unsicher fühlen, die Stützhand auf eine Stuhllehne legen statt auf den Oberschenkel.

STEIGERUNG DES SCHWIERIGKEITSGRADS

- Für mehr Widerstand eine schwerere Hantel nehmen.
- Die Anzahl der WH erhöhen.

KNIEBEUGE UND RUDERN

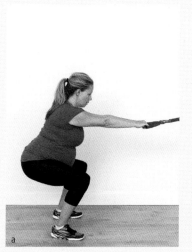 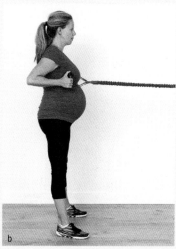

Ziel und Nutzen

Komplexe Übungen sind herausfordernder und die Workouts werden effizienter, wenn man gleichzeitig an mehr als nur einer Hauptmuskelgruppe arbeitet. Hier wird der Rücken trainiert und gleichzeitig Kniebeugen gemacht.

Ausrüstung

Widerstandsband

BESCHREIBUNG

- Das Widerstandsband um einen Pfosten oder Geländer schlingen.
- Richtung Geländer blicken und mit jeder Hand ein Bandende greifen.
- Gehen Sie rückwärts, bis Sie den gewünschten Widerstand haben. Stehen Sie mit neutralem Becken aufrecht.

- Atmen Sie ein, um sich auszudehnen, während Sie die Arme nach vorn strecken und nach hinten in die Kniebeuge gehen (a).
- Mit der Ausatmung kehren Sie in die aufrechte Position zurück. Schieben Sie die Ellbogen wieder nach hinten und pressen Sie die Schulterblätter zusammenpresst.

SICHERHEITSVORKEHRUNGEN

Achten Sie darauf, das Becken während der Kniebeuge neutral zu halten.

STEIGERUNG DES SCHWIERIGKEITSGRADS

- Ein stärkeres Widerstandsband wählen.
- Die Anzahl der WH erhöhen.

LAT-ZIEHEN IM STAND

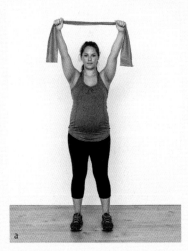
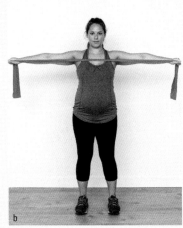

....

Ziel und Nutzen

Das ist eine hervorragende Übung für den Rücken und ein bisschen anstrengender als Lat-Ziehen im Sitzen.

Ausrüstung

Widerstandsband

....

BESCHREIBUNG

- Stellen Sie sich mit beckenbreiten Füßen aufrecht hin und halten Sie das Widerstandsband in etwa schulterbreitem Griff.
- Atmen Sie ein, um sich auszudehnen, und heben Sie die Arme gestreckt über den Kopf (a).

- Mit der Ausatmung anspannen und die Arme auseinanderziehen, dabei das Band vor die Brust bringen und die Arme gerade halten (b).

SICHERHEITSVORKEHRUNGEN

Bei Unsicherheit oder Druck im Becken Schrittposition einnehmen, sodass – ähnlich wie beim Ausfallschritt, aber mit kürzerem Fußabstand – ein Fuß vorn, einer hinten ist. Die Ellbogen nicht überstrecken.

STEIGERUNG DES SCHWIERIGKEITSGRADS

- Den Widerstand des Bands erhöhen.

- Die Anzahl der WH erhöhen.

AUSFALLSCHRITT UND EINARMIGES RUDERN

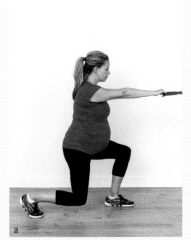 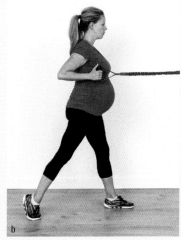

a   b

....

Ziel und Nutzen

Diese Übung ist eine weitere komplexe Bewegung, die Kraft, Koordination und Ausdauer trainiert.

Ausrüstung

Widerstandsband

....

BESCHREIBUNG

- Das Widerstandsband um einen Pfosten oder Geländer schlingen.
- Halten Sie beide Bandenden mit der rechten Hand.
- Gehen Sie rückwärts, bis Sie den gewünschten Widerstand haben. Strecken Sie den rechten Fuß nach hinten.

- Atmen Sie ein, um sich auszudehnen, während Sie das rechte Bein anwinkeln und in einen Ausfallschritt sinken (a).
- Mit der Ausatmung anspannen und sich mit dem linken Bein hochdrücken und den rechten Ellbogen nach hinten schieben (b).
- Ziehen Sie das rechte Schulterblatt zurück.
- Auf der anderen Seite wiederholen.

SICHERHEITSVORKEHRUNGEN

Bei Unsicherheit verkürzen Sie den Abstand zwischen den Beinen, für einen besseren Halt.

STEIGERUNG DES SCHWIERIGKEITSGRADS

- Ein stärkeres Widerstandsband wählen.
- Die Anzahl der WH erhöhen.

- Mit beiden Händen gleichzeitig rudern statt nacheinander.

Arme

Sobald Ihr Baby geboren ist, bekommen Ihre Arme viel mehr zu tun und zu tragen als je zuvor. Sie werden Ihr Baby halten, hochheben, Wäscheladungen stemmen, Kindersitz oder Kinderwagen in das oder aus dem Auto heben und den Buggy schieben. Lassen Sie uns daher Kraft und Ausdauer trainieren, bevor es so weit ist.

PREACHER CURL

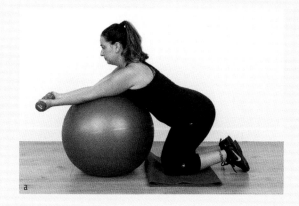
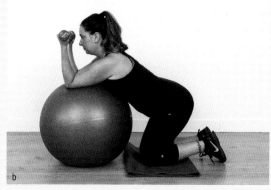

Ziel und Nutzen

Preacher Curls trainieren den Bizeps, wobei jede Möglichkeit zum unterstützenden Einsatz des Körpergewichts ausgeschlossen wird.

Ausrüstung

Kurzhanteln, Gymnastikball

BESCHREIBUNG

- Knien Sie sich hinter den Gymnastikball auf den Boden.
- Halten Sie die Kurzhanteln in den Händen und legen Sie die gestreckten Arme auf den Ball, die Handrücken zeigen nach unten (a).

- Zur Vorbereitung atmen Sie ein und dehnen sich aus.
- Mit der Ausatmung anspannen und die Hanteln nach oben Richtung Schultern führen (b).

SICHERHEITSVORKEHRUNGEN

Achten Sie darauf, dass die Handgelenke während des Hebens neutral bleiben. Die Ellbogen während der Streckung nicht durchdrücken.

STEIGERUNG DES SCHWIERIGKEITSGRADS

- Schwerere Hanteln nehmen.

- Die Anzahl der WH erhöhen.

BIZEPS-CURL IM STAND

Ziel und Nutzen

Diese Übung konzentriert sich auf die fürs Heben wichtigen Bizepsmuskeln.

Ausrüstung

Kurzhanteln

BESCHREIBUNG

- Stellen Sie sich mit beckenbreiten Füßen und neutralem Becken aufrecht hin.
- Die Arme seitlich herabhängen lassen und in jeder Hand eine Kurzhantel halten, wobei die Handflächen nach vorn zeigen (a).
- Zur Vorbereitung atmen Sie ein und dehnen sich aus.
- Mit der Ausatmung anspannen und die Ellbogen anwinkeln und die Hanteln Richtung Schultern führen (b).

SICHERHEITSVORKEHRUNGEN

Achten Sie darauf, die Arme einzusetzen und weder ein Hohlkreuz zu machen noch sich nach hinten zu lehnen, während Sie die Hanteln hochstemmen.

STEIGERUNG DES SCHWIERIGKEITSGRADS

- Für mehr Widerstand schwerere Hanteln nehmen.
- Die Anzahl der WH erhöhen.
- Die Übung auf einem Bein absolvieren.

EINEN GANG HÖHERSCHALTEN

Ganz normale Bizeps-Curls können langweilig werden, warum also nicht mehr herausholen – und in kürzerer Zeit? Versuchen Sie es mit Supersätzen (die sich aus jedem Übungssatz machen lassen). Machen Sie einen Satz Standard-Bizeps-Curls und gleich danach, ohne sich auszuruhen, einen Satz Hammer-Curls. Eine andere denkbare Methode sind unterschiedliche Bewegungsradien. Machen Sie 5 WH, bei der Sie die Gewichte nur bis auf halbe Höhe heben. Dann 5 WH, die in der Mitte beginnen und bis nach oben geführt werden. Und enden Sie mit 5 kompletten WH von unten bis oben. Ihr Bizeps wird sich garantiert melden!

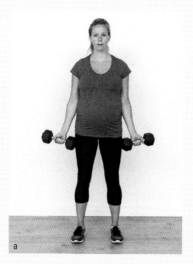 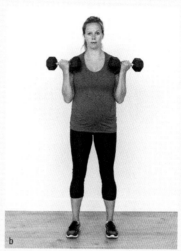

BIZEPS-CURL AUF DER SCHRÄGBANK

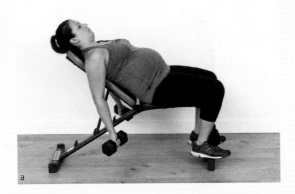
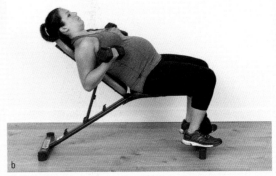

....

Ziel und Nutzen

Wenn man sich auf der Bank zurücklehnt, wird der Bizeps aus einem
anderen Winkel beansprucht und anders gefordert.

Ausrüstung

Schrägbank und Kurzhanteln

....

BESCHREIBUNG

- Stellen Sie die Bank auf einen Winkel von 45 Grad
  ein und setzen Sie sich mit einer Hantel in jeder
  Hand im Damensitz auf die Bank.
- Lehnen Sie sich zur Seite, lassen Sie sich in
  Seitlage auf die Bank sinken und rollen Sie auf
  den Rücken.
- Die Hanteln Richtung Boden hängen lassen (a).
- Zur Vorbereitung atmen Sie ein und dehnen
  sich aus.
- Mit der Ausatmung anspannen und die Hanteln
  nach oben zu den Schultern führen (b).

SICHERHEITSVORKEHRUNGEN

Achten Sie darauf, dass Sie sich über die Seitlage in die Position begeben – und auch wieder heraus.
Nur die Ellbogen anwinkeln. Das Schultergelenk während des Hebens nicht bewegen.

STEIGERUNG DES SCHWIERIGKEITSGRADS

- Schwerere Hanteln nehmen.

HAMMER-CURL IM STAND

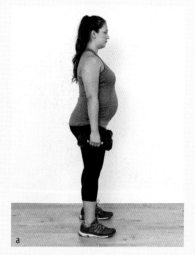
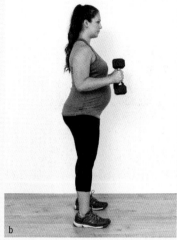

....

Ziel und Nutzen

Eine leichte Armdrehung trainiert den Bizeps aus einem anderen Winkel –
weil das Leben nicht nur eine Richtung kennt.

Ausrüstung

Kurzhanteln

....

BESCHREIBUNG

- Stellen Sie sich mit beckenbreiten Füßen und neutralem Becken aufrecht hin.
- Halten Sie in jeder Hand eine Kurzhantel; die Arme hängen seitlich herab, wobei die Handflächen nach vorn zeigen (a).
- Zur Vorbereitung atmen Sie ein und dehnen sich aus.
- Mit der Ausatmung anspannen, die Ellbogen anwinkeln und die Hanteln zu den Schultern führen (b).

SICHERHEITSVORKEHRUNGEN

Achten Sie darauf, dass Ihre Handgelenke neutral bleiben.

STEIGERUNG DES SCHWIERIGKEITSGRADS

- Schwerere Hanteln nehmen.
- Die Anzahl der WH erhöhen.
- Die Hammer-Curls auf einem Bein absolvieren.

BIZEPS-CURL MIT DER LANGHANTEL

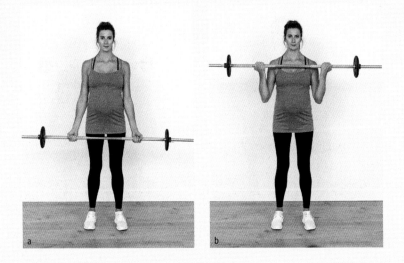

Ziel und Nutzen

Das ist ein Klassiker. Bei wachsendem Bauch lässt sich mit Kurzhanteln wohl leichter trainieren, doch der Langhantel-Curl ist eine bewährte Armübung.

Ausrüstung

Langhantel

BESCHREIBUNG

- Stellen Sie sich mit beckenbreiten Füßen und neutralem Becken aufrecht hin.
- Die Langhantel in schulterbreitem Untergriff vor dem Körper halten (wobei die Handflächen beim Senken der Hantel nach vorn zeigen) (a).

SICHERHEITSVORKEHRUNGEN

- Sicherstellen, dass die Hantel nicht an den Bauch stößt.

- Zur Vorbereitung atmen Sie ein und dehnen sich aus.
- Mit der Ausatmung anspannen, die Ellbogen anwinkeln und die Hantel zu den Schultern führen. Die Handgelenke neutral halten (b).

- Das Gewicht so wählen, dass Sie es ohne Hohlkreuz heben können.

Sich fordern

Die Verbindung von Langhantel-Bizeps-Curl und Kreuzheben ist eine tolle Art, seinen Puls zu beschleunigen und gleichzeitig sowohl Arme und Beine zu trainieren. Außerdem bereitet sie auf das Heben von Wäschekörben und Kindern vor.

BIZEPS-CURL IM SITZEN

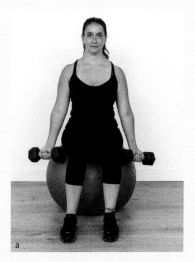
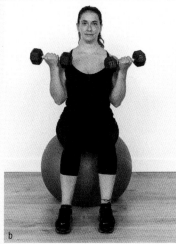

Ziel und Nutzen

Manchmal kann Stehen sehr anstrengend sein, vor allem bei fortgeschrittener Schwangerschaft.
Wenn Sie sich müde fühlen, aber dennoch Widerstandstraining machen wollen,
erledigen Sie Ihre Bizeps-Curls einfach im Sitzen.

Ausrüstung

Gymnastikball oder Bank und Kurzhanteln

BESCHREIBUNG

- Setzen Sie sich mit neutralem Becken auf einen Gymnastikball oder eine Bank.
- Halten Sie in jeder Hand eine Kurzhantel; die Arme hängen seitlich herab; bei normalem Curl zeigen die Handflächen nach vorn, beim Hammer-Curl nach innen.

- Zur Vorbereitung atmen Sie ein und dehnen sich aus (a).
- Mit der Ausatmung anspannen und die Gewichte Richtung Schultern curlen (b).

SICHERHEITSVORKEHRUNGEN

Ist der Gymnastikball zu instabil, die Bank benutzen oder den Ball in eine Ecke rollen.

STEIGERUNG DES SCHWIERIGKEITSGRADS

- Schwerere Hanteln nehmen.
- Die Anzahl der WH erhöhen.

- Während der ganzen Übung einen Fuß leicht vom Boden abgehoben halten.

HAMMER-CURL UND SCHULTERPRESSE

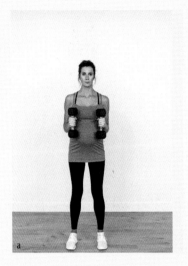
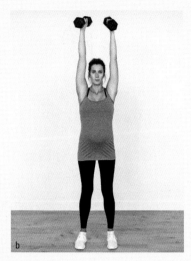

Ziel und Nutzen

Durch die Kombination von Hammer-Curl mit Schulterpresse schlägt man zwei Fliegen (oder auch Muskeln!) mit einer Klappe.

Ausrüstung

Kurzhanteln

BESCHREIBUNG

- Stellen Sie sich mit beckenbreiten Füßen und neutralem Becken aufrecht hin.
- In jeder Hand eine Kurzhantel halten, die Arme hängen seitlich herab und die Handflächen zeigen zum Körper.
- Zur Vorbereitung atmen Sie ein und dehnen sich aus.

- Mit der Ausatmung anspannen und die Hanteln zu den Schultern führen (a).
- Dann innehalten und einatmen, um sich erneut auszudehnen.
- Mit der Ausatmung die Hanteln bis über den Kopf hochdrücken (b).

SICHERHEITSVORKEHRUNGEN

Achten Sie darauf, dass das Gewicht zu bewältigen ist und Sie die Bewegung durchführen können, ohne ins Hohlkreuz zu fallen.

STEIGERUNG DES SCHWIERIGKEITSGRADS

- Schwerere Hanteln nehmen.
- Die Anzahl der WH erhöhen.

- Die Übung mit leicht vom Boden abgehobenem Fuß absolvieren.

BIZEPS-CURL IM KNIEN AUF DEM BOSU-BALL

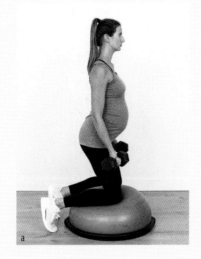
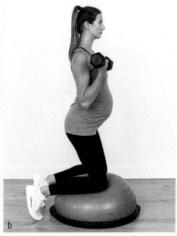

Ziel und Nutzen

Bei instabilerer Standfläche werden auch andere Körperteile angesprochen, obwohl man sich nach wie vor auf den Bizeps konzentriert.

Ausrüstung

BOSU-Ball und Kurzhanteln

BESCHREIBUNG

- Auf der Wölbung des BOSU-Balls knien und die Zehen entweder heben oder zur Stabilisierung am Boden lassen.
- Halten Sie in jeder Hand eine Kurzhantel; die Arme hängen seitlich herab, die Handflächen zeigen nach vorn (a).

- Atmen Sie ein, um sich vorzubereiten.
- Mit der Ausatmung anspannen, die Ellbogen anwinkeln und die Gewichte zu den Schultern führen (b).

SICHERHEITSVORKEHRUNGEN

Bei Unsicherheit die Zehen am Boden behalten.

STEIGERUNG DES SCHWIERIGKEITSGRADS

- Den Bizeps-Curl mit der Schulterpresse ergänzen.

AUSFALLSCHRITT MIT BIZEPS-CURL

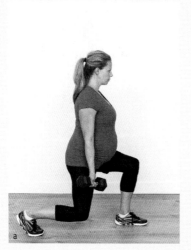 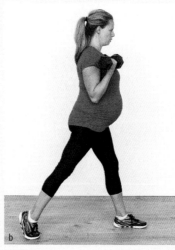

Ziel und Nutzen

Wenn Sie den Bizeps-Curl um ein dynamisches Element erweitern und Ihre Koordination verbessern wollen, ist dies eine fantastische Methode, Ihre Workouts effizienter zu machen.

Ausrüstung

Kurzhanteln

BESCHREIBUNG

- Stellen Sie sich mit beckenbreiten Füßen und neutralem Becken aufrecht hin.
- In jeder Hand eine Kurzhantel halten, die Arme hängen seitlich herab und die Handflächen zeigen nach vorn.
- Ein Bein nach hinten ausstrecken, die Ferse anheben.

- Atmen Sie ein, um sich vorzubereiten, und winkeln Sie das hintere Bein an, bis Sie im Ausfallschritt sind und beide Beine rechtwinklig gebeugt sind (a).
- Mit der Ausatmung anspannen und das vordere Bein strecken, um sich wieder hochzudrücken. Dabei die Ellbogen beugen und die Kurzhanteln zu den Schultern führen (b).

SICHERHEITSVORKEHRUNGEN

Bei Unsicherheit mit einer Hand an Stuhllehne festhalten und den Bizeps-Curl nur mit der freien Hand ausführen.

STEIGERUNG DES SCHWIERIGKEITSGRADS

- Schwerere Hanteln nehmen.
- Die Anzahl der WH erhöhen.

- Den Ausfallschritt vergrößern.

BIZEPS-CURL IM STAND AUF DEM BOSU-BALL

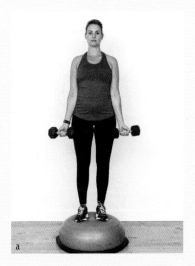 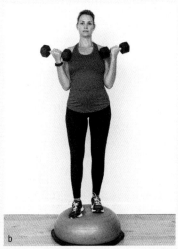

....

Ziel und Nutzen

Durch die Instabilität des BOSU-Balls werden die Bizeps-Curls nicht nur für unsere Mitte, sondern für den gesamten Körper anstrengender.

Ausrüstung

BOSU-Ball und Kurzhanteln

....

BESCHREIBUNG

- Sie stehen mit bequemem Beinabstand und neutralem Becken auf der gewölbten Seite des BOSU-Balls.
- In jeder Hand eine Kurzhantel halten, die Arme hängen seitlich herab und die Handflächen zeigen nach vorn (a).

- Atmen Sie ein, um sich vorzubereiten.
- Mit der Ausatmung anspannen, die Arme anwinkeln und die Gewichte zu den Schultern führen (b).

SICHERHEITSVORKEHRUNGEN

Bei wackligem Stand auf dem BOSU-Ball – vor allem in der fortgeschrittenen Schwangerschaft – besser Bizeps-Curls im Stehen machen.

STEIGERUNG DES SCHWIERIGKEITSGRADS

- Schwerere Hanteln nehmen.

- Die Anzahl der WH erhöhen.

KONZENTRATIONS-CURL

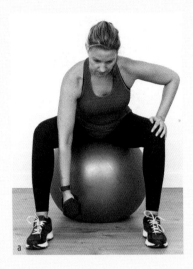 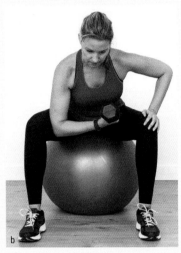

Ziel und Nutzen

Diese Übung ist eine tolle Methode, den Bizeps zu stärken, während sie uns gleichzeitig »standfester« macht.

Ausrüstung

Stuhl oder Gymnastikball und Kurzhantel

BESCHREIBUNG

- Setzen Sie sich mit neutralem Becken und bequem gespreizten Füßen aufrecht auf einen Stuhl oder Gymnastikball.
- Die Kurzhantel in der rechten Hand halten.
- Beugen Sie sich aus der Hüfte nach vorn und lehnen Sie die Hinterseite des rechten Arms an die Innenseite des rechten Oberschenkels (a).

- Stützen Sie die linke Hand auf dem linken Oberschenkel ab.
- Atmen Sie ein, um sich vorzubereiten.
- Beim Ausatmen anspannen, den rechten Arm anwinkeln und die Hantel zur Schulter führen (b).

SICHERHEITSVORKEHRUNGEN

Das Handgelenk neutral halten. Den Körper neutral halten und die Schultern nicht hängen lassen.

STEIGERUNG DES SCHWIERIGKEITSGRADS

- Eine schwerere Hantel nehmen.

- Die Anzahl der WH erhöhen.

BALL-KNIEBEUGE MIT BIZEPS-CURL

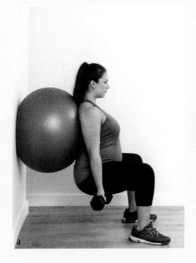 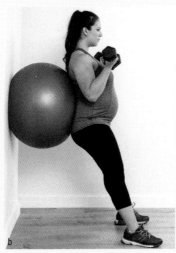

Ziel und Nutzen

Tiefe Kniebeugen sind eine großartige Vorbereitung auf die Wehen. Ein Gymnastikball
im Rücken dient als Stütze, während Sie von den Vorzügen der Kniebeugen profitieren.
Warum nicht auch noch einen Bizeps-Curl einbauen?

Ausrüstung

Gymnastikball und Kurzhanteln

BESCHREIBUNG

- Nehmen Sie in jede Hand eine Hantel und rollen Sie den Ball an die Wand.
- Mit dem Ball im unteren Rücken und beckenbreiten, leicht nach vorn gestreckten Füßen vor die Wand stellen.
- Legen Sie die Armrückseiten mit nach vorn zeigenden Handflächen an die Ballseiten.

- Atmen Sie ein, um sich auszudehnen, während Sie in die Kniebeuge gehen (a).
- Mit der Ausatmung anspannen und wieder hochkommen, die Ellbogen beugen und die Hanteln zu den Schultern führen (b).

SICHERHEITSVORKEHRUNGEN

Bei Druck auf den Knien einfach zu einer früheren Bizeps-Curl-Übung zurückkehren.

STEIGERUNG DES SCHWIERIGKEITSGRADS

- Schwerere Hanteln nehmen.

- Die Anzahl der WH erhöhen.

STIRNDRÜCKEN

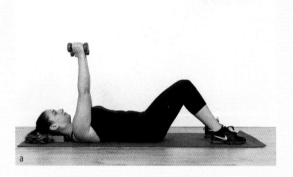 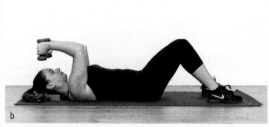

Ziel und Nutzen

Der Name der Übung klingt zwar etwas beängstigend, doch sie ist großartig,
wenn Sie Ihren Trizeps stärken wollen.

Ausrüstung

Schrägbank oder Matte und Kurzhanteln

BESCHREIBUNG

- Legen Sie sich mit angezogenen Knien und aufgestellten Füßen auf die Bank (oder Matte).
- Halten Sie in jeder Hand eine Kurzhantel; die Arme sind seitlich angewinkelt.
- Atmen Sie ein, um sich vorzubereiten.
- Mit der Ausatmung anspannen und die Arme über den Schultern Richtung Decke strecken (a).

- Atmen Sie ein, um sich auszudehnen, winkeln Sie die Arme an und senken Sie die Hanteln zu den Ohren ab (b).
- Die Schultern bleiben an Ort und Stelle, die Arme parallel halten.

SICHERHEITSVORKEHRUNGEN

- Achten Sie darauf, dass Sie die Gewichte fest umfassen und nicht fallen lassen.
- Bei Unsicherheit auf der Bank oder Schwierigkeiten beim Herumrollen Übung auf dem Boden ausführen.

- Die Bank ab der 20. Schwangerschaftswoche schräg stellen, falls Sie sich flach auf dem Rücken unwohl fühlen.

TRIZEPS-KICKBACK

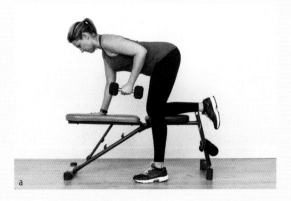 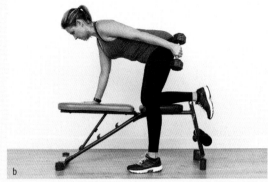

Ziel und Nutzen

Diese Übung trainiert den für Druckbewegungen wichtigen Trizeps und verleiht unseren Armen eine schöne Kontur.

Ausrüstung

Bank und Kurzhantel

BESCHREIBUNG

- Stellen Sie sich neben die Bank und nehmen Sie in die linke Hand eine Hantel.
- Atmen Sie ein, um sich vorzubereiten, und erzeugen Sie mit der Ausatmung Spannung in der unteren Bauchmuskulatur.
- Platzieren Sie das rechte Knie auf der Bank, die rechte Hand unter der Schulter. Der linke Fuß steht neben der Bank auf dem Boden.
- Finden Sie eine neutrale Beckenposition.

- Winkeln Sie den linken Ellbogen an, sodass die Hantel in Brustnähe ist und die Handfläche nach innen zum Körper zeigt (a).
- Atmen Sie ein, um sich vorzubereiten.
- Mit der Ausatmung anspannen und den rechten Arm nach hinten strecken, wodurch der Trizeps zusammengedrückt wird (b).
- Auf der anderen Seite wiederholen.

SICHERHEITSVORKEHRUNGEN

Das Gewicht muss leicht genug sein, um den Arm ganz ausstrecken zu können.

STEIGERUNG DES SCHWIERIGKEITSGRADS

- Eine schwerere Hantel nehmen.
- Die Anzahl der WH erhöhen.

TRIZEPSDRÜCKEN MIT GYMNASTIKBALL

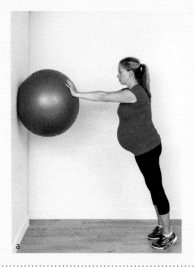 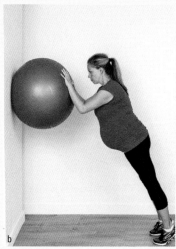

Ziel und Nutzen

Diese Übung ähnelt dem Liegestütz, doch da die Ellbogen zum Boden gerichtet bleiben,
wird vor allem der Trizeps trainiert.

Ausrüstung

Gymnastikball

BESCHREIBUNG

- Stellen Sie sich eine Armlänge entfernt vor eine Wand. Halten Sie den Gymnastikball so an die Wand, dass sich sein oberster Punkt auf Höhe Ihrer Augen befindet.
- Legen Sie die Hände auf die Vorderseite des Balls, sodass die Finger zur Decke zeigen und die Ellbogen zum Boden.
- Halten Sie die Arme während der gesamten Übung parallel.

- Die Arme ausstrecken und zurücktreten, sodass Sie sich gegen den Ball lehnen (a).
- Halten Sie das Becken neutral.
- Atmen Sie ein, um sich auszudehnen, und winkeln Sie die Ellbogen an und neigen Sie sich mit dem Oberkörper stärker zum Ball (b).
- Atmen Sie aus, um zu kontrahieren, und drücken Sie sich zurück in die Ausgangsposition.

SICHERHEITSVORKEHRUNGEN

Bei Unsicherheit den Gymnastikball in eine Ecke rollen. Die Übung kann auch ohne Ball an der Wand durchgeführt werden.

STEIGERUNG DES SCHWIERIGKEITSGRADS

- Weiter vom Ball zurücktreten, um die Neigung bzw. die Belastung zu erhöhen.

STIRNDRÜCKEN AUF GYMNASTIKBALL

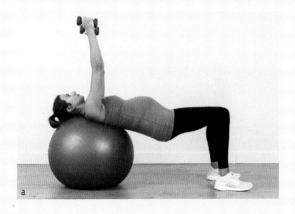 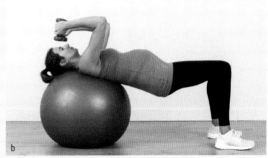

Ziel und Nutzen

Dies Übung ähnelt dem Stirndrücken, den Sie bereits auf der Bank oder dem Boden gemacht haben, der Ball fügt jedoch ein erschwerendes Element der Instabilität hinzu.

Ausrüstung

Gymnastikball und Kurzhanteln

BESCHREIBUNG

- Legen Sie den Gymnastikball auf den Boden.
- Legen Sie je eine Kurzhantel zu beiden Seiten des Balls auf den Boden und setzen Sie sich so vor den Ball, dass Sie sich rücklings gegen den Gymnastikball schieben.
- Fassen Sie die Hanteln und winkeln Sie die Ellbogen an. Die Arme sind an den Seiten. Lehnen Sie sich zurück, legen Sie den Kopf auf den Ball und heben Sie das Gesäß an.

- Mit den Füßen nach vorn gehen, bis sich der Rumpf parallel zum Boden befindet, dann beide Arme Richtung Decke strecken (a).
- Atmen Sie ein, um sich auszudehnen, beugen Sie die Ellbogen und führen Sie die Gewichte mit parallelen Armen zu den Ohren (b).
- Atmen Sie aus, um zu kontrahieren, und strecken Sie die Arme über den Kopf aus.

SICHERHEITSVORKEHRUNGEN

Ist Ihnen der Ball zu wacklig, rollen Sie ihn in eine Ecke oder vor eine Wand oder bleiben Sie bei der Bank- oder der Bodenoption.

STEIGERUNG DES SCHWIERIGKEITSGRADS

- Schwerere Hanteln nehmen.
- Die Anzahl der WH erhöhen.

TRIZEPSDRÜCKEN IM SITZEN

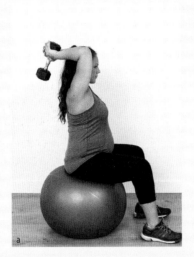 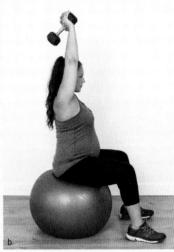

Ziel und Nutzen

Während das Training mit Widerstandsband eine geschmeidige Bewegung ermöglicht, bieten Hanteln die größere Herausforderung, da sie unseren Muskeln winzige Mikrobewegungen abverlangen.

Ausrüstung

Bank oder Gymnastikball und Kurzhantel

BESCHREIBUNG

- Setzen Sie sich mit neutralem Becken aufrecht auf die Bank oder den Gymnastikball und halten Sie eine Kurzhantel mit beiden Händen vor der Brust.
- Die Arme gerade ausstrecken, um die Hantel über den Kopf zu heben, wobei die Ellbogen nach vorn zeigen und neben den Ohren sind.

- Atmen Sie ein, um sich auszudehnen, und winkeln Sie die Ellbogen an und lassen Sie die Hantel hinter den Kopf sinken (a).
- Mit der Ausatmung anspannen, die Arme hochstrecken und die Hantel wieder über den Kopf heben (b).

SICHERHEITSVORKEHRUNGEN

Achten Sie darauf, dass Sie sich beim Hochdrücken der Hantel weder zurücklehnen noch ein Hohlkreuz machen. Schultern und Nacken entspannt halten.

STEIGERUNG DES SCHWIERIGKEITSGRADS

- Eine schwerere Hantel nehmen.
- Die Anzahl der WH erhöhen.

TRIZEPS-LIEGESTÜTZ IN SEITLAGE

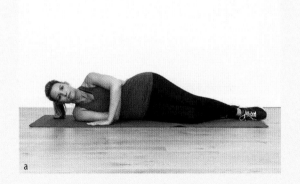
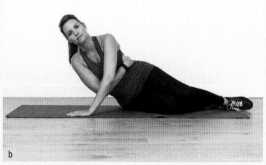

Ziel und Nutzen

Übungen, die keine Ausrüstung erfordern, sind immer gut, weil man sie überall machen und dabei sein eigenes Körpergewicht einsetzen kann.

Ausrüstung

Matte oder Handtuch (oder irgendein anderes Polster)

BESCHREIBUNG

- Legen Sie sich auf Ihre rechte Seite auf den Boden und legen Sie die rechte Hand in die linke Taille.
- Setzen Sie die linke Hand vor der rechten Schulter auf den Boden.

- Die Beine leicht anwinkeln und sicherstellen, dass das Becken korrekt ausgerichtet ist, d. h. der linke Hüftknochen sich über dem rechten befindet (a).
- Atmen Sie ein, um sich vorzubereiten.
- Mit der Ausatmung anspannen und sich mit der linken Hand vom Boden hochdrücken (b).

SICHERHEITSVORKEHRUNGEN

Bei Druck im Becken den Bewegungsradius einschränken oder andere Trizepsübung machen.

STEIGERUNG DES SCHWIERIGKEITSGRADS

- Die Beine gerade ausstrecken.

STIRNDRÜCKEN AUF GYMNASTIKBALL MIT BECKENLIFT

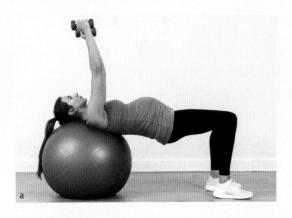 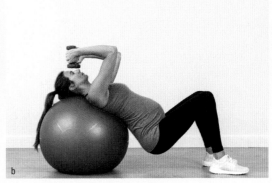

Ziel und Nutzen

Zwei Übungen zu kombinieren ist effizient und erhöht die Herausforderung, indem sie den ganzen Körper und nicht nur die Arme trainieren.

Ausrüstung

Gymnastikball und Kurzhanteln

BESCHREIBUNG

- Legen Sie den Gymnastikball auf den Boden. Jeweils eine Hantel zu beiden Seiten in Reichweite auf den Boden legen und mit dem Rücken zum Ball in die Hocke gehen.
- Greifen Sie die Hanteln und halten Sie sie eng am Körper und lehnen Sie sich nach hinten, sodass oberer Rücken und Kopf auf dem Ball aufliegen.
- Das Gesäß anheben und mit den Füßen nach vorn gehen, bis der Rumpf parallel zum Boden und Kopf und Schulterblätter auf dem Ball sind.

- Strecken Sie beide Arme Richtung Decke (a).
- Atmen Sie ein, um sich auszudehnen, und winkeln Sie die Ellbogen an, um die Gewichte zu den Ohren zu senken. Die Arme bleiben parallel. Gleichzeitig das Gesäß leicht Richtung Boden senken (b).
- Mit der Ausatmung anspannen, die Hüften nach oben drücken und gleichzeitig die Arme strecken.

SICHERHEITSVORKEHRUNGEN

Bei Unsicherheit den Gymnastikball in einer Ecke oder vor einer Wand platzieren. Oder verwenden Sie für mehr Stabilität eine Flachbank.

STEIGERUNG DES SCHWIERIGKEITSGRADS

- Schwerere Hanteln nehmen.

- Die Anzahl der WH erhöhen.

KREBSGANG

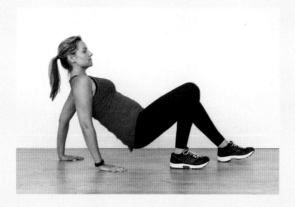

Ziel und Nutzen

Die Übung ist eine Art Umkehrung des Unteramstützes und ein tolles Ganzkörper-Workout
mit etwas Zusatztraining für Trizeps und Schultern.

BESCHREIBUNG

- Setzen Sie sich mit gebeugten Knien und den Armen hinter sich auf den Boden. Die Finger zeigen in Richtung Füße.
- Atmen Sie ein, um sich vorzubereiten.
- Mit der Ausatmung anspannen und das Gesäß vom Boden heben, sodass Sie sich nur auf Hände und Füße stützen.
- 10 Schritte vor- und 10 Schritte zurückgehen.

SICHERHEITSVORKEHRUNGEN

Bei zu starker Belastung der Schultern auf diese Übung verzichten.

STEIGERUNG DES SCHWIERIGKEITSGRADS

- 5 weitere Schritte in jede Richtung gehen.

TRIZEPSDRÜCKEN AUF DEM BOSU-BALL

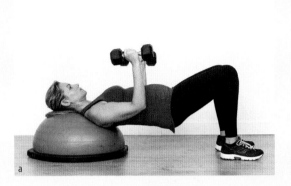 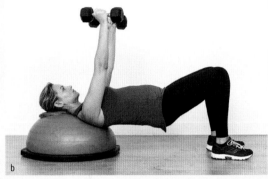

Ziel und Nutzen

Durch den Einsatz des BOSU-Balls kommt ein Element der Instabilität dazu, sodass der ganze Körper gefordert ist, während nach wie vor der Trizeps im Fokus steht.

Ausrüstung

BOSU-Ball und Kurzhanteln

BESCHREIBUNG

- Legen Sie den BOSU-Ball auf den Boden und setzen Sie sich seitlich davor.
- Legen Sie die Hanteln neben sich auf den Boden.
- Senken Sie den Kopf zum BOSU-Ball, dann rollen Sie herum, sodass der Hinterkopf auf dem BOSU-Ball liegt. Greifen Sie die Hanteln und drücken Sie die Hüften Richtung Decke, sodass Sie sich in einer Tischposition befinden.

- Atmen Sie ein, um sich vorzubereiten, winkeln Sie die Ellbogen an und senken Sie die Hanteln Richtung Brustkorb (a).
- Mit der Ausatmung anspannen und die Hanteln wieder Richtung Decke drücken. Die Hüften bleiben während der ganzen Zeit oben, Sie bewegen nur die Ellbogen (b).

SICHERHEITSVORKEHRUNGEN

Die Hüften senken und das Gesäß auf den Boden bringen, wenn Sie eine Pause brauchen. Achten Sie darauf, die Hanteln fest in den Händen zu halten.

STEIGERUNG DES SCHWIERIGKEITSGRADS

- Schwerere Hanteln nehmen.
- Die Anzahl der WH erhöhen.

STATIONÄRER AUSFALLSCHRITT MIT TRIZEPSDRÜCKEN ÜBER KOPF

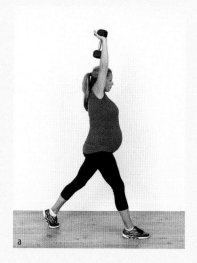 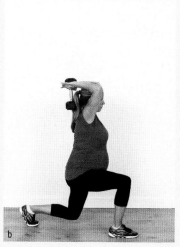

Ziel und Nutzen

Mit dieser großartigen Übung werden Beine, Gesäßmuskeln und Trizeps gleichzeitig trainiert.

Ausrüstung

Kurzhantel

BESCHREIBUNG

- Halten Sie eine Hantel zwischen beiden Händen.
- Arme ausstrecken, um das Gewicht über den Kopf zu heben. Die Ellbogen zeigen beim Heben nach vorn, die Arme sind parallel.
- Stehen Sie in neutraler Haltung und strecken Sie ein Bein mit angehobener Ferse hinter sich aus (a).

- Atmen Sie ein, um sich auszudehnen, beugen Sie das hintere Bein, um in den Ausfallschritt zu kommen. Gleichzeitig beide Ellbogen beugen, um das Gewicht hinter den Kopf zu führen (b).
- Mit der Ausatmung anspannen und die Arme strecken, um das Gewicht zu heben. Strecken Sie gleichzeitig das vordere Bein, um sich aus dem Ausfallschritt hochzudrücken.

SICHERHEITSVORKEHRUNGEN

Wenn Ihnen das Strecken der Arme schwerfällt, ohne ein Hohlkreuz zu machen, bleiben Sie beim stationären Ausfallschritt oder dem Trizepsdrücken im Stand. Bei unsicherem Stand stellen Sie die Füße näher zusammen oder bleiben beim Trizepsdrücken im Stand.

STEIGERUNG DES SCHWIERIGKEITSGRADS

- Den vorderen Fuß auf einen BOSU-Ball stellen.
- Eine schwerere Hantel nehmen.

- Die Anzahl der WH erhöhen.

Schultern

Die meisten Menschen – ob schwanger oder nicht – leiden unter Rundrücken und könnten ein Stretching für Brustkorb und vordere Schultern sowie eine Kräftigung der seitlichen und hinteren Schulterpartie gut gebrauchen. Bei all dem Heben und Tragen, das Ihnen bevorsteht, werden Ihre Schultern viel zu tun bekommen, sodass sie kräftig und geschmeidig sein sollten!

AUFRECHTES RUDERN MIT BAND

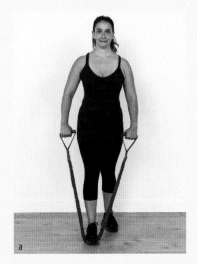 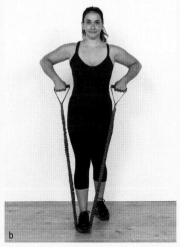

....

Ziel und Nutzen

Diese Übung kräftigt die seitlichen und hinteren Schultern und hilft bei all dem Heben,
das Ihnen als Mutter bevorsteht.

Ausrüstung

Widerstandsband

....

BESCHREIBUNG

- Stellen Sie sich mit neutralem Becken und beckenbreiten Füßen aufrecht hin.
- Einen Fuß auf die Mitte des Bands stellen, mit jeder Hand ein Ende ergreifen. Die Handflächen zeigen nach hinten (a).

- Atmen Sie ein, um sich vorzubereiten.
- Mit der Ausatmung anspannen und die Bandgriffe unter Führung der Ellbogen hochheben, bis die Hände auf Brusthöhe sind (b).

SICHERHEITSVORKEHRUNGEN

Bei Schulterschmerzen die Übung meiden. Die Schultern nicht hochziehen und den Hals entspannt halten.

STEIGERUNG DES SCHWIERIGKEITSGRADS

- Für mehr Widerstand ein stärkeres Band verwenden.

- Die Anzahl der WH erhöhen.

SEITHEBEN

....

Ziel und Nutzen

Auch das ist eine tolle Übung für die seitlichen Schultern, die Kraft, Ausdauer und Definition verbessert.

Ausrüstung

Kurzhanteln

....

BESCHREIBUNG

- Stellen Sie sich mit beckenbreiten Füßen und neutralem Becken aufrecht hin.
- Halten Sie in den seitlich herabhängenden Händen je eine Kurzhantel. Die Handflächen zeigen zueinander (a).

- Atmen Sie ein, um sich vorzubereiten.
- Mit der Ausatmung anspannen und die Arme seitlich vom Körper wegheben, bis die Hände auf Schulterhöhe sind und Arme und Körper ein »T« bilden (b).

SICHERHEITSVORKEHRUNGEN

Bei Schulterschmerzen auf diese Übung verzichten. Die Schultern nicht hochziehen und den Nacken entspannt halten.

STEIGERUNG DES SCHWIERIGKEITSGRADS

- Schwerere Gewichte verwenden.
- Die Anzahl der WH erhöhen.

- Die Übung auf einem Bein ausprobieren.

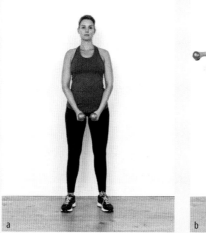
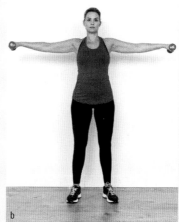

Sich fordern

Das ist eine fantastische Core-, Bein und Schulterübung, die Sie wirklich ins Schwitzen bringt! Man nimmt eine leichte Hantel – etwa 2 kg – in beide Hände und streckt die Arme in Schulterhöhe vor sich aus. Atmen Sie ein, um sich auszudehnen, und gehen Sie in die Kniebeuge. Die Kniebeuge halten und weiteratmen. Nun das Gewicht mit geraden Armen 10-mal in eine Richtung kreisen lassen, dann 10-mal in die andere. Anstrengend, nicht wahr? Wir verlangen hier keine Bauchatmung: einfach nur atmen und spüren, wie der Beckenboden arbeitet. Bei Schwere im Beckenboden absolvieren Sie die Übung mit einer kleineren Kniebeuge oder stellen sich mit lediglich beckenbreitren Füßen hin.

SCHULTERDRÜCKEN IM SITZEN

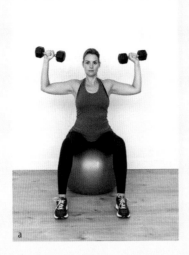 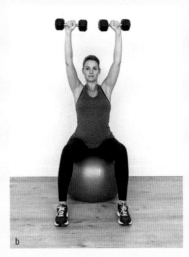

Ziel und Nutzen

Wenn der Schwerpunkt auch auf den seitlichen Muskeln liegt, hat die Übung doch
die gesamte Schulterpartie im Visier.

Ausrüstung

Kurzhanteln und Gymnastikball oder Stuhl

BESCHREIBUNG

- Setzen Sie sich mit neutralem Becken auf den Gymnastikball oder Stuhl.
- Mit seitlich herabhängenden Armen in jeder Hand eine Hantel halten und die Ellbogen beugen, um sie mit nach vorn zeigenden Handflächen bis auf etwa Schulterhöhe zu heben (a).

- Atmen Sie ein, um sich vorzubereiten.
- Mit der Ausatmung anspannen und die Arme ausstrecken, um die Hanteln Richtung Decke zu drücken (b).

SICHERHEITSVORKEHRUNGEN

Achten Sie darauf, dass Sie beim Heben kein Hohlkreuz machen.

STEIGERUNG DES SCHWIERIGKEITSGRADS

- Schwerere Hanteln nehmen.
- Die Anzahl der WH erhöhen.

- Die Übung im Stehen ausprobieren.

ALTERNIERENDES FRONTHEBEN

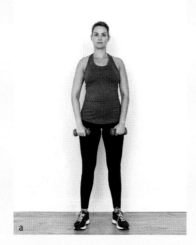 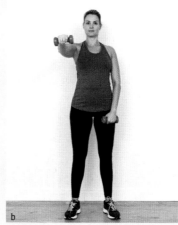

....

Ziel und Nutzen

In dieser Übung wird die vordere Schulterpartie gefordert, die uns auf das vermehrte Heben vorbereitet.

Ausrüstung

Kurzhanteln

....

BESCHREIBUNG

- Stellen Sie sich mit beckenbreiten Beinen und neutralem Becken aufrecht hin.
- In jeder Hand eine Hantel halten. Die Handflächen ruhen auf der Vorderseite der Oberschenkel (a).
- Atmen Sie ein, um sich vorzubereiten.

- Mit der Ausatmung anspannen und den rechten Arm auf Schulterhöhe nach vorn strecken (b).
- Mit der Einatmung führen Sie den Arm zurück in die Ausgangsposition.
- Auf der anderen Seite wiederholen.

SICHERHEITSVORKEHRUNGEN

Bei Schulterschmerzen auf diese Übung verzichten. Achten Sie darauf, dass Sie nicht schwanken oder ein Hohlkreuz machen. Bei Unsicherheit oder Hohlkreuz die Übung sitzend auf einem Stuhl oder Gymnastikball durchführen.

STEIGERUNG DES SCHWIERIGKEITSGRADS

- Schwerere Gewichte verwenden.
- Die Anzahl der WH erhöhen.

- Versuchen, während des Hebens auf einem Bein zu stehen.
- Beide Arme gleichzeitig heben.

SEITHEBEN MIT ANGEWINKELTEN ARMEN

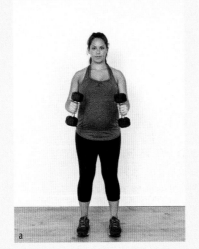 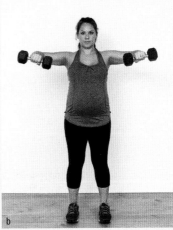

Ziel und Nutzen

Wie die vorausgegangene Übung bietet auch diese eine Möglichkeit, die lateralen Schultermuskeln zu stimulieren. Durch das Beugen der Arme wird der Hebel kürzer, wodurch man häufig ein etwas schwereres Gewicht heben kann.

Ausrüstung

Kurzhanteln

BESCHREIBUNG

- Stellen Sie sich mit beckenbreiten Füßen und neutralem Becken aufrecht hin.
- Eine Hantel in jeder Hand halten, wobei die rechtwinklig gebeugten Arme an den Seiten und die Handflächen einander zugewandt sind (a).
- Atmen Sie ein, um sich vorzubereiten.

- Mit der Ausatmung anspannen und die Ellbogen auf Schulterhöhe heben. Die Ellbogen bleiben gebeugt (b).
- Bilden Sie wie beim normalen Seitheben den Buchstaben »T«.

SICHERHEITSVORKEHRUNGEN

Bei Schulterschmerzen auf die Übung verzichten. Die Übung kann auch sitzend auf einem Stuhl oder Gymnastikball absolviert werden.

STEIGERUNG DES SCHWIERIGKEITSGRADS

- Schwerere Gewichte verwenden.

- Die Anzahl der WH erhöhen.

HALBMOND-AUSFALLSCHRITT

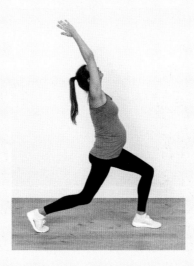

Ziel und Nutzen

Auf diese Weise lassen sich die Vorderseite des Körpers – Bauch, Vorderseite von Becken und Brustkorb – wunderbar dehnen.

BESCHREIBUNG

- Stellen Sie sich mit beckenbreiten Füßen aufrecht hin.
- Strecken Sie das rechte Bein im Ausfallschritt nach hinten und strecken Sie gleichzeitig beide Arme gerade nach oben.
- 3 bis 5 Sekunden halten, dann in die Ausgangspositon zurückkehren und auf der anderen Seite wiederholen.

SICHERHEITSVORKEHRUNGEN

Bei Unsicherheit den Schritt etwas verkürzen.

STEIGERUNG DES SCHWIERIGKEITSGRADS

- Die Position länger halten.

Sich fordern

Als vielbeschäftigte Mama werden Sie sich öfter in merkwürdigen Haltungen wiederfinden, etwa wenn Sie ein schlafendes Baby halten und gleichzeitig nach einem Glas auf einem hohen Regal tasten oder etwas mit dem Fuß wegschieben und gleichzeitig Ihr Kind mit den Händen ablenken. Eine tolle Übung für den ganzen Körper und besonders die Schultern, die Sie auf das Ausstrecken und Greifen vorbereitet, ist folgende: Eine Gleitscheibe oder ein kleines Handtuch auf den Boden legen und die Zehen des linken Fußes daraufstellen. Das Körpergewicht auf das rechte Bein verlagern. Atmen Sie ein, um sich auszudehnen, strecken Sie das linke Bein nach hinten, gleiten Sie dabei auf dem Fuß nach hinten und strecken Sie beide Arme nach vorn. Mit der Ausatmung senken Sie die Arme und ziehen den linken Fuß wieder nach vorn. So erhält man beim Einatmen eine schöne Längung an der Vorderseite des Körpers, beim Ausatmen eine sanfte Kontraktion der Körpermitte. Auf jeder Seite 10 bis 12 WH.

8

Kraft und Ausdauer für den Unterkörper

Viele der körperlichen Veränderungen in der Schwangerschaft betreffen den Unterkörper, vor allem Füße und Becken. Die immer schwerere Last, mit der sich der Körper arrangieren muss, kann zu Kompensationshaltungen führen, die wiederum zu vielen der Schmerzen und Beschwerden beitragen, die Frauen in Schwangerschaft und Mutterschaft als normal erachten. Haltungs- und hormonelle Veränderungen, Gewichtszunahme und der sich verlagernde Schwerpunkt, sie alle bilden zusätzliche Herausforderungen für den Unterkörper und führen zu Kreuz- oder Hüftschmerzen sowie zu Symphysendysfunktion (Schmerzen im Schambein).

Ihre Füße tragen Sie Tag für Tag von A nach B, sodass sie – über die gelegentliche Pediküre hinaus – einiges an liebevoller Zuwendung verdient hätten. Wahrscheinlich waren Ihre Füße die meiste Zeit Ihres Lebens in irgendwelche Schuhe gezwängt, wodurch die Muskeln, die Sie tragen und stützen sollten, aufgrund der »eingipsenden« Wirkung der Schuhe höchstwahrscheinlich geschwächt und außer Form sind. Schuhe sollten eine dünne, flexible Sohle haben und ausreichend Zehenraum, der Bewegung und Gebrauch des Fußes ermöglicht. Herkömmliches Schuhwerk ist oft starr und stützend, besitzt wenig Zehenraum und soll vor allem den Fuß in einer vorgegebenen Position halten (statt den Muskeln zu ermöglichen, ihre Arbeit zu tun). Jeder unserer Füße besitzt 19 Muskeln und 26 Knochen und idealerweise die Freiheit, auf den ständig sich verändernden Boden

unter uns zu reagieren und sicherzustellen, dass wir nicht stürzen. Sind sie aber in fester Position in einem Schuh fixiert, können die Muskeln nicht ihren vollen Bewegungsumfang ausschöpfen. Es können sich Kompensationen entwickeln, wodurch der Fuß seine gute Form verliert. Kommt dann noch der sich verlagernde Schwerpunkt hinzu, werden die Füße wohl nach und nach durch Schmerzen ihren Protest einlegen! In Barfußschuhe zu wechseln kann dazu beitragen, die Fußmuskeln aufzubauen. Mit kleinen Bällen, auf denen man hin- und herrollt, lassen sich in der Schwangerschaft auftretende Spannungen lockern, und es fühlt sich super an! Glückliche Füße, die sich frei bewegen können, verhelfen zu guter Haltung, die wiederum Bein- und Core-Muskeln eine optimale Funktion ermöglicht.

Einige unserer größten Muskeln befinden sich in den Beinen, und natürlich will man, dass sie für die Wehen stark und ausdauernd sind. Bei der Entbindung aktiv zu bleiben, ist wichtig, und wenn unsere Beine uns in unterschiedlichen Stellungen und beim Kauern, Knien, Stehen halten und tragen können, werden die Wehen leichter. Häufig betrachten Frauen die Geburt als etwas, das man im Liegen erledigt, aber eigentlich ist es ein dynamischer Prozess. Durch Entwicklung von Beinkraft und -ausdauer in der Schwangerschaft ist man für die köperlichen Anforderungen der Geburt gewappnet, fühlt sich in der Schwangerschaft besser und wird sich danach rascher erholen.

Das beste Beintraining sind tägliche Spaziergänge sowie Übungen, die Geburtsstellungen simulieren. Erinnern Sie sich an das Spezifitätsprinzip? Benutzen Sie Ihren Körper so, wie er während des Geschehens eingesetzt wird, für das Sie trainieren. Bei der Geburt werden Sie gehen, kauern, im Ausfallschritt stehen, zeitweise knien oder auf alle viere sinken, ja vielleicht sogar auf der Seite liegen. Stellen Sie sicher, dass Ihre Schwangerschaftsübungen Sie darauf vorbereiten. Der Unterkörper übernimmt in den Wehen die meiste Arbeit, sodass Sie einen Gutteil des Trainings auf die untere Körperhälfte verwenden sollten. Kraft, Länge und Ausdauer sind entscheidend, daher Progressionen einbauen hinsichtlich WH-Zahlen und Zeit, die man eine Position hält, ebenso wie der Menge an Stretching, um die Muskeln geschmeidig und entspannt zu halten.

Werfen wir einen Blick auf die Übungen, mit denen wir Unterkörper auf Wehen und Mutterschaft vorbereiten. Und immer an die Bauchatmung denken – einatmen, um sich auszudehnen, und ausatmen, um sich anzuspannen, ehe Kraft aufgewendet wird (Näheres zur Bauchatmung siehe Kapitel 6). Sobald Sie die Bauchatmung in eine Übung integrieren, wird dadurch fast jede automatisch zu einer Körpermitte-und-Beckenboden-Übung!

WADENHEBEN MIT GYMNASTIKBALL

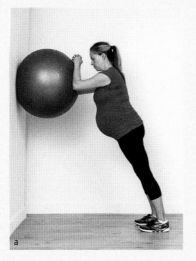
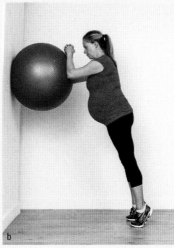

....

Ziel und Nutzen

• Entwickelt Kraft und Ausdauer der Waden und fördert den Blutkreislauf, was der Bildung von Krampfadern entgegenwirkt. • Stärkt den Gleichgewichtssinn.

Ausrüstung

Gymnastikball

....

BESCHREIBUNG

• Platzieren Sie den Gymnastikball zwischen Brust und Wand. Die Unterarme drücken gegen den Ball und die Arme sind rechtwinklig gebeugt.

• Treten Sie 30 cm zurück, sodass Sie sich leicht zum Ball neigen. Mit beckenbreiten und nach vorn weisenden Füßen aufrecht stehen (a).

• Zur Vorbereitung atmen Sie ein und dehnen sich aus.

• Mit der Ausatmung anspannen und sich (mit beiden Füßen oder nur einem) auf den Zehen hochdrücken, die Beine bleiben gestreckt (b).

SICHERHEITSVORKEHRUNGEN

Stellen Sie sich so nah an die Wand, dass die Fußgelenke einen 90-Grad-Winkel bilden. Eventuell weiter zurücktreten, sodass sich die Neigung verstärkt und sich der Winkel verkleinert.

STEIGERUNG DES SCHWIERIGKEITSGRADS

• Weiter von der Wand zurücktreten.

• Immer nur ein Bein einsetzen, um Balance und Core zu trainieren.

KNIEBEUGE MIT GYMNASTIKBALL

Ziel und Nutzen

• Entwickelt Kraft und Ausdauer in Quadrizeps, Hamstrings und Gluteus. • Trainiert den Körper für funktionelle Bewegungen. • Bereitet auf die Hocke in den Wehen vor.

Ausrüstung

Gymnastikball

BESCHREIBUNG

- Stellen Sie sich mit dem Rücken vor eine Wand. Halten Sie den Gymnastikball an den unteren Rücken, sodass ihn die unteren Schulterblattkanten berühren. Gehen Sie rückwärts, bis Sie gegen die Wand stoßen. Mit beckenbreiten und nach vorn zeigenden Füßen aufrecht stehen (a).
- Atmen Sie ein, um sich auszudehnen, und gehen Sie in die Kniebeuge. Drücken Sie dabei das Gesäß nach hinten. Das Gewicht bleibt auf den Fersen (b).
- Mit der Ausatmung anspannen, die Beine strecken und sich wieder hochdrücken.
- Sie können auch versuchen, eine statische Kniebeuge zu halten, bei der sie in die Hocke gehen und diese dann 10 bis 30 Sekunden halten.

SICHERHEITSVORKEHRUNGEN

Platzieren Sie anfangs die Füße so weit vor sich, dass die Knie nach vorn gehen und sich bis über den Mittelfuß schieben. Die Knie sollten nicht über den Fußgelenken verharren. Schiebt man sie aber zu weit nach vorn, werden vor allem die Quadrizeps belastet, während hier in erster Linie Gesäßmuskeln und Hamstrings arbeiten sollten.

STEIGERUNG DES SCHWIERIGKEITSGRADS

- Die Kniebeugen ohne Ball probieren.
- Sich auf einen BOSU-Ball (gewölbte Seite nach oben) hocken. Eventuell eine breitbeinigere Haltung einnehmen, bei der die Füße am Rand des Balls platziert werden. Wie oben sicherstellen, dass die Knie sich nicht über die Zehen hinaus bewegen. Die Übung ist im zweiten oder dritten Trimester nicht zu empfehlen, da die größere Instabilität das Risiko eines Sturzes erhöht.

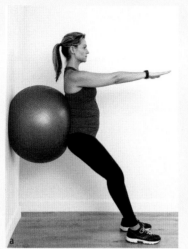 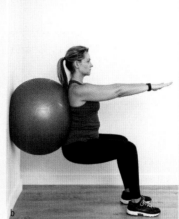

Sich fordern

Eigengewicht-Kniebeugen sind eine Herausforderung. Da Sie während der gesamten Schwangerschaft zunehmen, geht damit eine natürliche Progression hin zu höherer Gewichtsbelastung einher, ohne dass man an der Übung etwas verändern müsste! Sie können sogar noch einen draufsetzen, indem Sie Kurzhanteln verwenden. Versuchen Sie es für den Anfang mit einer in jeder Hand. Dann können Sie zu einer Hantel in einer Hand fortschreiten, um sich auf die vielen ungleichmäßigen Lasten vorzubereiten, mit denen Sie es als Mutter zu tun haben werden.

AUSFALLSCHRITT MIT GYMNASTIKBALL

Ziel und Nutzen

• Entwickelt Kraft und Ausdauer in Quadrizeps, hinteren Oberschenkel- und Gesäßmuskeln. • Trainiert den Körper für funktionelle Bewegungen. • Bereitet auf asymmetrische stehende Geburtspositionen vor.

Ausrüstung

Gymnastikball

BESCHREIBUNG

- Stellen Sie sich mit dem Rücken vor eine Wand. Halten Sie den Gymnastikball an den unteren Rücken, sodass ihn die unteren Schulterblattkanten berühren. Gehen Sie rückwärts, bis Sie gegen die Wand stoßen. Stehen Sie aufrecht, beugen Sie sich nicht nach vorn.

- Den rechten Fuß nach vorn setzen, den linken nach hinten, wobei die Zehen des linken Fußes am Boden, die Ferse angehoben ist und Sie sich in leichtem Ausfallschritt befinden (a).

- Atmen Sie ein, um sich auszudehnen, winkeln Sie das rechte Bein an und gehen Sie in den Ausfall-schritt. Drücken Sie das Gesäß nach hinten und lassen Sie das Gewicht auf der rechten Ferse. Das rechte Knie bewegt sich nach vorn und ist im tiefsten Teil des Ausfallschritts eher über dem Fußgelenk als über den Zehen – dies schützt Ihre Knie und stellt sicher, dass die Last sich stärker auf Gesäß- und hintere Oberschenkelmuskeln verteilt als auf die Quadrizeps (b).

- Mit der Ausatmung anspannen, das rechte Bein strecken und sich hochdrücken.

SICHERHEITSVORKEHRUNGEN

Achten Sie darauf, dass die Anfangsstellung breit genug ist, um das vordere Knie sauber vorzuschieben. Es sollte sich auf einer imaginären Linie zwischen erster und zweiter Zehe, jedoch nicht über die Zehen hinaus bewegen.

STEIGERUNG DES SCHWIERIGKEITSGRADS

- Ausfallschritt ohne Ball versuchen.

- Hanteln in beiden Händen oder in nur einer verwenden, um den Körper auf ungleichmäßige Lasten wie Kindersitze etc. vorzubereiten.

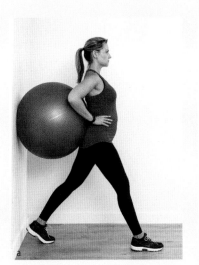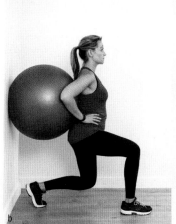

STEHENDER BEIN-CURL MIT GYMNASTIKBALL

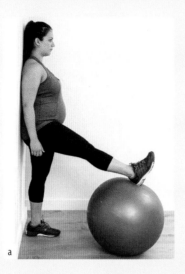

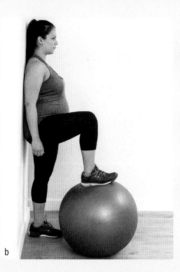

a   b

Ziel und Nutzen

• Entwickelt Kraft und Ausdauer in den Hamstrings. • Trainiert Kraft und Ausdauer der seitlichen Hüftmuskeln des Standbeins. • Fördert die Kraft der Körpermitte.

Ausrüstung

Gymnastikball

BESCHREIBUNG

• Stellen Sie sich mit dem Rücken vor eine Wand, den Gymnastikball vor sich oder in Reichweite einer der Füße. Setzen Sie einen Fuß auf den Ball und stabilisieren Sie das Gewicht über Ihr Standbein. Mit dem aktiven Bein den Ball so nah heranrollen, dass das aktive Knie einen 90-Grad-Winkel bildet.

• Atmen Sie ein, um sich vorzubereiten, und rollen Sie den Ball von sich weg (a).

• Mit der Ausatmung anspannen, die Ferse in den Ball drücken und diesen zurückrollen, bis sich das aktive Bein wieder im rechten Winkel befindet (b).

SICHERHEITSVORKEHRUNGEN

Bei Gleichgewichtsproblemen an einer Stuhllehne festhalten.

STEIGERUNG DES SCHWIERIGKEITSGRADS

• Mit einer Hantel in einer oder beiden Händen einen Bizeps-Curl ausführen.

• Mit der rechten Seite etwas von der Wand entfernt stehen und sich mit der rechten Hand daran abstützen.

• Ohne Abstützung von der Wand entfernt stehen, um die Core-Balance herauszufordern.

HÜFTSTRECKUNG MIT GEBEUGTEM BEIN

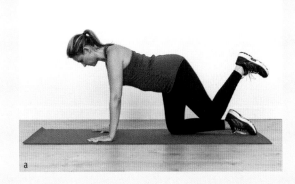 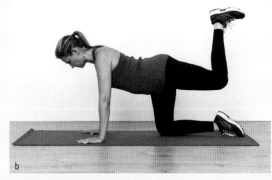

....

Ziel und Nutzen

• Entwickelt Kraft und Ausdauer in der hinteren Oberschenkelmuskulatur. • Entwickelt Kraft in den Gesäßmuskeln. • Trainiert die Körpermitte und den unteren Rücken.

Ausrüstung

Matte

....

BESCHREIBUNG

- Knien Sie in aufrechter Haltung auf dem Boden.
- Mittels Bauchatmung die unteren Bauchmuskeln anspannen.
- Halten Sie die Spannung, setzen Sie die Hände unter den Schultern auf den Boden. Die Knie sind unter den Hüften (a).

- Atmen Sie ein, um sich vorzubereiten.
- Mit der Ausatmung anspannen, ein Knie beugen und anheben, sodass die Fußsohle Richtung Decke zeigt (b).
- Atmen Sie ein, um sich auszudehnen, und lassen Sie das Knie wieder sinken.

SICHERHEITSVORKEHRUNGEN

Die Übung ist nach dem ersten Trimester nicht mehr zu empfehlen. Obwohl ungefährlich, belastet sie die Linea alba zusätzlich, was die Dehnung verstärkt und den Abstand zwischen den Rektusmuskeln vergrößern kann. Als Alternative empfehlen wir eine Hüftstreckung im Stehen.

STEIGERUNG DES SCHWIERIGKEITSGRADS

- Versuchen, auf der gewölbten Seite eines BOSU-Balls zu knien.
- Das Bein möglichst gerade halten. Dies verlängert den Hebel, was die Übung erschwert. Oder zur

Erhöhung des Widerstands eine Gewichtsmanschette am Fußgelenk befestigen.

STEHENDE HÜFTABDUKTION MIT GYMNASTIKBALL

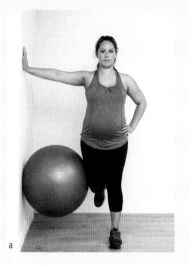 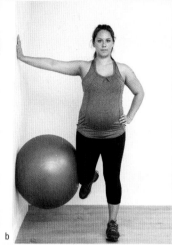

a

b

Ziel und Nutzen

• Entwickelt Kraft und Ausdauer von Gluteus und Abduktoren. • Fördert die Fähigkeit, das Gewicht von einem Bein aufs andere zu verlagern.

Ausrüstung

Gymnastikball

BESCHREIBUNG

- Stehen Sie mit geschlossenen Beinen mit der rechten Körperseite zur Wand. Stützen Sie sich mit einer Hand an der Wand ab, ohne sich dagegenzulehnen.
- Den Gymnastikball direkt über dem rechten Knie an der Wand platzieren.
- Beugen Sie das rechte Knie um 90 Grad, halten Sie die Oberschenkel parallel (a).

- Halten Sie die Hüften gerade und nach vorn gerichtet.
- Atmen Sie ein, um sich vorzubereiten.
- Mit der Ausatmung anspannen und den Gymnastikball mit dem gebeugte rechten Bein an die Wand drücken (b).

SICHERHEITSVORKEHRUNGEN

Eine korrekte Haltung einnehmen, um den Rücken nicht zu belasten.

STEIGERUNG DES SCHWIERIGKEITSGRADS

- Ein Widerstandsband um Knie oder Fußgelenke legen, um die Intensität zu erhöhen.

- Auf der Wölbung des BOSU-Balls stehen, um die eigene Balance zu testen (nicht zu empfehlen im zweiten und dritten Trimester).

HÜFTABDUKTION IM SITZEN MIT BAND

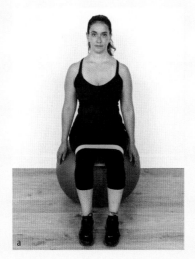 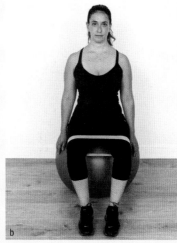

Ziel und Nutzen

• Entwickelt Kraft und Ausdauer der seitlichen Hüftmuskeln. • Trainiert Gesäßmuskeln und Beckenboden.
• Bereitet auf Geburtspositionen vor.

Ausrüstung

Stuhl oder Gymnastikball und Widerstandsband

BESCHREIBUNG

- Setzen Sie sich mit neutralem Becken und beckenbreiten Füßen auf den Stuhl oder Gymnastikball.
- Das Widerstandsband um die Oberschenkel spannen, sodass es sich knapp oberhalb der Knie befindet (a).

- Zur Vorbereitung atmen Sie ein und dehnen sich aus.
- Mit der Ausatmung anspannen und die Oberschenkel nach außen gegen das Band pressen (b).
- Atmen Sie ein, um sich auszudehnen, während die Oberschenkel zur Mitte zurückkehren.

SICHERHEITSVORKEHRUNGEN

- Bei Unsicherheit anstelle des Gymnastikballs einen Stuhl verwenden.
- Für mehr Stabilität den Ball in eine Ecke schieben.

- Den Ball mit den Händen festhalten, um sich sicherer zu fühlen.

HÜFTADDUKTION IM SITZEN MIT BAND

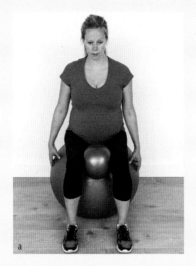
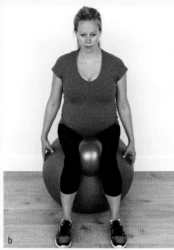

Ziel und Nutzen

• Entwickelt und stärkt die Adduktoren. • Aktiviert den Beckenboden.

Ausrüstung

Gymnastikball und kleinerer Ball wie etwa Fuß-, Fitness- oder Pilatesball

----

BESCHREIBUNG

• Setzen Sie sich mit neutralem Becken aufrecht auf den Gymnastikball. Die Füße mit 30 cm Abstand voneinander. Legen Sie die Hände seitlich auf den Ball.

• Klemmen Sie einen kleinen Ball zwischen die Knie (a).
• Atmen Sie ein, um sich vorzubereiten.
• Mit der Ausatmung anspannen und den Ball zwischen den Knien zusammendrücken (b).

SICHERHEITSVORKEHRUNGEN

Zwecks größerer Stabilität den Gymnastikball vor die Wand rollen. Bei Beckenschmerzen die Übung abbrechen.

STEIGERUNG DES SCHWIERIGKEITSGRADS

• Den Ball nicht festhalten.

• Die Übung mit einem kleinen Ball zwischen den Beinen im Stehen probieren.

GEHEN IM AUSFALLSCHRITT

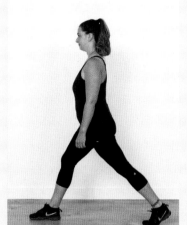
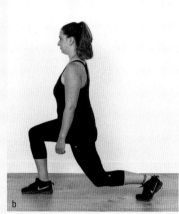

....

Ziel und Nutzen

- Fördert Beinkraft und -ausdauer. • Entwickelt Gesäßmuskulatur und Beckenboden.
- Trainiert den Gleichgewichtssinn und sorgt für ein stabiles Becken.

....

BESCHREIBUNG

- Stellen Sie sich mit beckenbreiten Füßen, in die Hüften gestützen Händen oder seitlich herabhängenden Armen aufrecht hin.
- Atmen Sie ein, um sich vorzubereiten.
- Mit der Ausatmung treten Sie nach vorn. Einatmen und in den Ausfallschritt sinken; dabei das Gesäß nach hinten drücken und das Gewicht über der vorderen Ferse lassen. Das vordere Knie bleibt auch im tiefsten Ausfallschritt eher über dem Fußgelenk, als über die Zehen nach vorn zu

wandern. Das dient seinem Schutz und stellt sicher, dass sich die Last eher auf Gluteus und Hamstrings verteilt als auf die Quadrizeps (a).

- Atmen Sie aus, um sich anzuspannen, und strecken Sie die Beine leicht, um sich nach vorn zu schieben. Drücken Sie sich mit dem hinteren Bein hoch und heben es dann hoch, sodass es sich vorwärts bewegen und aus seiner hinteren Position in die vordere wechseln kann (b).

SICHERHEITSVORKEHRUNGEN

Bei unsicherem Stand beim stationären Ausfallschritt bleiben oder die Übung neben einer Wand ausführen, um sich abstützen zu können.

STEIGERUNG DES SCHWIERIGKEITSGRADS

- Die Hanteln in beiden Händen oder in nur einer Hand halten, um für das Tragen unausgeglichener Lasten wie eines Kindersitzes zu trainieren.
- Die Yogarolle wie ein Baby im Arm halten. Das bietet nicht nur Widerstand, sondern hilft auch beim Einüben mütterlicher Bewegungsmuster.

KREUZHEBEN

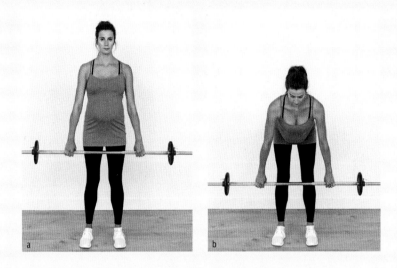

Ziel und Nutzen

• Entwickelt Kraft und Ausdauer in Gesäß und unterem Rücken. • Bereitet uns darauf vor, unser Baby in die Wiege zu legen bzw. herauszuheben.

Ausrüstung

Langhantel

BESCHREIBUNG

- Stellen Sie sich mit beckenbreiten Füßen aufrecht hin.
- Halten Sie mit beiden Händen die Langhantel halten und stützen Sie diese auf der Vorderseite der Oberschenkel ab (a).
- Atmen Sie ein, um sich auszudehnen, beugen Sie sich aus der Hüfte nach vorn und lassen Sie die Stange bei neutralem Becken entlang der Oberschenkelvorderseite Richtung Boden gleiten.
- Zulassen, dass sich das Becken nach hinten verlagert, und immer tiefer und weiter nach vorn greifen, bis Sie in den Hamstrings eine Dehnung spüren (b).
- Mit der Ausatmung spannen Sie die Gesäßmuskeln an und drücken sich wieder hoch.

SICHERHEITSVORKEHRUNGEN

Sicherstellen, dass das Becken neutral ist und Schultern nicht nach vorn sinken.

STEIGERUNG DES SCHWIERIGKEITSGRADS

- Das Gewicht erhöhen.
- Eine Yogarolle – wie ein Baby – in ein Kinderbett legen. Auch sie bietet Widerstand und hilft, ein mütterliches Bewegungsmuster einzuüben.

SCHULTERBRÜCKE MIT GESTRECKTEN BEINEN AUF GYMNASTIKBALL

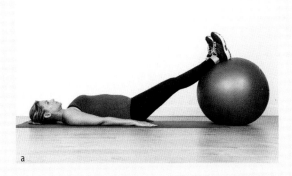

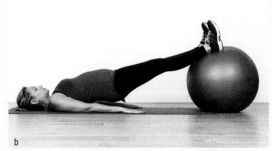

Ziel und Nutzen

• Entwickelt Kraft und Ausdauer der Hamstrings. • Trainiert gleichzeitig Unterkörper und Körpermitte.

Ausrüstung

Gymnastikball und Matte

BESCHREIBUNG

- Legen Sie sich auf den Rücken und legen Sie die Waden auf dem Gymnastikball ab. Die Arme liegen seitlich am Körper mit den Handflächen Richtung Boden (a).
- Atmen Sie ein, um sich vorzubereiten.
- Mit der Ausatmung drücken Sie die Hüften hoch (b).
- Atmen Sie ein, um sich auszudehnen, und senken Sie die Hüften kontrolliert in die Ausgangsposition ab.

SICHERHEITSVORKEHRUNGEN

Bei unsicherem Gefühl den Gymnastikball für die Übung in eine Ecke rollen.

STEIGERUNG DES SCHWIERIGKEITSGRADS

- Sobald das Gesäß vom Boden gelöst ist, ein Bein vom Ball heben, während Sie ihn stabil halten.
- Beide Beine auf dem Ball liegen lassen, dann die Fersen für einen Bein-Curl Richtung Gesäß ziehen.

KREUZHEBEN UND RUDERN

....

Ziel und Nutzen

• Entwickelt Kraft und Ausdauer im Gluteus sowie im unteren und oberen Rücken. • Bereitet darauf vor, das Baby in die Wiege oder den Kinderwagen zu legen und wieder herauszuheben.

Ausrüstung

Kurzhanteln

....

BESCHREIBUNG

- Stellen Sie sich mit beckenbreiten Füßen aufrecht hin. Halten Sie in jeder Hand eine Hantel. Die Hände liegen auf den Vorderseiten der Oberschenkel (a).
- Atmen Sie ein, um sich zu dehnen, und beugen Sie sich aus der Hüfte nach vorn, während das Becken neutral bleibt und Sie die Hanteln langsam sinken lassen.
- Behalten Sie die Hanteln in Beinnähe (stellen Sie sich vor, die Beine zu rasieren).
- Lassen Sie zu, dass sich das Becken nach hinten verlagert, während die Knie gestreckt (aber nicht durchgedrückt) bleiben. Das Körpergewicht bleibt vorn, die Hanteln zum Boden hin gesenkt (b).
- Atmen Sie in der gebeugten Position aus, um sich anzuspannen, und rudern Sie mit den Hanteln rückwärts, indem Sie die Ellbogen nach hinten ziehen und die Schulterblätter zusammendrücken (c).
- Mit der Einatmung strecken Sie die Hanteln wieder zum Boden aus.
- Mit der Ausatmung spannen Sie die Gesäßmuskeln an und drücken sich wieder hoch.

SICHERHEITSVORKEHRUNGEN

Achten Sie darauf, dass bei dieser gebeugten Haltung das Becken neutral bleibt und die Schultern nicht nach vorn sinken.

STEIGERUNG DES SCHWIERIGKEITSGRADS

- Die Übung auf einem BOSU-Ball mit der gewölbten Seite nach oben ausführen.
- Auch ein einbeiniges Kreuzheben ist möglich (allerdings nicht auf dem BOSU-Ball).

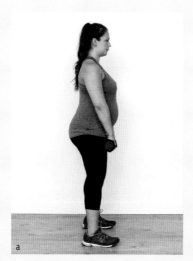
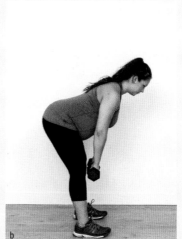
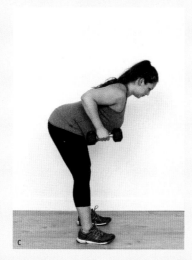

FRANKENSTEIN WALK ODER: GEHEN MIT BAND

Ziel und Nutzen

• Entwickelt Kraft und Ausdauer in den seitlichen Hüftmuskeln. • Verbessert die Gehmechanik.
• Fordert die Körpermitte.

Ausrüstung

Widerstandsband

BESCHREIBUNG

- Legen Sie ein Band mit ausreichend Spannung oberhalb der Knie um die Oberschenkel. Die Füße stehen beckenbreit und die Hände liegen auf den Hüften (a).
- Gehen Sie mit dem rechten Bein einen Schritt nach rechts, halten Sie das Bein dabei gestreckt und dehnen Sie das Band noch ein Stück (b).
- Kommen Sie auf der Außenkante des rechten Fußes auf, heben Sie das linke Bein und führen

Sie es Richtung Mittellinie, aber nicht so nah ans rechte Bein, dass das Band herunterrutschen kann.
- Erst vier Schritte in eine, dann in die entgegengesetzte Richtung gehen und dabei entsprechend atmen.
- Führen Sie 5 Zyklen von je 4 Schritten pro Seite aus.

SICHERHEITSVORKEHRUNGEN

Bei Schmerzen im Schambein die Übung meiden. Bei Knieschmerzen das Band um die Oberschenkel entsprechend anpassen.

STEIGERUNG DES SCHWIERIGKEITSGRADS

- Den Bandwiderstand erhöhen.
- Zwischen jedem der Schritte eine Kniebeuge einlegen.
- Die Schrittzahl in beide Richtungen erhöhen.

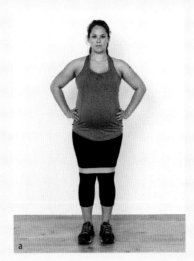 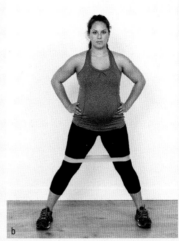

KNIEBEUGE AUF DEM BOSU-BALL

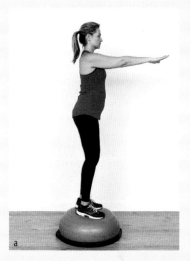 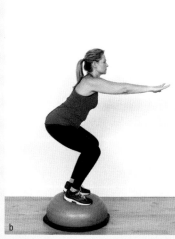

....

Ziel und Nutzen

• Entwickelt Kraft und Ausdauer in Beinen und Rumpf. • Fördert den Gleichgewichtssinn.

Ausrüstung

BOSU-Ball

....

BESCHREIBUNG

- Den BOSU-Ball mit der Wölbung nach oben auf den Boden legen.
- Erst einen Fuß auf den BOSU-Ball stellen, dann den anderen. Stellen Sie sich mit beckenbreiten Füßen und vor dem Körper ausgestreckten Armen darauf (a).

- Mit der Einatmung gehen Sie mit dem Gesäß in die Hocke. Achten Sie darauf, dass die Knie nicht über die Zehen hinausgehen (b).
- Mit der Ausatmung anspannen, die Beine strecken und sich wieder hochdrücken.

SICHERHEITSVORKEHRUNGEN

Den BOSU-Ball nah einer Wand platzieren, um sich eventuell abstützen zu können. Nicht zu empfehlen im zweiten und dritten Trimester.

STEIGERUNG DES SCHWIERIGKEITSGRADS

- Sich mit Kurzhanteln in beiden oder in nur einer Hand für das Tragen ungleichmäßiger Lasten wie Kindersitze trainieren.

- 3 bis 5 Sekunden in tiefstmöglicher Kniebeuge verharren und wieder aufstehen.

STATIONÄRER AUSFALLSCHRITT MIT BOSU-BALL

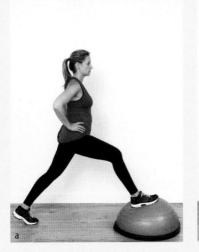 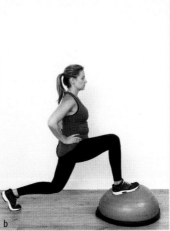

Ziel und Nutzen

• Fördert Kraft und Ausdauer im Unterkörper. • Fordert die Körpermitte heraus. •
Trainiert den Gleichgewichtssinn.

Ausrüstung

BOSU-Ball

BESCHREIBUNG

- Den BOSU-Ball mit der Wölbung nach oben auf den Boden legen.
- Stellen Sie den rechten Fuß auf den BOSU-Ball, sodass das Fußgelenk innerhalb des inneren Zirkels steht.
- Machen Sie mit dem linken Bein einen langen Schritt nach hinten, sodass nur noch die Zehen am Boden sind (Ferse ist angehoben) (a).

- Mit der Einatmung beugen Sie beide Knie und kommen in den Ausfallschritt (b). Mit der Ausatmung anspannen und sich mit dem vorderen Bein wieder in die Ausgangposition hochdrücken.
- Mit dem anderen Bein wiederholen.

SICHERHEITSVORKEHRUNGEN

Den BOSU-Ball vor eine Wand rollen, um sich abstützen zu können. Für alle Trimester geeignet, da man stets einen Fuß auf dem Boden hat.

STEIGERUNG DES SCHWIERIGKEITSGRADS

- Die Hanteln in beiden Händen oder in nur einer Hand halten, um für das Tragen ungleichmäßiger Lasten (etwa eines Kindersitzes) zu trainieren.

- Die Übung mit der BOSU-Wölbung nach unten probieren.

KREUZHEBEN AUF DEM BOSU-BALL

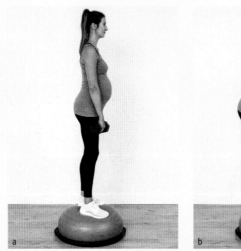 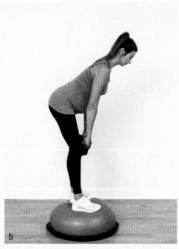

Ziel und Nutzen

• Entwickelt Kraft und Ausdauer in den Gesäßmuskeln. • Fordert die Körpermitte.
• Aktive Dehnung der Hamstrings.

Ausrüstung

BOSU-Ball und Kurzhanteln

BESCHREIBUNG

- Den BOSU-Ball mit der Wölbung nach oben auf den Boden legen.
- Stellen Sie sich mit beckenbreiten Füßen und einer Hantel in jeder Hand darauf. Die Hände liegen auf den Oberschenkeln (a).
- Mit der Einatmung beugen Sie sich in der Hüfte mit gestreckten (nicht durchgedrückten) Beinen nach vorn.

- Lassen Sie die Hanteln über die Beine nach unten gleiten (stellen Sie sich vor, die Beine zu rasieren), bis Sie eine Dehnung in den hinteren Oberschenkeln spüren (b).
- Mit der Ausatmung spannen Sie die Gesäßmuskeln an und kehren in die Ausgangsposition zurück.

SICHERHEITSVORKEHRUNGEN

Den BOSU-Ball vor einer Wand platzieren, damit man sich daran abstützen kann. Für das zweite und dritte Trimester ist die Übung nicht geeignet.

BECKENLIFT

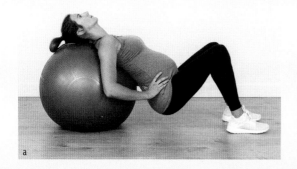
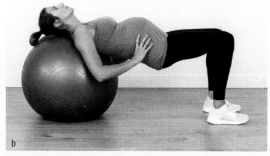

Ziel und Nutzen

• Trainiert Kraft und Ausdauer der Gesäßmuskulatur. • Kräftigt die Körpermitte.

Ausrüstung

Gymnastikball

BESCHREIBUNG

• Den Gymnastikball auf den Boden legen.
• Setzen Sie sich vor den Ball auf den Boden, legen Sie den Kopf auf dem Ball ab und heben Sie das Gesäß etwa 10 cm vom Boden ab (a).
• Atmen Sie ein, um sich vorzubereiten.
• Mit der Ausatmung anspannen und die Hüften in Richtung Decke stoßen (b).
• Atmen Sie ein, um sich auszudehnen. Senken Sie die Hüften wieder ab und stoppen Sie kurz vor Erreichen des Bodens.

SICHERHEITSVORKEHRUNGEN

Falls der Ball zu wacklig ist, die Übung auf einer Flachbank durchführen.

STEIGERUNG DES SCHWIERIGKEITSGRADS

• Im ersten und zweiten Trimester können Sie zur Erhöhung des Widerstands einen Sandsack auf die Hüften legen.

EINBEINIGES KREUZHEBEN

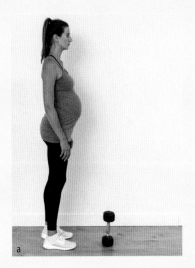
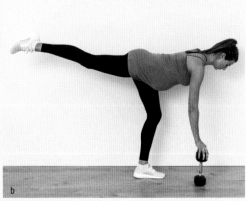

Ziel und Nutzen

• Entwickelt Kraft und Ausdauer in Beinen und Gesäß. • Fördert die Körpermitte und das Gleichgewicht.

Ausrüstung

Kurzhantel

BESCHREIBUNG

- Stellen Sie sich mit beckenbreiten Füßen und neutralem Becken aufrecht hin.
- Stellen Sie die Kurzhantel vor sich auf den Boden (a).
- Atmen Sie ein, um sich auszudehnen, und beugen Sie sich nach vorn, wobei das gestreckte rechte Bein sich Richtung Decke hebt. Beide Hüften bleiben nach vorn ausgerichtet.

- Strecken Sie den rechten Arm nach unten, sodass Sie das Ende der Hantel berühren (b).
- Mit der Ausatmung anspannen und das linke Bein durchdrücken, sobald Sie in die aufrechte Position zurückkehren.
- 10 WH absolvieren und mit dem anderen Bein wiederholen.

SICHERHEITSVORKEHRUNGEN

Achten Sie darauf, die Hüften gerade zu halten, und vermeiden Sie jede Beckendrehung.

STEIGERUNG DES SCHWIERIGKEITSGRADS

- Statt die Kurzhantel nur zu berühren, sie mit beiden Händen greifen, oder zwei verwenden und mit jeder Hand eine greifen.

WEITER KNIESTAND MIT AUFRICHTEN

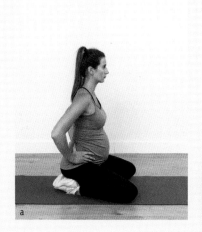 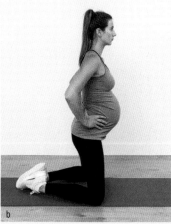

....

Ziel und Nutzen

• Entwickelt Kraft und Ausdauer in Beinen und Gesäß. • Bereitet auf kniende und Vierfüßlerpositionen vor.

Ausrüstung

Matte

....

BESCHREIBUNG

- Setzen Sie sich mit geschlossenen Füßen und etwas mehr als hüftbreit gespreizten Knien auf die Matte. Setzen Sie das Gesäß auf den Füßen ab.
- Stützen Sie die Hände in die Hüften (a).
- Atmen Sie ein, um sich auszudehnen.

- Mit der Ausatmung anspannen, das Gesäß heben und in den Kniestand kommen (b).
- Atmen Sie ein, um sich auszudehnen, und senken Sie sich wieder in die Ausgangsposition ab.

SICHERHEITSVORKEHRUNGEN

Bei Schmerzen im Schambein den Abstand zwischen den Knien verkleinern oder diese Übung meiden. Oder, falls der Fersensitz zu stark auf die Knie drückt, ein Kissen zwischen Gesäß und Füße legen.

STEIGERUNG DES SCHWIERIGKEITSGRADS

- Führen Sie die Bewegung – sowohl aufwärts wie abwärts – langsamer und kontrollierter durch.

MONSTER WALK

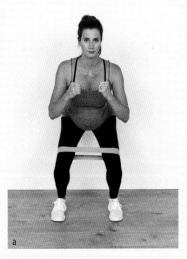 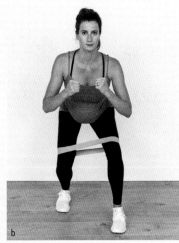

a   b

....

Ziel und Nutzen

• Entwickelt Kraft und Ausdauer in Beinen und Gesäßmuskeln. • Bereitet auf hockende und kniende Stellungen in den Wehen vor. • Kräftigt die Köpermitte.

Ausrüstung

Widerstandsband

....

BESCHREIBUNG

• Das Widerstandsband direkt oberhalb der Knie der beckenbreit gestellten Füße um die Oberschenkel legen.

• Beugen Sie die Knie, sodass Sie sich in halber Hocke befinden (a).

• In halber Hocke bleiben und in kleinen Schritten – einen Fuß vor den anderen setzend – vorwärtsgehen. Das Band dabei gespannt halten (b).

• Gehen Sie mit jedem Bein fünf Schritte, dann kehren Sie rückwärts gehend in die Ausgangsposition zurück und halten die Spannung im Band.

SICHERHEITSVORKEHRUNGEN

Achten Sie darauf, dass sich das Band oberhalb der Knie befindet. Bei Schmerzen im Schambein diese Übung meiden.

STEIGERUNG DES SCHWIERIGKEITSGRADS

• Ein stärkeres Widerstandsband verwenden.

• Die Anzahl der WH erhöhen.

9

Funktionelle Bewegungen für die Mutterschaft

Training ist wichtig, ja der Schlüssel, egal ob man sich auf einen neuen Sport, Wettkampf oder andere Aktivität vorbereitet. Je häufiger man etwas in einer bestimmten Reihenfolge tut, umso besser wird es gelingen. In diesem ganzen Buch sprechen wir über nichts anderes als über das Training für Wehen und Geburt, und nun gibt es noch etwas, für das Sie trainieren müssen: die Mutterschaft. Als neue Mama sind Sie mit vielen körperlichen Herausforderungen konfrontiert – Kindersitz stemmen, Baby und Wickeltasche schleppen, Buggy schieben und zerren, sich umdrehen, um dem Baby den Schnuller in den Mund zu stecken, vom Boden aufstehen etc. – und all das be-

ginnen wir erschöpft und nachdem wir die vielleicht herausforderndste Erfahrung hinter uns haben, die sich nur vorstellen lässt! Zum Glück haben Muskeln ein Gedächtnis, sodass das vorgeburtliche Training dieser Bewegungsfolgen sicherstellt, dass auch Rückbildung und Erholung reibungslos vonstatten gehen und unser Körper sich erinnert, wie er die bevorstehende Aufgabe optimal anzugehen hat.

Nach der Geburt des Babys – egal ob vaginal oder durch Kaiserschnitt – sind die wichtigen Muskeln der Körpermitte gedehnt, manche Gewebe sogar zerschnitten, und die Muskeln funktionieren vielleicht nicht mehr so gut wie zuvor. Wohltrainierte Muskeln aber heilen besser als untrainierte, und Sie können sich darauf verlassen, dass Ihre Geburtsvorbereitung sich sowohl für die Regeneration als auch den Übergang ins Leben als Mutter bezahlt machen wird.

Als Erstes sollten Sie täglich die Bauchatmung praktizieren und sie in Ihre Bewegungsabläufe integrieren. Die Übung erzeugt Synergien auf der tiefsten Ebene der Körpermitte und lässt Zwerchfell, Beckenboden, tiefe Bauch- und Multifidus-Muskeln zusammenwirken. Wenn Sie noch nicht damit begonnen haben, sehen Sie in Kapitel 6 die Bauchatmung nach.

Als Nächstes werden die Bewegungen für die Mutterschaft auf Übungen heruntergebrochen, mit deren Hilfe Sie Kraft, Ausdauer und Beweglichkeit verbessern können. Nach und nach werden funktionelle Bewegungen entwickelt, damit Sie sie bis zur Geburt Ihres Babys beherrschen. Wir empfehlen, die Workout-Session mit Dehnübungen zu beginnen (siehe Kapitel 5), da verspannte Muskeln weniger leistungsfähig sind. Erst nach Abbau der Spannungen können sie ihre Aufgabe erfüllen.

Anschließend können Sie zu den auf häufige Bewegungsabläufe der Mutterschaft vorbereitenden Übungen wechseln. Entscheidend dabei ist, dass jede Übung in perfekter Form ausgeführt wird. Denn es ist völlig sinnlos und geradezu schädlich, wenn man die Übungen wiederholt in schlechter Haltung absolviert, mit der man seinen Körper zu Kompensationen zwingt. Daher, sobald die Form leidet, Belastung, Gewicht oder Anzahl der WH verringern und sich nur so viel zumuten, wie man in perfekter Haltung zustande bringt. Und nicht vergessen: Sie sind schwanger. Das bedeutet: Auch wenn Sie gestern Ihr gewohntes Pensum bewältigt haben, heute ist ein völlig neuer Tag mit einem völlig neuen Körper. Begrüßen Sie die Veränderungen, respektieren Sie Ihre Grenzen und verschieben Sie sie jeden Tag ein Stück weiter.

In den vorausgegangenen Kapiteln haben wir uns Übungen zur Kräftigung des Ober- und Unterkörpers angeeignet. Als Voraussetzung für die funktionellen Bewegungen der Mutterschaft werden wir uns in der Folge darauf beziehen. Die allgemeinen Bestandteile dieser Bewegungen sind unten aufgelistet, gefolgt von den spezifischen Übungen, die Sie auf die funktionellen Bewegungen der Mutterschaft vorbereiten.

- Kniebeuge – in Hüften und Knien beugen, um sich zu bücken
- Heben – etwas aufheben und in den Arm nehmen
- Tragen – etwas in den Armen halten
- Schieben – etwas von sich wegbewegen
- Ziehen – etwas zu sich herbewegen
- Drehen – den Oberkörper nach rechts oder links wenden, während der Unterkörper relativ ruhig bleibt
- Beugen – nach vorn: die Wirbelsäule rund machen; zurück: die Wirbelsäule durchdrücken
- Aufheben – etwas oder jemanden vom Boden oder einer anderen, niedrigen Fläche hochnehmen
- Balancieren – sich trotz fehlender Stütze oder Erschütterung der Standbasis (wenn Sie etwas aus dem Gleichgewicht schubst und zerrt) aufrecht halten

BABY UND TASCHE TRAGEN

Ein typisches Haltungsmuster beim Tragen von Baby und Wickeltasche besteht darin, sich das Baby auf eine Hüfte zu setzen und die Wickeltasche über die andere Schulter zu werfen. Gelegentlich werden auch beide auf derselben Seite getragen. Idealerweise aber sollten Sie Ihr Baby in einer Trage oder in den Armen mittig vor sich und die Wickeltasche auf den Schultern als Rucksack tragen. Das sorgt nicht nur für gleichmäßigere Gewichtsverteilung, sondern auch symmetrischere Bewegung. Befolgen Sie die Gebrauchsanweisung der Babytrage.

Voraussetzungen

Übungen, die Sie beherrschen sollten, bevor Sie die Übung ausführen: Bauchatmung (S. 81)
• Kniebeuge (S. 86) • Gewichtsverlagerung im Stehen (S. 89) • Ausfallschritt (S. 90) • Monster Walk (S. 184)
• Bizeps-Curl im Stand (S. 128) • Kreuzheben und Rudern (S. 174) • Frankenstein Walk oder: Gehen mit Band
(S. 176) • Aufrechtes Rudern mit Band (S. 151) • Pallof Press (S. 100)

BESCHREIBUNG

- Atmen Sie mit dem Baby in der Babytrage ein, um sich auszudehnen, und gehen Sie in die Kniebeuge (siehe vorige Übung) – falls die Wickeltasche auf dem Boden oder einer niedrigen Tischplatte steht.
- Atmen Sie aus, um die Core-Muskeln anzuspannen, und greifen Sie nach unten, um die Tasche hoch und auf die Schulter zu hieven.

- Atmen Sie ein, um sich auszudehnen, dann kommen Sie mit der Einatmung aus der Kniebeuge hoch.
- Rücken Sie die Tasche auf den Schultern zurecht (bei Verwendung eines Rucksacks) und zentrieren Sie sich, damit das Gewicht so verteilt ist, dass die Körperausrichtung gewahrt bleibt.

SICHERHEITSVORKEHRUNGEN

Die Anweisungen auf der Babytrage befolgen, falls Sie eine benutzen. Mit einer Last vorn und einer hinten muss man auf die Körperausrichtung achten. Die Gewichte können sich ausgleichen, doch es kann auch eine Seite dominieren und die Wirbelsäule aus ihrer neutralen Haltung zwingen.

KNIEBEUGE MIT KINDERSITZ

Diese Übung verbessert Kraft und Ausdauer der Beine, trainiert auf sehr funktionelle Weise Gluteus und Beckenboden und bereitet auf eine der häufigsten Bewegungen im Leben einer jungen Mutter vor.

Voraussetzungen

Übungen, die Sie beherrschen sollten, bevor Sie diese Übung ausführen: Bauchatmung (S. 81) • Kniebeuge (S. 88) • Kniebeuge und Rudern (S. 123) • Bizeps-Curl im Stand (S. 128) oder Hammer-Curl im Stand (S. 131) • Pallof Press (S. 100) • Alternierendes Frontheben (S. 155) • Aufrechtes Rudern (S. 121) • Kreuzheben (S. 178) • Gewichtsverlagerung im Stehen (S. 89)

Ausrüstung

Kindersitz

BESCHREIBUNG

- Stellen Sie den Kindersitz mit nach oben geklapptem Henkel auf den Boden.
- Stellen Sie sich mit beckenbreiten Füßen vor den Sitz.
- Atmen Sie ein, um sich auszudehnen, und gehen Sie in guter Form in die Kniebeuge.
- Greifen Sie den Sitzhenkel mit beiden Händen (a).
- Mit der Ausatmung drücken Sie sich mit dem Kindersitz wieder hoch (b).

SICHERHEITSVORKEHRUNGEN

Bei Schwere im Becken den Kindersitz zunächst von einem Stuhl hochheben, damit Sie nicht so tief in die Hocke müssen.

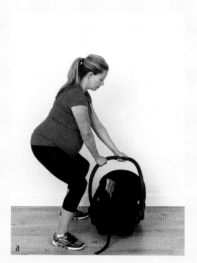
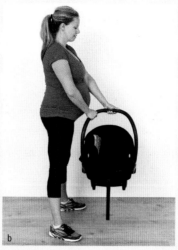

BABYSCHALE HOCHHEBEN

Falls Sie Ihre Babyschale schon haben, super! Wenn nicht, kein Problem. Fürs Erste können Sie auch mit einer beschwerten Reisetasche üben.

Voraussetzungen

Übungen, die Sie beherrschen sollten, ehe Sie diese Übung ausführen: Bauchatmung (S. 81)
• Kniebeuge (S. 88) • Gewichtsverlagerung im Stehen (S. 89) • Pallof Press (S. 100)
• Sitzmarsch auf Gymnastikball (S. 88) • Hammer-Curl im Stand (S. 131) • Aufrechtes Rudern (S. 121)

BESCHREIBUNG

- Stellen Sie sich links neben der Babyschale aufrecht hin.
- Bei der Kniebeuge und dem Griff nach dem Sitz atmen Sie ein, um sich auszudehnen (a).

- Fassen Sie den Henkel, spannen Sie mit der Ausatmung die Core-Muskeln an und kommen Sie aus der Hocke hoch, während Sie die Schale mit leicht gebeugtem Ellbogen halten (b) und den Bizeps anspannen (c).

SICHERHEITSVORKEHRUNGEN

Die Ellbogen gebeugt halten, um vor allem den Bizeps einzusetzen und die auf die Nackenmuskeln drückende Last zu minimieren. Die Wirbelsäule bei der Kniebeuge neutral halten.

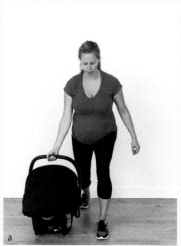
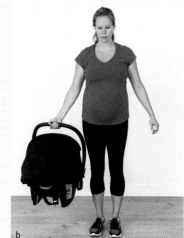

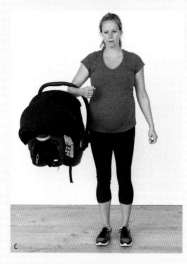

BABYSCHALE TRAGEN

Sobald sich die Schale schon leichter heben lässt, folgende Übung machen,
die dem Heben ein Bewegungsmoment hinzufügt.

Voraussetzungen

Übungen, die Sie beherrschen sollten, bevor Sie diese Übung ausführen: Bauchatmung (S. 81)
• Kniebeuge (S. 86) • Gewichtsverlagerung im Stehen (S. 89) • Ausfallschritt und
einarmiges Rudern (S. 125) • Bizeps-Curl im Stand (S. 128) • Aufrechtes Rudern (S. 121)

BESCHREIBUNG

- Stellen Sie sich links neben der Babyschale aufrecht hin.
- Bei der Kniebeuge ans Einatmen denken und sich ausdehnen.
- Den Henkel ergreifen, ausatmen, um sich anzuspannen, und aus Kniebeuge hochkommen; dabei die Schale mit leicht gebeugtem Arm halten, um den Bizeps zu kontrahieren.
- Sobald Sie stehen, trainieren Sie gleichzeitiges Gehen und Tragen. Auf die Haltung achten und sicherstellen, dass Sie sich nicht zu weit zur Seite oder nach hinten lehnen.

SICHERHEITSVORKEHRUNGEN

Lehnen Sie sich zu weit zur Seite oder können die Schale kaum halten, so ist sie zu schwer. Die Last verringern, bis die Haltung stimmt.

KINDERWAGEN AUF- UND ZUSAMMENKLAPPEN

Jeder Kinderwagen ist ein wenig anders, doch die bei der Handhabung erforderlichen
Bewegungsmuster ähneln sich.

Voraussetzungen

Übungen, die Sie beherrschen sollten, ehe Sie diese Übung ausführen: Bauchatmung (S. 81) • Kniebeuge (S. 86)
• Ausfallschritt (S. 90) • Hammer-Curl im Stand (S. 131) • Brustdrücken mit Band (S. 106) • Trizepsdrücken mit
Gymnastikball (S. 142) • Alternierendes Frontheben (S. 155) • Aufrechtes Rudern (S. 121) • Aufrechtes Rudern mit
Band (S. 151)

BESCHREIBUNG

- Sie stehen vor dem Entriegelungsknopf des Kinderwagens.
- Halten Sie den Griff fest und drücken Sie auf Entriegelung.
- Atmen Sie ein, um sich auszudehnen, während Sie den Griff nach unten drücken und den Wagen zusammenklappen.
- Mit der Ausatmung stehen Sie wieder auf oder lassen Sie gleich die Übung »Kinderwagen heben« (nächste Seite) folgen.

SICHERHEITSVORKEHRUNGEN

Hier wird es schwierig, die Wirbelsäule neutral zu halten, weil man wahrscheinlich in die tiefstmögliche
Kniebeuge muss. Zum Schutz der Wirbelsäule sollten Sie es vermeiden, sich aus der Taille nach vorn zu beugen.

KINDERWAGEN HOCHHEBEN

Nach dem Zusammenklappen muss man den Kinderwagen hochheben, um ihn dahin zu befördern, wo er hin soll – ins Auto, einen Wickelraum oder die Treppe hoch. Beginnen Sie mit einfachem Hochheben und Absetzen. Im der nächsten Übung zeigen wir, wie man den Wagen ins Auto verfrachtet.

Voraussetzungen

Übungen, die Sie beherrschen sollten, ehe Sie diese Übung ausführen: Bauchatmung (S. 81) • Kniebeuge (S. 86) • Ausfallschritt (S. 90) • Gewichtsverlagerung im Stehen (S. 89) • Bizeps-Curl im Stand (S. 128) • Brustdrücken mit Band (S. 106) • Trizepsdrücken mit Gymnastikball (S. 142) • Alternierendes Frontheben (S. 155) • Aufrechtes Rudern (S. 121) • Aufrechtes Rudern mit Band (S. 151)

BESCHREIBUNG

- Beginnen Sie bei aufgeklapptem Buggy mit dem Zusammenfalten. Ist er bereits zusammenge-klappt, atmen Sie in die Kniebeuge.
- Greifen Sie den Buggy vorn und hinten, halten Sie sich parallel zu ihm – und halten Sie die untere Wirbelsäule (Lendenwirbelsäule) möglichst neutral.

- Mit der Ausatmung spannen Sie die Core-Muskeln an und kommen mit dem Buggy aus der Knie-beuge hoch.
- Atmen Sie ein, sobald Sie wieder aufrecht stehen. Mit der Ausatmung stellen Sie den Buggy auf der gewählten Fläche ab oder lassen Sie die Übung »Kinderwagen ins Auto heben« (siehe nächste Seite) folgen.

SICHERHEITSVORKEHRUNGEN

Bei dieser Übung geht es um Rückenschutz. Viele Dinge gefährden die Stabilität des unteren Rückens: erhöhter Relaxinwert, Erschöpfung, schlechte Haltung, erhöhte Beugebelastung durchs Stillen, Verlust von Kontrolle und Unterstützung durch die Bauchmuskulatur. Daher ist das Hochheben eines 9-kg-Buggys keine Kleinigkeit für die Wirbelsäule. Entscheidend ist ihre möglichst neutrale Haltung während des Hebens.

KINDERWAGEN INS AUTO HEBEN

Nachdem Sie nun schon mit dem Buggy umzugehen wissen, wird es Zeit zu üben, wie man ihn im Kofferraum verstaut bzw. wieder herausbekommt. Es mit vollkommener Ergonomie umzusetzen ist schwierig; bei Kombis gelingt es etwas leichter als bei Limousinen. Der Trick beim Verstauen eines Kinderwagens im Kofferraum besteht darin, so viel Körpermechanik wie möglich einzusetzen und gleichzeitig Drehbewegungen zu vermeiden.

Voraussetzungen

Übungen, die Sie beherrschen sollten, bevor Sie diese Übung ausführen: Bauchatmung (S. 80)
• Kniebeuge (S. 86) • Ausfallschritt (S. 90) • Kreuzheben (S. 172) • Gewichtsverlagerung im Stehen (S. 89)
• Bizeps-Curl im Stand (S. 128) • Brustdrücken mit Band (S. 106) • Trizepsdrücken mit Gymnastikball (S. 142)
• Aufrechtes Rudern (S. 121) • Aufrechtes Rudern mit Band (S. 151)

BESCHREIBUNG

- Falls Sie gerade »Kinderwagen hochheben« geübt haben, einatmen, um wieder auf Anfang zu gehen, ausatmen, um erneut Core-Muskeln anzuspannen, dann nach vorn in den Ausfallschritt gehen, wobei das führende Bein näher am Kofferraum ist.
- Während sich das Körpergewicht aufs vordere Bein verlagert, nutzen Sie den Schwung, um den Buggy in den Kofferraum zu befördern.
- Dabei können Sie den Buggy auf dem Kofferraumrand abstützen, um Ihre Haltung zu korrigieren.

- Um den Kinderwagen vorsichtig im Kofferraum zu verstauen, ist eine asymmetrischere Kniebeuge notwendig.
- Bei niedrigeren Automodellen Kreuzhebebewegung nutzen; dabei einatmen, um sich auszudehnen, ausatmen, um sich anzuspannen, aus der Hüfte nach vorn beugem und Buggy möglichst nah am Körper halten, bis man ihn im Kofferraum absetzt.

SICHERHEITSVORKEHRUNGEN

Nicht vergessen, dass die Wirbelsäule zum eigenen Schutz bei dieser Übung neutral bleiben sollte.

KINDERWAGEN AUS DEM AUTO HEBEN

Den Kinderwagen wieder aus dem Auto zu hieven erfordert ebenfalls Übung. Für diese Bewegung müssen Sie die Übung »Kinderwagen ins Auto heben« bis zu einem gewissen Grad umkehren.

Voraussetzungen

Übungen, die Sie beherrschen sollten, ehe Sie diese Übung ausführen: Bauchatmung (S. 81) • Kniebeuge (S. 86) • Ausfallschritt (S. 90) • Kreuzheben (S. 172) • Gewichtsverlagerung im Stehen (S. 89) • Bizeps-Curl im Stand (S. 128) • Brustdrücken mit Band (S. 106) • Trizepsdrücken mit Gymnastikball (S. 142) • Aufrechtes Rudern (S. 121) • Aufrechtes Rudern mit Band (S. 151)

BESCHREIBUNG

- Stehen Sie im Ausfallschritt vor dem Kofferraum, wobei der hintere Fuß dorthin zeigt, wo Sie den Kinderwagen absetzen wollen.
- Atmen Sie in den Ausfallschritt und greifen Sie nach dem Kinderwagen.
- Ausatmen und kontrahieren, den Kinderwagen hochheben und Gewicht auf den hinteren Fuß verlagern.
- Dabei können Sie den Kinderwagen auf dem Kofferraumrand abstützen.

- Das näher beim Kofferraum befindliche Bein zum anderen bringen. In die Kniebeuge einatmen, um den Kinderwagen am Boden abzusetzen.
- Falls der Kinderwagen zum Üben zu schwer ist, nehmen Sie Sandsackgewichte oder eine schwere Reisetasche.
- Bei niedrigeren Autos lässt sich der Kinderwagen auch mittels Kreuzhebebewegung heraushieven: Einatmen und aus der Hüfte nach vorn beugen, um ihn zu packen. Dann ausatmen und kontrahieren, Gesäßmuskeln und Armkraft einsetzen, um ihn aus dem Kofferraum zu heben.

SICHERHEITSVORKEHRUNGEN

Nicht vergessen: Wirbelsäule zum eigenen Schutz bei dieser Übung neutral halten. Bei jeder Anstrengung ausatmen, um Core-Muskeln zu kontrahieren. Einen Buggy aus dem Kofferraum zu heben ist sehr schwierig. Nehmen Sie sich Zeit und üben Sie die Handhabung des unhandlichen Gefährts, indem Sie mit kleineren Dingen wie Trolleys beginnen. Achten Sie darauf, dass der zusammengeklappte Kinderwagen verriegelt ist, ehe Sie ihn hochheben.

KINDERWAGEN TRAGEN

Treppen gehören zum Alltag, und vielleicht müssen Sie mit dem Buggy Treppen bewältigen. U-Bahnen und Busse sind zwar in Städten diesbezüglich besser ausgestattet, doch es werden immer einige Stufen bleiben, womöglich schon die vor dem eigenen Haus!

Voraussetzungen

Übungen, die Sie beherrschen sollten, ehe Sie diese Übung ausführen: Bauchatmung (S. 80)
• Gewichtsverlagerung im Stehen (S. 89) • Ausfallschritt (S. 90) • Kniebeuge und Rudern (S. 123)
• Monster Walk (S. 184) • Bizeps-Curl im Stand (S. 128)

BESCHREIBUNG

- Atmen Sie ein, um sich auszudehnen, und gehen Sie in die Kniebeuge.
- Mit der Ausatmung anspannen, die Enden des Kinderwagens packen und diesen mit angespannten Core-Muskeln hochheben.

- Weiter ein- und ausatmen, während Sie die Treppe hochgehen. Die Bauchmuskulatur sollte nie ganz locker sein; ihre Spannung sollte zu- und abnehmen, aber nicht verkrampft gehalten werden.

SICHERHEITSVORKEHRUNGEN

Wie bei anderen Kinderwagen-Übungen immer auf die Wirbelsäule achten. Bei Formverlust oder Schwäche einfach mit etwas Leichterem beginnen. Kinderwägen sind unhandlich, doch schon bald werden Sie auch noch ein schlafendes Baby darin herumschleppen!

BABY IN DIE BABYSCHALE LEGEN

Babys in Kindersitze zu kriegen und wieder heraus erfordert viel Beweglichkeit und Balance. Normalerweise stellt man den Auto-Kindersitz am Boden ab, ehe man das Baby hineinsetzt, damit er einem nicht zufällig samt Baby von einer Stufe oder Brüstung kippen kann.

Voraussetzungen

Übungen, die man können muss, ehe man diese Übung ausführt: Bauchatmung (S. 81) • Kniebeuge (S. 86)
• Kniebeuge und Rudern (S. 123) • Gewichtsverlagerung im Stehen (S. 89) • Ausfallschritt (S. 90)
• Vorgebeugtes einarmiges Rudern (S. 118) • Bizeps-Curl im Stand (S. 128) • Kreuzheben (S. 172)
• Aufrechtes Rudern mit Band (S. 151)

BESCHREIBUNG

- Stellen Sie sich vor die Babyschale.
- Atmen Sie in die tiefe Kniebeuge, während Sie das »Übungsbaby« halten (Sie können ein Gewicht oder Sandsack verwenden; mit leichten 2 kg beginnen und, sobald Sie stärker und beweglicher werden, auf 4,5 bis 7 kg steigern).
- Atemen Sie aus, um den Beckenboden anzuspannen, und strecken Sie die Arme aus, um das Baby in die Schale zu legen.
- Normal ein- und ausatmen, während Sie die Sicherheitsgurte befestigen.
- Einatmen, um sich auszudehnen. Mit der Ausatmung den Beckenboden anspannen, und aus der Kniebeuge hochkommen.

SICHERHEITSVORKEHRUNGEN

Bei jedem Hochnehmen des Babys (auch beim Üben) an die Bauchatmung denken und die Core-Muskeln anspannen.

BABYSCHALE INS AUTO HEBEN

Die Babyschale hat es in sich. Schon an und für sich schwer und sperrig, gewinnt sie – zusammen mit der kostbaren Last – erst recht ein Eigenleben! Sie ins Auto zu befördern erfordert eine Hebe- und eine Dreh-bewegung. Diese übt man am besten zunächst ohne Gewicht, damit sie in Fleisch und Blut übergehen.

Voraussetzungen

Übungen, die Sie beherrschen sollten, bevor Sie diese Übung ausführen: Bauchatmung (S. 81) • Kniebeuge (S. 86) • Gewichtsverlagerung im Stehen (S. 89) • Ausfallschritt (S. 90) • Monster Walk (S. 184) • Bizeps-Curl im Stand (S. 128) • Kreuzheben (S. 172) • Aufrechtes Rudern mit Band (S. 151) • Pallof Press (S. 100)

BESCHREIBUNG

- Falls die Babyschale am Boden steht, heben Sie die Schale zuerst hoch.
- In den Bauch einatmen, um sich auszudehnen. Ausatmen, um sich anzuspannen, während Sie in einen halben Ausfallschritt gehen, bei dem das rechte Bein näher an der offenen Tür oder sogar im Auto steht.
- Kurz innehalten, um einzuatmen, dann ausatmen, um die Schale ins Auto und auf den Sitz zu befördern.

- Ruckeln Sie die Schale leicht hin und her, bis sie in den Verriegelungsmechanismus einrastet. Falls sie sich schwer bewegen lässt, innehalten, erneut einatmen und sich beim Ausatmen so stabilisie-ren, dass man die Schale einrasten lassen kann. So vermeiden Sie eine zu große Belastungen der Wirbelsäule.
- Nach Einrasten der Schale wieder einatmen, dann ausatmen, um Körpermitte anzuspannen und aus dem Auto zu kommen.

SICHERHEITSVORKEHRUNGEN

Diese Übung kann mit wachsendem Bauch schwieriger werden. Aufpassen und nicht zu viel Bauchinnendruck erzeugen, während Sie sich mühen, die Schale ins Auto zu heben und dort zu befestigen. Nehmen Sie sich Zeit für die Bewegungen und stellen Sie die Schale auf dem Autositz ab, während Sie sich auf das neuerliche Ausatmen und Anspannen vorbereiten.

BABYSCHALE AUS DEM AUTO HEBEN

Etwas, das Sie ständig tun werden, ist dies: Baby rein ins Auto, Baby raus aus dem Auto. Manchmal nehmen Sie das Baby raus und holen später dann auch den Kindersitz. Ein andermal schläft es vielleicht, und Sie wollen es nicht aufwecken, sodass Sie es samt Schale ins Auto verfrachten oder aus ihm herausholen müssen. Diese Übung soll helfen, die schwierigen Bewegungen und Stellungen schon im Voraus zu trainieren.

Voraussetzungen

Übungen, die Sie beherrschen sollten, bevor Sie diese Übung ausführen: Bauchatmung (S. 81)
• Kniebeuge (S. 96) • Gewichtsverlagerung im Stehen (S. 89) • Ausfallschritt (S. 90)
• Ausfallschritt und einarmiges Rudern (S. 125) • Bizeps-Curl im Stand (S. 128)
• Einbeiniges Kreuzheben (S. 182) • Aufrechtes Rudern mit Band (S. 151) • Pallof Press (S. 100)

BESCHREIBUNG

- Stellen Sie sich neben die offene Autotür.
- Atmen Sie ein, um sich auszudehnen. Mit der Ausatmung anspannen und mit dem rechten Fuß einen Ausfallschritt Richtung Beifahrerseite machen oder die Unterkante der Türöffnung nutzen, um mehr Hebel zu haben.
- Greifen Sie nach der Schale und lösen Sie sie aus der Halterung.
- Einatmen, um sich auszudehnen, und ausatmen, um zu kontrahieren, während Sie die Schale aus der Halterung heben und in den anfänglichen Ausfallschritt zurückkehren.

SICHERHEITSVORKEHRUNGEN

Diese Übung kann wie die vorige – je größer der Bauch – immer schwieriger werden. Achten Sie darauf, dass Sie beim Versuch, die Schale zu lösen und hochzuheben, nicht zu viel Bauchinnendruck erzeugen. Nehmen Sie sich Zeit, um die Bewegung zu erlernen. Stellen Sie die Schale ruhig zwischendurch auf dem Sitz ab, während Sie sich zum Ausatmen und Kontrahieren erneut in Stellung bringen.

BABYSCHALE SCHAUKELN

Manchmal legt man sein Baby in die Schale, ist aber noch nicht so weit, es ins Auto zu packen (lassen Sie es nie allein im Auto, auch wenn es in der Schale angeschnallt ist!). Während es wartet, quengelt es womöglich ein bisschen und lässt sich aber durch Schaukeln der Babyschale trösten.

Voraussetzungen

Übungen, die Sie beherrschen sollten, ehe Sie diese Übung ausführen: Bauchatmung (S. 81)
• Kniebeuge (S. 88) • Kreuzheben (S. 172) • Gewichtsverlagerung im Stehen (S. 89) • Monster Walk (S. 184)
• Frankenstein Walk oder: Gehen mit Band (S. 176) • Bizeps-Curl im Stand (S. 128) • Aufrechtes Rudern (S. 121)

BESCHREIBUNG

- Heben Sie zuerst die Babyschale hoch.
- Einen Arm unter den Henkel schieben und die Schale nah am Körper halten oder die Henkel mit beiden Händen und gestreckten Armen halten (kann anstrengend für den unteren Rücken sein, daher Vorsicht!). Achten Sie auf Ihre Haltung und lehnen Sie sich möglichst nicht nach hinten.
- Eventuell in einen breiteren Stand gehen und die Arme schwingen oder einen Schritt von Seite zu Seite oder vorn nach hinten machen, während Sie die Schale halten.

SICHERHEITSVORKEHRUNGEN

Stets auf die Umgebung achten, damit das Baby nicht gegen eine Wand, ein Möbelstück oder ein anderes Kind stößt. Da Schale und Baby ein ganz schönes Gewicht besitzen, sollten Sie hier besonders auf eine gute Haltung achten. Und nicht den Atem anhalten, denn das erhöht den Bauchinnendruck.

BABY IM TRAGETUCH TRAGEN

Ein Baby im Tragetuch zu tragen erfordert Ausdauer und gute Körperhaltung. Wenn Sie noch kein Tuch besitzen, kann ein vorn getragener Rucksack darauf vorbereiten. Mit dem zusätzlichen Gewicht vorn hat man zu Beginn der Schwangerschaft die Tendenz, sich nach hinten zu lehnen und das Gesäß einzuziehen, was nicht optimal ist (siehe Bild b). Diese Übung hilft, dies zu vermeiden, sich seiner Körperhaltung bewusst zu werden und seine Mitte zu stärken, sodass man beim Tragen gut ausgerichtet stehen kann (siehe Bild a). Sie beginnen mit 2 kg arbeiten sich auf 4,5 bis 7 kg hoch. Zum Üben können Sie einen Sandsack, Gewichte oder einen kleinen Sack mit Hundefutter verwenden.

Voraussetzungen

Übungen, die Sie beherrschen sollten, bevor Sie diese Übung ausführen: Bauchatmung (S. 81) • Gewichtsverlagerung im Stehen (S. 89) • Kniebeuge (S. 86) • Monster Walk (S. 184) • Diagonales Rücken-strecken im Vierfüßlerstand (S. 96) • Seitstütz auf den Knien (S. 94) • Ausfallschritt mit Bizeps-Curl (S. 136)

BESCHREIBUNG

- Befestigen Sie die Babytrage oder das Tragetuch am Körper oder tragen Sie vorn einen Rucksack.
- Stehen Sie mit dem Baby im Tragetuch aufrecht, treten Sie von einem Bein aufs andere oder üben Sie das Gehen.
- Versuchen Sie, eine Kniebeuge auszuführen. Falls Sie das »Übungsbaby« noch nicht halten, richten Sie sich gerade aus, gehen Sie in die Hocke und nehmen Sie das Baby hoch.
- Dazu atmen Sie ein, um sich auszudehnen, und gehen in die Hocke.
- Mit der Ausatmung anspannen, während Sie das Baby aufnehmen und sich wieder aufrichten.
- Das Tragen im Tragetuch zunächst nur einige Minuten üben oder bis Ihre Haltung nachlässt. Trainieren Sie, bis Sie 15 bis 20 Minuten schaffen. Sie können auch mit Ihrem »Baby« spazieren gehen!

SICHERHEITSVORKEHRUNGEN

Auf die Haltung achten und beim Stehen nicht das Gesäß einziehen. Das minimiert die Aktivität der Gesäß- und Beckenbodenmuskeln und zwingt schräge Bauchmuskeln und Hüftbeuger zu Überkompensationen.

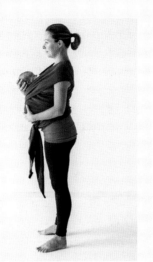
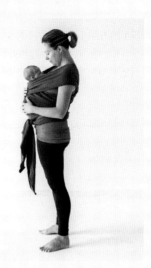

a   b

BABY IN DIE WIEGE LEGEN

Eine der schwierigsten Bewegungen, wenn man sie in guter Haltung ausführen will, vor allem wenn man es mit einem echten Baby zu tun hat, das man nicht aufwecken will! Aber wir zeigen Ihnen, wie Sie sich am besten auf diese Belastung vorbereiten.

Voraussetzungen

Übungen, die Sie beherrschen sollten, ehe Sie diese Übung machen: Bauchatmung (S. 81) • Kniebeuge (S. 86) • Ausfallschritt (S. 90) • Kreuzheben (S. 172) • Gewichtsverlagerung im Stehen (S. 89) • Bizeps-Curl im Stand (S. 128) • Brustdrücken mit Band (S. 106) • Trizepsdrücken mit Gymnastikball (S. 142) • Aufrechtes Rudern (S. 121) • Aufrechtes Rudern mit Band (S. 151) • Pallof Press (S. 100)

BESCHREIBUNG

- Zunächst ohne Gewicht üben, dann mit etwas Leichtem und, während Sie sich mit der Übung vertraut machen, allmählich mehr Gewicht hinzufügen.
- Das Seitengitter des Bettchens – falls verstellbar – ganz hinunterschieben.
- Man kann mit Matratze in höchster Position mit dem Üben beginnen und sie langsam absenken, bis man die Bewegung beherrscht.
- Um die Bewegung besser zeigen zu können, ist das Bettchen durch einen Stuhl ersetzt. Falls Sie bereits eines haben, üben Sie besser mit dem echten Bettchen. Als Ersatz hilft der Stuhl, die Bewegung nachzuahmen (a und b).

- Stehen Sie seitlich des Babybetts und halten Sie das »Übungsbaby« nah vor sich am Körper (a).
- Atmen Sie ein, um sich auszudehnen und vorzubereiten.
- Mit der Ausatmung anspannen und aus der Hüfte nach vorn beugen, wobei Sie das Baby weiterhin eng am Körper halten.
- Sobald das Seitengitter die Abwärtsbewegung behindert, die Arme so weit wie möglich Richtung Matratze strecken (b).
- Legen Sie das Baby möglichst behutsam auf die Matratze.
- Während die Core-Muskeln angespannt bleiben, kurz einatmen, dann ausatmen und wieder aufrichten.

SICHERHEITSVORKEHRUNGEN

Die Ergonomie ist hier nur schwer zu wahren, aber tun Sie Ihr Bestes! Den Atem nicht anhalten, da dies den Bauchinnendruck erhöht. Halten Sie die Wirbelsäule so lange wie möglich neutral.

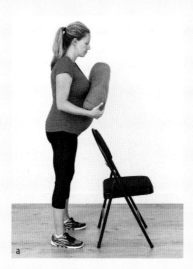 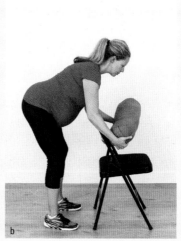

BABY AUS DER WIEGE HEBEN

Eine der schwierigsten Bewegungen überhaupt. Wegen des Designs der Kinderbetten ist es für die Durchschnittsmutter fast unmöglich, ihr Baby in perfekter Ergonomie aus dem Bettchen zu heben. Wegen der Höhe von Gitter und Matratze im Verhältnis zur eigenen Größe ist es schwer, die Wirbelsäule neutral zu halten. Wir zeigen Ihnen, wie Sie sich am besten darauf vorbereiten.

Voraussetzungen

Übungen, die Sie beherrschen sollten, ehe Sie diese Übung ausführen: Bauchatmung (S. 81) • Kniebeuge (S. 86) • Ausfallschritt (S. 90) • Kreuzheben und Rudern (S. 174) • Einbeiniges Kreuzheben (S. 182) • Gewichtsverlagerung im Stehen (S. 89) • Bizeps-Curl im Stand (S. 128) • Brustdrücken mit Band (S. 106) • Trizepsdrücken mit Gymnastikball (S. 142) • Aufrechtes Rudern (S. 121) • Aufrechtes Rudern mit Band (S. 151)

BESCHREIBUNG

- Erst ohne Gewicht üben. Dann mit etwas Leichtem. Und nach und nach, während man sich mit der Übung vertraut macht, Gewicht hinzufügen.
- Stehen Sie vor dem im Bettchen liegenden Baby. Atmen Sie ein, um sich auszudehnen, beugen Sie sich nach vorn und strecken Sie die Arme über das Seitengitter des Bettchens nach dem Baby aus.
- Mit der Ausatmung anspannen und das Baby hochnehmen.
- Das Baby an die Brust halten, dabei die Wirbelsäule möglichst neutral halten, die Gesäßmuskeln zusammendrücken und sich wieder aufrichten.

SICHERHEITSVORKEHRUNGEN

Die Ergonomie lässt sich hier kaum wahren, doch tun Sie Ihr Bestes. Auch hier darauf achten, dass man nicht den Atem anhält, da dies den Bauchinnendruck erhöht. Nach vollständigem Aufrichten wieder korrekte Haltung einnehmen, denn das minimiert die Belastung der Wirbelsäule.

BABY IM STEHEN WIEGEN

Babys lassen sich gern trösten, wenn man sie dabei im Arm wiegt, egal ob man dabei sitzt
(siehe nächste Übung) oder steht. Ein wenig Musik dazu, und es kann ein langsamer Tanz daraus werden,
vor allem wenn man mit dem Baby Besorgungen macht. Und daran denken: Ein Baby nie im Auto allein lassen,
nicht einmal für Minuten!

Voraussetzungen

Übungen, die Sie beherrschen sollten, ehe Sie diese Übung ausführen: Kniebeuge (S. 86) • Ausfallschritt (S. 90)
• Monster Walk (S. 184) • Gewichtsverlagerung im Stehen (S. 89) • Bizeps-Curl im Stand (S. 128)
• Frankenstein Walk oder: Gehen mit Band (S. 176) • Alternierendes Frontheben (S. 159)

BESCHREIBUNG

- Stellen Sie sich mit beckenbreiten Füßen aufrecht hin. Egal, ob Sie das Baby im Arm oder in der Trage halten, richten Sie Ihren Brustkorb über dem Becken aus und halten Sie das Becken neutral.
- Beim Wiegen verlagern Sie das Körpergewicht von Seite zu Seite oder, bei versetzten Füßen, von vorn nach hinten.
- Versuchen Sie , mit dem Becken Achter-Bewegungen zu beschreiben, sodass sich das Becken in eine neutrale Haltung hinein- und wieder aus ihr herausbewegen kann. Am Ende der Bewegung kehren Sie in die neutrale Position zurück.

SICHERHEITSVORKEHRUNGEN

Im Stehen, vor allem wenn man etwas trägt, unbedingt auf Körperhaltung achten. Das Gewicht des Babys zieht einen nach vorn und bewirkt, dass man das Gesäß einzieht und den Brustkorb herausdrückt, was hier Beckenboden und Gesäßmuskeln praktisch außer Gefecht setzt.

BABY IM SITZEN WIEGEN

Babys lassen sich gern trösten, wenn man sie dabei im Arm wiegt. Wie schon in der letzten Übung gelernt, geht das auch im Stehen. Oder im Sitzen, etwa auf einem Gymnastikball, was für uns selbst eine hübsche Bewegung ist und das Kind sanft wippen lässt.

Voraussetzungen

Übungen, die Sie beherrschen sollten, ehe Sie diese Übung ausführen: Kniebeuge (S. 86) • Ausfallschritt (S. 90) • Monster Walk (S. 184) • Gewichtsverlagerung im Stehen (S. 89) • Bizeps-Curl im Stand (S. 128)

BESCHREIBUNG

- Halten Sie das Baby in der Trage oder im Arm und stabilisieren Sie mit der freien Hand den Ball.
- Atmen Sie ein, um sich auszudehnen, und gehen Sie in eine Kniebeuge, um sich auf den Ball zu setzen.
- Nun die Haltung korrigieren, damit sich der Brustkorb über dem Becken befindet und Sie auf Ihren Sitzbeinhöckern sitzen.
- Bewegen Sie sich behutsam auf dem Ball, vor allem wenn es für Sie und das Baby noch ungewohnt ist: auf und ab wippen oder von rechts nach links, von vorn nach hinten wiegen.

- Sobald Sie das Wiegen beherrschen, können Sie auch eine Acht beschreiben.
- Eventuell die Bauchatmung dazunehmen, indem Sie die Bewegung verlangsamen und einatmen, um sich auszudehnen. Dann ausatmen, um die Core-Muskeln anzuspannen, während Sie sich vom Schwerpunkt wegbewegen.
- Sobald das Baby getröstet ist und es Zeit wird, aufzustehen, atmen Sie ein, um sich auszudehnen, und atmen aus, um die Core-Muskeln anzuspannen, während Sie aufstehen. Eventuell eine Hand auf den Ball legen, um sich beim Aufstehen zu stabilisieren.

SICHERHEITSVORKEHRUNGEN

Sind Sie mit dem Gymnastikball nicht vertraut oder fühlen sich darauf nicht sicher, einfach in einer Zimmerecke beginnen, wo der Ball zwischen zwei Wänden Halt findet. Auch durch eine breitere Fußstellung lässt sich die Stabilität verbessern.

WÄSCHEKORB-KNIEBEUGE

Sie werden nicht glauben, wie viel Schmutzwäsche ein so winziges Persönchen in 24 Stunden produzieren kann. Und mit all der Wäsche geht das ständige Hochwuchten und Treppauf-treppab-Tragen sperriger Wäschekörbe einher. Angesichts Ihrer über viele Monate erhöhten Relaxinwerte ist es wichtig, sich beim Heben und Tragen richtig zu bewegen, um unerwünschte Verletzungen zu vermeiden.

Voraussetzungen

Übungen, die man beherrschen muss, ehe man diese Übung ausführt: Bauchatmung (S. 81) • Kniebeuge (S. 76) • Kreuzheben (S. 172) • Gewichtsverlagerung im Stehen (S. 89) • Bizeps-Curl im Stand (S. 128) • Alternierendes Frontheben (S. 155) • Aufrechtes Rudern (S. 121) • Aufreches Rudern mit Band (S. 151)

BESCHREIBUNG

- Jedes Mal, wenn Sie einen Wäschekorb hochwuchten, können Sie eine Kreuzhebebewegung oder Kniebeuge machen. Die Kniebeuge ist die erste Wahl und kommt auch beim Wäschefalten zum Einsatz, vor allem wenn der Trockner ein Frontlader ist.

KNIEBEUGE ZUM HEBEN DES WÄSCHEKORBS

- Stellen Sie sich mit hüftbreiten oder etwas breiteren Füßen vor den Wäschekorb.
- Atmen Sie ein, um sich auszudehnen, während Sie in die Kniebeuge gehen, dann ausatmen, die Core-Muskeln anspannen und den Korb hochheben.
- Sie können den Korb mit beiden Händen eng am Körper vor sich tragen oder beim Gehen auf die Hüfte stützen.
- Trägt man den Korb auf der Hüfte, bei jeder Wäscheladung Seite wechseln.

KREUZHEBEBEWEGUNG ZUM HEBEN DES WÄSCHEKORBS

Gleiche Schritte wie bei der Kniebeuge zum Heben des Wäschekorbs ausführen, doch statt in die Kniebeuge zu gehen, aus der Hüfte nach vorn beugen, um den Korb hochzuheben. Die Bewegung belastet den unteren Rücken stärker als die Kniebeuge, sodass man sie nur bei leichten Wäscheladungen einsetzen sollte.

- Stellen Sie sich mit hüftbreiten oder etwas breiteren Füßen vor den Wäschekorb.
- Atmen Sie ein, um sich auszudehnen, lassen Sie die Hände entlang der Vorderseiten der Beine nach unten gleiten und greifen Sie nach dem Korb, wobei die Wirbelsäule neutral bleibt.
- Ausatmen, um die Core-Muskeln anzuspannen, und den Korb hochheben. Die Gesäßmuskeln benutzen, um sich wieder hochzudrücken.
- Tragen Sie den Korb mit beiden Händen eng am Körper vor sich oder stützen Sie ihn beim Gehen auf die Hüfte. Trägt man ihn auf der Hüfte, bei jeder Wäscheladung die Seite wechseln.

KNIEBEUGE ZUM FALTEN DER WÄSCHE

- Atmen Sie ein, während Sie in die Kniebeuge gehen und ein Wäschestück aufnehmen.

- Ausatmen, um die Core-Muskeln anzuspannen, und sich wieder hochdrücken.

SICHERHEITSVORKEHRUNGEN

Achten Sie darauf, wie viel Sie in den Körben heben. Gehen Sie besser öfter, zumal man dabei Kraft aufbaut. Sie können sogar mit einem leeren Korb beginnen, um die Bewegung inklusive der Bauchatmung zu erlernen.

Viele dieser Bewegungen für die Mutterschaft erfordern dieselbe Art von Kräftigungsübungen. Eines aber ist allen gemeinsam: die Bauchatmung, um den Beckenboden und die übrige Core-Muskeln zu aktivieren. Sie schafft eine stabile Basis, die während des schwierigen Teils der Bewegung so etwas wie Hebelwirkung entfaltet. Genau wie bei sonstigem Fitnesstraining atmet man auch bei den Bewegungen für die Mutterschaft während des anstrengenden Teils aus. Nur wissen Sie inzwischen besser, warum Sie das tun: nämlich, um die vier Core-Muskeln für sich arbeiten zu lassen.

TEIL III

WORKOUTS FÜR JEDE SCHWANGER-SCHAFTSPHASE

10

Wahl des Workouts und des Levels

Dass Sport grundlegender Bestandteil einer gesunden Lebensführung ist, steht außer Frage. Die damit verbundenen Vorteile überwiegen die Risiken bei Weitem, und das gilt auch für die Schwangerschaft. Allerdings muss man klug sein und auf seinen Körper hören (wie hoffentlich auch vorher), denn die vielen Veränderungen, die ab dem Moment der Empfängnis bis zur Entbindung auftreten, werden unsere Zielsetzungen und Trainingsweise gewiss verändern.

Falls Ihre Schwangerschaft unkompliziert verläuft, sollten Sie Sport treiben, damit Sie fit und gesund bleiben und den Anforderungen von Wehen, Geburt und Mutterschaft gewachsen sind (Davies et al., 2003). Wovon wir aber immer überzeugt waren und zu unserer Lebensmaxime erhoben haben, ist Folgendes: Wenn es in Ihrem Leben eine Zeit für Sport geben sollte, dann während der Schwangerschaft! Sie erschaffen neues Leben, das völlig von Ihnen abhängig ist. Und Sie haben eines der körperlich und geistig am meisten fordernden Ereignisse Ihres Lebens vor sich, daher müssen Sie trainieren, um fit zu sein für die Entbindung. Tatsächlich gilt *keinen* Sport auszuüben während der Schwangerschaft als Risikofaktor (Wolf und Mottola, 2000).

Für manche von uns kann eine Schwangerschaft einige Herausforderungen bereithalten, für andere eher weniger. Doch die meisten Herausforderungen lassen sich durch einen kräftigen und gesunden Körper bewältigen oder ganz vermeiden. Der American Congress of Gynecologists and Obstetricians (ACOG) und die Society of Obstetricians and Gynecologists of Canada (SOGC) empfehlen für die meisten Tage der Woche Krafttraining, ergänzt durch Beweglichkeits- und Herz-Kreislauf-Training (ACOG 2015; SOGC 2003). Dieses Buch orientiert sich daran und bietet spezifische Übungen, die sowohl auf Wehen und Entbindung als auch die Mutterschaft vorbereiten.

Risiken und Gegenanzeigen bei Sport für Schwangere

In diesem Abschnitt werden wir die Risiken und Warnsignale umreißen, die man im Hinblick auf Schwangerensport beachten sollte. Wichtig ist, auf seinen Körper zu hören, auf seine Reaktionen während des Trainings zu achten. Dann sollte man – um Verletzungen zu vermeiden – seine Aktivitäten modifizieren oder völlig einstellen.

Angesichts des wachsenden Schwangerschaftsbauchs wird empfohlen, ab der 16. Woche die betreffenden Übungen statt in Rückenlage in Schräglage zu absolvieren (das Herz muss über dem Baby sein), um nicht zusätzlichen Druck auf die untere Hohlvene auszuüben, die das Blut aus der unteren Körperhälfte zurück zum Herzen transportiert. Einige Frauen haben jedoch kein Problem mit der Rückenlage, daher: Hören Sie auf Ihren Körper und nehmen Sie ernst, was er Ihnen signalisiert.

Die mütterliche Herzfrequenz erhöht sich um 10 bis 15 Schläge pro Minute (Brown, 2016), doch denken Sie daran, dass jedes Individuum anders auf das Training reagiert. Ein olympischer Athlet, ein Fitnessfan und ein Mensch, der meist sitzt, weisen unterschiedliche Herzfrequenzen und Intensitätsniveaus auf, die innerhalb vernünftiger Grenzen aufrechterhalten werden können (dazu später in diesem Kapitel mehr). Darum ist es wichtig, auf seinen Körper zu hören, mit Gesundheitsberatern zu sprechen und sicherzustellen, dass Ihre Aktivitäten sich auf das beziehen, wofür Sie trainieren – nämlich Wehen und Geburt. Natürlich wollen Sie über die veröffentlichten Richtlinien informiert sein, doch beachten Sie, das die SOGC die Herzfrequenz-Richtlinien aktualisiert hat und die ACOG seit Dezember 2015 die Herzfrequenz nicht mehr als Maß physischer Verausgabung verwendet (American Congess of Obstetricians and Gynecologists, 2017).

Wie schon erwähnt, ist Schwangerensport für die meisten Frauen hervorragend. Es gibt aber Krankheiten, an denen Sie vielleicht schon vor der Schwangerschaft gelitten oder die Sie sich zwischenzeitlich zugezogen haben und die sich auf eine Empfehlung für oder gegen den Sport auswirken können. Tafel 10.1 listet Kontraindikationen für Schwangerensport und Tafel 10.2 und 10.3 Kontraindikationen für aerobe Sportarten in der Schwangerschaft auf.

Tafel 10.1   Gegenanzeigen für Schwangerensport: Fragen Sie Ihren Arzt, wenn Sie ein Schwangeren-Trainingsprogramm ins Auge fassen

Leiden Sie unter einem der folgenden schwangerschaftsbedingten Zustände?

- Vorzeitige Wehen
- Blasensprung
- Anhaltende Blutungen während des zweiten und dritten Trimesters oder Placenta praevia (wobei die Plazenta in den Uterus wächst und die Öffnung des Muttermunds ganz oder teilweise bedeckt)
- Schwangerschaftsbedingter Bluthochdruck (oder Präeklampsie)

- Muttermundschwäche (ein Leiden, bei dem sich die Gebärmutter schon vor dem Ende der Schwangerschaft weitet und dünner wird)
- Nachweislich vermindertem Wachstum des Fötus im Mutterleib (intrauterine Wachstumsretardierung) oder Mehrlingsschwangerschaft

Waren Sie schon einmal von einem der folgenden Zustände betroffen?

- Mehrere Fehlgeburten oder vorzeitige Wehen in früheren Schwangerschaften
- Anämie oder Eisenmangel: Ärzte beschreiben Anämie häufig als Verminderung der Anzahl roter Blutzellen oder als unterdurchschnittliche Menge an Hämoglobin (einer Konzentration von weniger als 100 g/l) im Blut

- Mangelernährung (oder unausgewogene Ernährung, der bestimmte Nährstoffe fehlen) oder eine Essstörung (wie Anorexie, Bulimie)
- Eine andere ernsthafte Erkrankung

Quelle: Electronic Physical Activity Readiness Medical Examination (ePARmedX-+). Verfügbar auf: http://eparamedx.com. Abgedruckt mit Erlaubnis der PAR-Q+Collaboration.

Tafel 10.2   Absolute Gegenanzeigen für aerobes Training während der Schwangerschaft

Absolute Gegenanzeigen

- Hämodynamisch signifikante Herzkrankheit
- Restriktive Lungenerkrankung
- Muttermundschwäche oder Cerclage
- Mehrlingsschwangerschaft mit Risiko vorzeitiger Wehen
- Blutungen im zweiten oder dritten Trimester
- Plazenta praevia nach der 26. Schwangerschaftswoche

- Vorzeitige Wehen in aktueller Schwangerschaft
- Platzen der Fruchtblase
- Präeklampsie oder schwangerschaftsbedingter Bluthochdruck
- Schwere Anämie

Genehmigter Abdruck: »Physical activity and exercise during pregnancy and the postpartum period. Committee Opinion No. 650. American College of Obstetricians and Gynecologists«. In: *Obstet Gynecol* 2015: 126: S. 135–142.

Tafel 10.3 Relative Gegenanzeigen für aerobes Training während der Schwangerschaft

Relative Gegenanzeigen	
• Anämie	• Schlecht kontrollierter Bluthochdruck
• Leichte mütterliche Herzrhythmusstörungen	• Orthopädische Einschränkungen
• Chronische Bronchitis	• Schlecht kontrollierte Anfallsleiden
• Schlecht kontrollierter Diabetes Typ I	• Schlecht kontrollierte Schilddrüsenüberfunktion
• Extreme krankhafte Fettleibigkeit	• Starke Raucherin
• Langjähriger extremer Bewegungsmangel	
• Intrauterine Wachstumsretardierung bei aktueller Schwangerschaft	

Genehmigter Abdruck aus Physical activity and exercise during pregnancy and the postpartum period. Committee Opinion No. 650. American College of Obstetricians and Gynecologists. Obstet Gynecol 2015: 126: e135-42.

Zu den Risikofaktoren gehören neben den in den Tafeln 10.1, 10.2 und 10.3 aufgeführten unter anderem die folgenden:

• Schwangerschaftsdiabetes
• Bluthochdruck
• Blutvergiftung
• Krampfadern

• Übermäßige Gewichtszunahme
• Rückenschmerzen
• Ödem

Trainingsziele in der Schwangerschaft

Das Schwangerentraining sollte so angepasst sein, dass es Ihrer sowie der Gesundheit und Sicherheit Ihres Babys zuträglich ist und Sie sich in allen Trimestern beim Trainieren wohlfühlen. Befolgen Sie die notwendigen Vorsichtsmaßnahmen, wie Sie es auch als Nichtschwangere täten, und beginnen Sie auf Ihrem momentanen Fitnessniveau oder etwas darunter – und hören Sie auf Ihren Körper.

Unsere Workouts sind für drei Niveaus konzipiert. Hier eine rasche Beschreibung von der Einsteiger- bis zur Fortgeschrittenen-Stufe:

• Einsteigerin: Eine Einsteigerin trainiert gar nicht oder nur sporadisch und besitzt nur wenig Wissen oder Erfahrung hinsichtlich Fitness und Trainings- planung. Sie ist unsicher, welche Übungen sie sich zumuten darf, und traut sich oft nicht ins Fitness- studio. Regelmäßiges Training kostet sie Überwin-

dung, und sie braucht ständig Unterstützung und Anleitung.

• Mittelstufe: Eine Trainierende der Mittelstufe trainiert regelmäßig 2- bis 3-mal pro Woche und weiß, wie wichtig Fitness für Gesundheit und Körperaufbau ist. Sie fühlt sich wohl im Studio und probiert unterschiedliche Übungsprogramme und -techniken aus. Sie hat Spaß am Training und empfindet es als Teil eines gesunden Lebensstils.

• Geübte: Sie besitzt umfassende Kenntnisse über Fitness und Trainingsplanung und trainiert 4- bis 5-mal pro Woche recht intensiv. Sie ist offen für neue Herausforderungen und verlangt sich gerne Höchstleistungen ab. Eventuelle Komplikationen beiseite schiebend, wird sie begeistert auch in der Schwangerschaft trainieren und schon vor der Entbindung einen Plan haben, um bald danach wieder loszulegen.

Das Training während der Schwangerschaft sollte vier Hauptziele verfolgen:

1. Kraft, Beweglichkeit und kardiovaskuläre Gesundheit erhalten (oder, wenn man sich vorher kaum bewegt hat, entwickeln).
2. Die Elemente der inneren Körpermitte verbinden und trainieren.
3. Sich auf eine Art bewegen, die Haltung und Körperausrichtung optimiert.
4. Den Körper für Wehen, Geburt und die anschließende Rückbildung trainieren.

Wenn Sie trainieren, muss die Berücksichtigung obiger Ziele in allen drei Trimestern sowie wie bei der Rückbildung sichergestellt sein. Dies ist nicht die Zeit, um für einen Triathlon zu trainieren oder sein One-Repetition-Maximum zu verbessern. Vielmehr geht es darum, für den Entbindungsmarathon zu trainieren und sich möglichst alle Vorteile zu verschaffen, die mit einem starken und gesunden Körper verbunden sind – und damit auch einen gewissen Vorsprung für Rückbildung und Regeneration. Studien haben gezeigt, dass Muskeln ein Gedächtnis haben, und je stärker und gesünder Sie während der Schwangerschaft sind, desto besser werden Sie sich davon erholen (Bruusgaard, Johansen, Engner, Rana und Gundersen, 2010). Prägen Sie sich für Schwangerschaft, Geburt und Regeneration folgenden Plan ein:

- Training in der Schwangerschaft.
- Erholung und Aufbau des Beckenbodens nach der Geburt.
- Wiederherstellung ab der neunten Woche postpartum.

TRAININGPROGRAMM

Über alle Trimester hinweg bleibt unser Ziel dasselbe, nämlich die im Verlauf dieser Monate auftretenden körperlichen und physiologischen Veränderungen zu optimieren und zu unterstützen. Ebenso wie wir auf alle Zeichen und Symptome achten, die uns verraten, ob wir einen Gang höherschalten oder lieber etwas kürzertreten sollten.

Training für Schwangere sollte den gleichen Grundsätzen folgen wie das für Nichtschwangere. Mit vier Begriffen - Frequenz, Intensität, Zeit und Art (des Trainings) – lässt sich Ihr Trainingsplan umreißen. Werfen wir einen genaueren Blick auf diese vier Trainingskomponenten.

FREQUENZ

Trainieren Sie je nach Fitnesslevel 3- bis 5-mal pro Woche. Einsteigerinnen beginnen mit 2- bis 3-mal pro Woche und steigern mit zunehmender Kraft und Ausdauer die Trainingsfrequenz. Ziel ist es, regelmäßig an den meisten Tagen der Woche zu trainieren.

INTENSITÄT

Trainieren Sie mit einer Intensität, die sich auf der Borg-Skala des subjektiven Belastungsempfindens zwischen 1 und 10 bewegt (siehe Tafel 1.1 in Kapitel 1). Die Skala beruht nicht auf der Herzfrequenz, sondern auf dem subjetiven Empfinden der eigenen Belastung. Für Schwangere gilt das Ziel, während des gesamten Workouts auf Stufe vier zu trainieren. Am Ende sollte man spüren, dass man etwas getan hat, aber nicht völlig erschöpft sein (Austin und Seebohar, 2011).

Ein Maßstab ist, dass man nicht außer Atem gerät. Es ist wichtig, noch ein Gespräch führen zu können, ohne zu japsen oder übermäßig zu schwitzen. Und daran denken, dass der Puls durch die Schwangerschaft um etwa zehn Schläge pro Minute ansteigt, sodass es etwas dauern kann, bis man sich nach dem Trainingseinstieg daran gewöhnt. Lassen Sie sich Zeit und trainieren Sie im eigenen Tempo, um sicherzustellen, dass Sie die obigen Vorgaben einhalten. Abbildung 10.1 zeigt Herzfrequenz-Richtlinien für Schwangerensport.

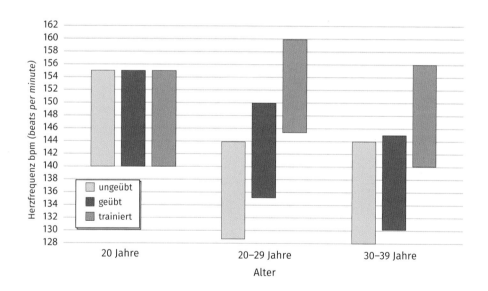

Abb. 10.1 Vorgeschlagene Herzfrequenz-Richtlinien für Sport während der Schwangerschaft

Anm.: Die obigen Richtlinien wurden von der SOGC und der Canadian Society for Exercise Physiology veröffentlicht und sind recht konservativ. Sicher ist Ihnen aufgefallen, dass es keine Herzfrequenz-Richtlinie für Frauen jenseits der 40 gibt. Immer mehr Frauen werden in späteren Jahren schwanger, und auch da ist Sport empfehlenswert, sodass wir Ihnen raten, dies mit Ihrem Arzt abzuklären.

ZEIT

Einsteigerinnen sollten mit 15 Minuten stetigem kardiovaskulärem Training 1- bis 2-mal pro Woche beginnen und wöchentlich zwei bis drei Minuten hinzufügen, bis sie 30 bis 40 Minuten 3- bis 5-mal pro Woche erreichen. Für Krafttraining gelten dieselben zeitlichen Vorgaben. Aber beachten Sie: Keine Regel ohne Ausnahme! Hören Sie auf Ihren Körper! Wenn es sich nicht richtig anfühlt, lassen Sie es sein. In der Schwangerschaft ist jeder Tag anders. Was man an einem Tag nicht packt, fällt am nächsten viel leichter, und was Sie heute schaffen, kann morgen unmöglich sein. Also hören Sie bitte immer auf Ihren Körper!

TRAININGSART

Bei Krafttraining den größten Muskel stets zuerst trainieren. Das hilft, bis zum Ende durchzuhalten. Bei drei Tagen Training pro Woche wird für jede Session eine Ganzkörperroutine empfohlen, wobei mindestens ein Ruhetag zwischen den Sessions liegen soll. Wer vier oder mehr Tage pro Woche Kraft trainiert, kann abwechselnd Split-Trainings machen, d. h. an einem Tag das Oberkörper- und am nächsten das Unterkörpertraining absolvieren. Auf diese Weise wird auch die Ruheregel zwischen den Muskelgruppen beachtet. Achten Sie darauf, dass Sie an den meisten Wochentagen auch etwas für Herz und Kreislauf tun. Und nicht vergessen: Die Core-Muskeln sind immer aktiv, auch beim Krafttraining. Achten Sie beim Krafttraining besonders auf Rumpfstabilität, Haltung und auf Stützstrukturen (Bauchmuskeln, oberer und unterer Rücken, Trizeps und Gesäßmuskeln) .

Einsteigerinnen sollten 1–2 Sätze von 8–12 WH mit ein- bis zweiminütigen Ruhepausen dazwischen absolvieren. Für die anderen Levels empfehlen wir 2–3 Sätze von zwölf oder mehr WH mit einminütiger Pause. Zusätzlich gilt als allgemeine Regenerationsregel für die Schwangerschaft, dass man für jede Trainingsstunde auch eine Stunde ausruht.

Für Einsteigerinnen wird Training ohne oder mit leichtem Gewicht sowie kardiovaskuläres Training mit geringer Belastung (Schwimmen, Cycling, Wassersport, Gehen, Crosstrainer) empfohlen. Wer auf mittlerem oder fortgeschrittenem Niveau trainiert, kann mit seiner gewohnten kardiovaskulären Sportart weitermachen, solange Arzt oder Hebamme es erlauben. Allerdings sollten Sie Sport oder Aktivitäten meiden, die zu Bauchtraumata führen oder den Fötus verletzen könnten wie Kontaktsportarten, Höhentraining, Hot-Yoga oder Hot-Pilates. Auch empfehlen wir, Aktivitäten mit hoher Belastung wie Laufen und Springen zurückzufahren oder nach dem ersten Trimester ganz einzustellen, um den Beckenboden vor zusätzlicher Belastung zu schützen.

Trainingsrichtlinien für alle Schwangerschaftsphasen

Diese grundlegenden Trainingsrichtlinien sollten Sie für jedes Trimester befolgen:

ERSTES TRIMESTER

Das erste Schwangerschaftsdrittel ist sehr belastend. Wichtige Entwicklungen sind im Gange, sodass Sie sich keinesfalls überanstrengen oder überhitzen sollten. Womöglich erleben Sie starke Erschöpfungszustände und Übelkeit, die Ihre Aktivitäten einschränken. Einsteigerinnen sollten mit regelmäßigen Spaziergängen beginnen und die Intensität entsprechend dem persönlichen Befinden steigern.

ZWEITES TRIMESTER

In dieser Phase fühlen sich die meisten Frauen »normal«. Die Blutmenge zieht mit der Gefäßerweiterung der Blutgefäße gleich, sodass man sich nicht mehr so schwindlig und schwerfällig fühlt (Soma-Pillay, Nelson-Piercy, Tolppanen und Mebazaa. 2016).

Ihr Körper hatte inzwischen Zeit, sich an all die physiologischen Veränderungen zu gewöhnen, und Sie können wieder unbeschwert atmen. Allerdings empfiehlt es sich, ab der 16. bis 20. Woche wegen des Drucks der Gebärmutter auf die untere Hohlvene Übungen in Rückenlage zu meiden. Wandeln Sie die Übungen ab, sodass Sie dabei in Schräglage sind, sitzen oder stehen. Wegen der zusätzlichen Belastung des Beckenbodens sollten sich Läuferinnen mithilfe eines Crosstrainers auf Steigungsgehen verlegen oder am Stepper trainieren.

DRITTES TRIMESTER

Intensität und Dauer sollten nun nicht mehr gesteigert werden. Sie stellen eine natürliche Verlangsamung bei sich fest. Hören Sie auf sich und passen Sie Gewicht und aerobes Training an. Auch der Wechsel auf Aktivitäten ohne Belastung (Schwimmen, Cycling) wird empfohlen, falls sich die frühere Routine nicht problemlos aufrechterhalten lässt. Nun sollten Sie besonderes Augenmerk auf Haltung, Beweglichkeit sowie Entspannung legen und sich mental auf Wehen und Geburt einstellen. Es ist wie das »Tapering« vor einem großen Rennen.

ERHOLUNG UND RÜCKBILDUNG

Nach Schwangerschaft und Geburt ist die Bauchdecke ziemlich gedehnt und ausgeleiert und im Fall eines Kaiserschnitts wurde auch viel Gewebe durchtrennt. Forschungsergebnisse sprechen für das Tragen eines Bauchgurts (vgl. Kapitel 4), um Becken und Bauchwand nach einem Kaiserschnitt, der als größere Bauchoperation gilt, zu unterstützen (Cheifetz, Lucy, Overend und Crowe, 2010). Aber auch nach einer vaginalen Geburt wird er empfohlen (Litos, 2014). In beiden Fällen ist das Ziel das gleiche – nämlich Gewebe, das gedehnt, zusammengedrückt und vielleicht sogar durchtrennt wurde, von außen Halt zu geben, während der innere Halt durch Rückbildungsgymnastik oder Kräftigungsübungen wiederhergestellt wird.

Die ersten acht Wochen nach der Geburt sind nachweislich die Zeit, in der sich die Spontanheilung der Bauchwand in der Hauptsache vollzieht (Coldron, Stokes, Newham und Cook, 2008). In dieser Zeit geht es vor allem darum, die Verbindung mit den Core-Muskeln und deren synergetisches Zusammenwirken wiederherzustellen. Die in Kapitel 6 gezeigten sanften Wochenbettübungen bilden dabei den Schwerpunkt. Krafttraining ist zu vermeiden, bis die Funktion Ihrer Körpermitte wiederhergestellt ist und eine Beckenboden-Physiotherapeutin Ihnen grünes Licht gegeben hat (was sicher gut sechs Wochen nach der Entbindung sein dürfte). Am besten beginnt man etwa zwei Wochen nach der Geburt mit Herz-Kreislauf-Training, etwa kurzen Spaziergängen, und steigert allmählich seine Ausdauer. Hören Sie auf Ihren Körper und achten Sie darauf, dass Sie weder Schmerzen noch Druck auf den Beckenboden spüren.

Schwangerschaft und Geburt sind wohl die physisch wie psychisch die anstrengendsten Erfahrungen, die Sie je machen werden. Im Wochenbett ist es wichtig, auf den Körper zu achten und seine Leistungen zu honorieren. Um Hilfe zu bitten und sie anzunehmen, damit man sich auf Heilung und Ruhe konzentrieren kann, befördert die Erholung und ist kein Zeichen von Schwäche. Vergessen Sie die in den Medien propagierte »Supermama«-Mentalität und vertrauen Sie auf die Heilpraktiken anderer Kulturen, die starken Wert auf Ruhe, Erholung, Beistand, Genährt- und Gepflegtwerden legen. Die Unterstützung ermöglicht es, uns auf Ruhe, Erholung und die Beziehung zu unserem Baby zu konzentrieren.

Nach wenigen Wochen 5- bis 10-minütige Spaziergänge zu machen ist erwünscht, sofern Sie keine Schmerzen haben und nicht unter abnormalen Blutungen oder übermäßiger Erschöpfung leiden.

Aber bleiben Sie vorsichtig, denn noch immer sind die Hormonwerte erhöht, und das Adrenalin kann Ihnen ein falsches Gefühl von Energie und Kraft (ja fast Euphorie) vorgaukeln. Nutzen Sie diese Zeit, um an die frische Luft zu kommen und etwas für sich zu tun.

Die ersten acht Wochen nach der Geburt sind die Zeit, um sich auszuruhen und die Körpermitte wiederaufzubauen. Bauchatmung, sanfte Wochenbettübungen und die Wiederherstellung des Beckenbodens sollten Priorität haben.

Beckenboden-Physiotherapie spielt eine Schlüsselrolle für die Erholung. Zwischen der sechsten und achten Woche nach der Geburt sollte man eine Physiotherapeutin aufsuchen (den Termin am besten schon in der Schwangerschaft vereinbaren) und den Prozess der Wiederherstellung der Körpermitte beginnen. Die Physiotherapeutin überwacht Ihre Fortschritte (lobt Sie wahrscheinlich für Schwangerschaftstraining und die Kräftigungsübungen) und lässt Sie wissen, wann Sie sich genug erholt haben, um die Wiedererlangung Ihres früheren Fitnesslevels anzugehen.

WIEDERAUFBAU

Sobald Sie wieder zu Ihrem Training zurückkehren wollen, erst einmal durchatmen. Denken Sie daran, was Sie gerade vollbracht haben. Sie haben 11 bis 18 kg an Gewicht zugelegt, die Bauchmuskeln sind überdehnt, die Gelenke belastet, Organe haben sich womöglich verschoben, und Sie haben Ihr Baby aus sich rausgepresst oder eine größere Bauch-OP hinter sich. Das ist schon gewaltig! Lassen Sie sich also Zeit, erholen Sie sich erst mal. Wir können es nicht genug betonen. In unserer schnelllebigen Gesellschaft feiern wir Frauen, die 14 Tage nach der Entbindung wieder im Studio sind. Wir laden Sie ein, es anders zu machen. Lassen Sie sich Zeit für Ruhe, Heilung und Retraining und gehen Sie erst danach wieder ins Studio, um zunächst Ihre Mitte und erst später wieder normal zu trainieren. Dafür schon nach sechs Wochen grünes Licht zu geben ist unverantwortlich. Die Rückkehr zu »normalen« Aktivitäten kann bis zu zwölf Monate in Anspruch nehmen. Jede ist anders. Dies ist kein Wettbewerb, und Erholung ist absolut wesentlich.

Acht Wochen postpartum kann man langsam mit der Wiederherstellung der Körpermitte beginnen. Sie haben sich Zeit für Erholung und Rückbildung genommen. Nun können die Rückbildungsübungen gesteigert und Kraft- und Cardio-Training (über kurze Spaziergänge hinaus) erneut integriert werden. Auch hier sollte man das Spezifitätsprinzip beachten. Das Leben einer Mutter ist hektisch und fordernd, und Mütter haben jede Menge Bewegung! Stellen Sie sicher, dass Ihre Workouts Sie für die Anforderungen der Mutterschaft unterstützen.

Alles in allem sollte sich Sport in der Schwangerschaft und der frühen postpartalen Phase gut anfühlen und helfen, in gesundem Maße zuzunehmen und sich kräftige Muskeln zur Stützung des sich verändernden Körpers zu bewahren. Sport kann viele Schwangerschaftsbeschwerden lindern. Denken Sie daran: Die beste Zeit, sich auf die nachgeburtliche Erholung vorzubereiten, ist während der Schwangerschaft, also: Klug sein, achtsam sein und auf seinen Körper hören. Letzten Endes sollten Sie in dieser Zeit nur auf sich selbst vertrauen.

11

Workouts für das erste Trimester

Während des ersten Trimesters durchlebt der schwangere Körper ziemlich einschneidende Veränderungen, wie den Anstieg des Blutvolumens oder die Produktion des Hormons Relaxin. Nimmt man Stimmungsschwankungen, Erschöpfung und Übelkeit hinzu, wird diese Phase von vielen als gewaltige Herausforderung empfunden. Bewegung und Sport können das Unbehagen einiger dieser Veränderungen zwar abmildern, doch es ist wichtig, seinem Befinden große Aufmerksamkeit zu schenken. Respektieren Sie die Veränderungen und deren Auswirkung auf Ihr Training.

Für Frauen, die regelmäßig ins Studio gehen oder an Kursen teilnehmen, kann das Training im ersten Trimester wegen der Übelkeit und ständigen Abgeschlagenheit richtig hart werden. Nicht vergessen: Wenig Sport ist immer besser als gar keiner, lassen Sie sich nicht entmutigen, auch wenn Sie nicht mehr dieselbe Leitstung bringen wie vor der Schwangerschaft. Das geht vorbei, und im zweiten Trimester kehrt die Energie meist zurück. Manchmal reicht schon ein einfacher Spaziergang, um uns einen Energieschub zu geben und die Stimmung zu heben.

Toll ist auch Yoga für Schwangere, das in dieser so herausfordernden Zeit Körper und Geist befreit.

Um das richtige Trainingslevel zu wählen, muss man auch die Anzahl früherer Schwangerschaften und die mehr oder weniger gelungene Rückbildung und Wiederherstellung berücksichtigen. Falls Sie bereits mit Beeinträchtigungen wie Rücken-, Hüft- oder Beckenschmerzen in die Schwangerschaft gehen, müssen Sie noch mehr auf Ihre Bewegungen achten und dynamische Übungen und anstrengende Aktivitäten wie Laufen vielleicht schon von Anfang an meiden. Die Wirkung des Relaxins auf Muskeln, Gelenke und Bindegewebe macht den ganzen Körper (vor allem aber das Becken) lockerer und instabiler, sodass es angebracht ist, alle ruckartigen Bewegungen und Aktivitäten wie das Heben schwerer Gewichte oder Laufen zu unterlassen.

Die folgenden Programme haben wir entwickelt, damit Sie die meisten Tage der Woche in Bewegung bleiben, Übelkeit und Erschöpfung überstehen und Ihr gegenwärtiges Fitnesslevel halten.

Einsteigerin

Eine Einsteigerin trainiert gar nicht oder nur sporadisch und besitzt nur wenig Wissen oder Erfahrung hinsichtlich Fitness und Trainingsplanung. Sie ist sich unsicher, welche Übungen sie machen sollte, und traut sich nicht ins Studio.

Es fällt ihr schwer, regelmäßig zu trainieren, und sie braucht ständig Zuspruch und Anleitung. Ein Beispiel für ein Einsteiger-Workout für das erste Trimester sehen Sie auf Tafel 11.1.

Tafel 11.1 Einsteiger-Workout für das erste Trimester

Aktivität	Programmentwurf			
Cardio-Training	Ist Gehen Ihr einziges Cardio-Training, sollten Sie 3- bis 4-mal die Woche je 20 Minuten veranschlagen, oder an 2–3 Tagen, falls Sie auch schwimmen oder Aquafit-Kurse besuchen. Im ersten Trimester werden neue Gewohnheiten für die gesamte Schwangerschaft etabliert, und Gehen ist eines der besten Trainings überhaupt. Wir empfehlen Gehen sogar während der Wehen, sodass Gehen Sie wirklich auf den großen Tag vorbereitet. Vermeiden Sie aber Überhitzung.			
Ganzkörper-Kraft-training	Machen Sie Ihr Krafttraining an 1–2 Wochentagen und zwar je 1–2 Sätze zu 8–12 WH. Wählen Sie eines der vorgeschlagenen Workouts (A, B oder C) oder, wenn Sie es individueller mögen, stellen Sie sich Übungen aus allen Programmen für ein eigenes Workout zusammen. Es sollte alle Hauptmuskelgruppen – Beine, Brust, Rücken, Arme, Körpermitte – umfassen.			
		A	Kniebeuge mit Gymnastikball	S. 162
			Kreuzheben	S. 172
			Muschelschale	S. 84
			Balldrücken mit Drehung auf Gymnastikball	S. 95
			Rudern im Sitzen	S. 115
			Bizeps-Curl mit der Langhantel	S. 132
			Stirndrücken	S. 140
			Schulterdrücken im Sitzen	S. 154
			Bauchatmung	S. 81
			Schulterbrücke	S. 83
		B	Ausfallschritt mit Gymnastikball	S. 164
			Stehender Bein-Curl mit Gymnastikball	S. 166
			Liegestütz an der Wand	S. 104
			Muschelschale	S. 84
			Schulterbrücke	S. 83
			Katze und Kuh	S. 93
			Brustdrücken mit Band	S. 106
			Lat-Ziehen im Sitzen	S. 117
			Hammer-Curl im Stand	S. 131
			Trizeps-Kickback	S. 141
			Aufrechtes Rudern mit Band	S. 151
			Bauchatmung	S. 81

Aktivität	Programmentwurf		
	B	Muschelschale	S. 84
		Schulterbrücke	S. 83
		Katze und Kuh	S. 93
Funktionelle Bewegungen	Funktionelle Bewegungen sind Aktivitäten und Bewegungen, die unsere Fähigkeit zu alltäglichen Verrichtungen verbessern. Die Aufnahme dieser Bewegungen in unser tägliches oder fast tägliches Übungsprogramm hilft, die für Wehen, Geburt und Mutterschaft benötigte Kraft und Ausdauer aufrechtzuerhalten. *Gehen:* Gehen Sie, so viel Sie können, denn es hilft, sich auf die Wehen und die vielen Gänge mit Kinderwagen, beim Einkaufen, mit der Wäsche etc. vorzubereiten. *Treppensteigen:* Wer in einem Haus/einer Wohnung mit Treppen lebt, dem hilft es, sich auf all das Auf und Ab mit Baby, Wäsche etc. vorzubereiten. *Kniebeuge:* Nutzen Sie täglich jede Gelegenheit dazu, etwa beim Heben oder Absetzen des Wäschekorbs, wenn Sie etwas vom Boden aufheben oder aus der untersten Schublade holen. *Heben:* Kreuzheben als Teil des Übungsplans stärkt die hintere Muskelkette und bereitet darauf vor, einen Kindersitz aus dem Auto zu heben, das Baby in die Wiege zu legen und wieder herauszuheben. Üben, indem man die Yoga-Rolle in Wiege legt und wieder heraushebt. Kreuzhebebewegung nutzen, um diese Bewegung auszuführen. *Ausfallschritte:* Kräftigen die Beine fürs Gehen und Treppensteigen. Ausfallschritte 2–3 Tage die Woche trainieren, wobei man 1–3 Sätze mit 8–12 WH durchführt.		
Dehnen	Täglich Dehnübungen absolvieren und jeweils 30–60 Sekunden halten. Achten Sie darauf, sich nicht zu überdehnen, da Relaxin ein falsches Gefühl von Beweglichkeit vermitteln kann.		
	Waden-Stretch		S. 68
	Hamstring-Stretch mit Gurt		S. 72
	Sitzender Brustkorb-Stretch über Gymnastikball		S. 64
	Piriformis-Stretch		S. 71

Mittelstufe

Eine Trainierende der Mittelstufe trainiert 2- bis 3-mal wöchentlich und kennt sich in Fitnessbelangen, Gesundheit und Gewichtsmanagement gut aus. Sie geht gern ins Studio und testet unterschiedliche

Trainingsarten und -techniken. Sie genießt den Sport und begreift ihn als Teil ihres Lebensstils. Trainingsbeispiel für die Mittelstufe während des ersten Trimesters siehe Tafel 11.2.

Tafel 11.2 Mittelstufen-Workout für das erste Trimester

Aktivität	Programmentwurf		
Cardio-Training	Gehen sollten Sie jeden Tag, auch wenn Sie anderes Cardio-Training betreiben (aber auch wenn es nur für eine Cardio-Aktivität reicht, ist es okay). Versuchen Sie, eine Form von Cardio (Wandern, Schwimmen, Aquafit-Kurse) und 4–5 Spaziergänge zu machen. Wenn Sie aber nur gehen, dann mindestens 4- bis 5-mal die Woche je 30 Minuten.		
Ganzkörper-Kraft-training	Krafttraining 2- bis 3-mal pro Woche mit freien Gewichten und Eigengewicht absolvieren, und zwar 2–3 Sätze zu 10–12 WH. Wählen Sie eines der vorgeschlagenen Workouts (A, B oder C) oder, wenn Sie es individueller mögen, stellen Sie sich Übungen aus allen Programmen für ein eigenes Workout zusammen. Es sollte alle Hauptmuskelgruppen – Beine, Brust, Rücken, Arme, Körpermitte – umfassen.		
	A	Kreuzheben und Rudern	S. 174
		Wadenheben mit Gymnastikball	S. 161
		Liegestütz im Knien	S. 118
		Bizeps-Curl mit der Langhantel	S. 132
		Trizeps-Liegestütz in Seitlage	S. 145
		Schulterdrücken im Sitzen	S. 154
		Sitzmarsch auf Gymnastikball	S. 88
		Knieheben im Vierfüßlerstand	S. 98
		Seitstütz auf den Knien	S. 94
	B	Vorgebeugtes einarmiges Rudern	S. 118
		Wadenheben mit Gymnastikball	S. 161
		Balldrücken im Knien	S. 109
		Bizeps-Curl im Stand auf dem BOSU-Ball	S. 137
		Stirndrücken auf Gymnastikball mit Beckenlift	S. 146

Aktivität	Programmentwurf		
Ganzkörper-Kraft-training	B	Seitheben	S. 152
		Sitzmarsch auf Gymnastikball	S. 88
		Knieheben im Vierfüßlerstand	S. 98
		Trizeps-Liegestütz in Seitlage	S. 145
		Seitstütz auf den Knien	S. 94
Funktionelle Bewegungen	Funktionelle Bewegungen sind Aktivitäten und Bewegungen, die unsere Fähigkeit zu alltäglichen Verrichtungen verbessern. Die Aufnahme dieser Bewegungen in unser tägliches oder fast tägliches Übungsprogramm hilft, die für Wehen, Geburt und Mutterschaft benötigte Kraft und Ausdauer aufrechtzuerhalten. *Gehen:* Gehen Sie, so viel Sie können, denn es hilft, sich auf die Wehen und die vielen Gänge mit Kinderwagen, beim Einkaufen, mit der Wäsche etc. vorzubereiten. *Treppensteigen:* Wer in einem Haus/einer Wohnung mit Treppen lebt, dem hilft es, sich auf all das Auf und Ab mit Baby, Wäsche etc. vorzubereiten. *Kniebeuge:* Nutzen Sie täglich jede Gelegenheit dazu, etwa beim Heben oder Absetzen des Wäschekorbs, wenn Sie etwas vom Boden aufheben oder aus der untersten Schublade holen. *Heben:* Kreuzheben als Teil des Übungsplans stärkt die hintere Muskelkette und bereitet darauf vor, einen Kindersitz aus dem Auto zu heben, das Baby in die Wiege zu legen und wieder herauszuheben.		
Dehnen	Täglich Dehnübungen absolvieren und jeweils 30–60 Sekunden halten. Achten Sie darauf, sich nicht zu überdehnen, da Relaxin ein falsches Gefühl von Beweglichkeit vermitteln kann.		
	Waden-Stretch		S. 68
	Hamstring-Stretch mit Gurt		S. 72
	Fuß-Stretch auf Ball		S. 68
	Sitzender Brustkorb-Stretch über Gymnastikball		S. 64
	Piriformis-Stretch		S. 71

Geübte

Eine geübte Trainierende weiß sehr viel über Fitness und Trainingsprogrammierung und trainiert 4- bis 5-mal die Woche bei höheren Intensitäten. Sie ist offen für neue Herausforderungen und verlangt sich Höchstleistungen ab. Sofern es keine Komplikationen gibt, setzt sie ihr Training in der Schwangerschaft fort und hat auch schon einen Plan für die Rückkehr ins Studio nach der Geburt parat. Für ein exemplarisches Fortgeschrittenen-Workout fürs erste Trimester siehe Tafel 11.3.

Tafel 11.3   Fortgeschrittenen-Workout für das erste Trimester

Aktivität	Programmentwurf		
Cardio-Training	Ist Gehen die einzige Cardio-Aktivität, trainieren Sie 4- bis 5-mal pro Woche mindestens 30 Minuten auf hügeligem Terrain oder setzen Sie Ihr reguläres Cardio-Training fort. Auch wenn Sie gern schwimmen oder die Cardio-Maschine benutzen, empfehlen wir, täglich spazieren zu gehen oder zu wandern.		
Ganzkörper-Kraft-training	An mindestens 4 Wochentagen Kraft trainieren und, je nachdem, was Sie vertragen, 3 oder mehr Sätze zu je 10–12 WH. Wählen Sie eines der vorgeschlagenen Workouts (A, B oder C) oder, wenn Sie es individueller mögen, stellen Sie sich Übungen aus allen Programmen für ein eigenes Workout zusammen. Es sollte alle Hauptmuskelgruppen – Beine, Brust, Rücken, Arme, Körpermitte – umfassen.		
	A	Kniebeuge auf dem BOSU-Ball	S. 178
		Stehender Bein-Curl mit Gymnastikball	S. 166
		Schulterbrücke mit gestreckten Beinen auf Gymnastikball	S. 173
		Wadenheben mit Gymnastikball	S. 161
		Walkover-Liegestütz auf dem BOSU-Ball	S. 108
		Einbeiniges Kreuzheben	S. 182
		Preacher Curl	S. 127
		Stirndrücken auf Gymnastikball	S. 143
		Seitheben mit angewinkelten Armen	S. 152
		Sitzmarsch auf Gymnastikball	S. 88
		Unterarmstütz	S. 99
		Diagonales Rückenstrecken im Vierfüßlerstand	S. 96
		Seitstütz auf den Knien	S. 94
		Katze und Kuh	S. 93
		Muschelschale	S. 84

Aktivität		Programmentwurf	
Ganzkörper-Kraft-training	B	Kniebeuge auf dem BOSU-Ball	S. 178
		Halbmond-Ausfallschritt	S. 157
		Hüftstreckung mit gebeugtem Bein	S. 167
		Wadenheben mit Gymnastikball	S. 161
		Walkover-Liegestütz auf dem BOSU-Ball	S. 108
		Vorgebeugtes einarmiges Rudern	S. 118
		Stirndrücken auf Gymnastikball mit Beckenlift	S. 146
		Sitzmarsch auf Gymnastikball	S. 88
		Pallof Press	S. 100
		Diagonales Rückenstrecken im Vierfüßlerstand	S. 96
		Seitstütz auf den Knien	S. 94
		Katze und Kuh	S. 93
		Muschelschale	S. 84
	C	Kniebeuge auf dem BOSU-Ball	S. 178
		Kreuzheben auf dem BOSU-Ball	S. 180
		Stationärer Ausfallschritt mit BOSU-Ball	S. 179
		Liegestütz im Knien	S. 112
		Vorgebeugtes einarmiges Rudern	S. 118
		Ball-Kniebeuge mit Bizeps-Curl	S. 139
		Trizepsdrücken im Sitzen	S. 144
		Seitheben	S. 152
		Sitzmarsch auf Gymnastikball	S. 88
		Unterarmstütz	S. 99
		Diagonales Rückenstrecken im Vierfüßlerstand	S. 96
		Pallof Press	S. 100
		Katze und Kuh	S. 93
		Knieheben in Seitlage	S. 85

Aktivität		
Funktionelle Bewegungen	Funktionelle Bewegungen sind Aktivitäten und Bewegungen, die unsere Fähigkeit zu alltäglichen Verrichtungen verbessern. Die Aufnahme dieser Bewegungen in unser tägliches oder fast tägliches Übungsprogramm hilft, die für Wehen, Geburt und Mutterschaft benötigte Kraft und Ausdauer aufrechtzuerhalten. *Gehen:* Gehen Sie, soviel Sie können, denn es hilft, sich auf die Wehen und die vielen Gänge mit Kinderwagen, beim Einkaufen, mit der Wäsche etc. vorzubereiten. *Treppensteigen:* Wer in einem Haus/einer Wohnung mit Treppen lebt, dem hilft es, sich auf all das Auf und Ab mit Baby, Wäsche etc. vorzubereiten. *Kniebeuge:* Nutzen Sie täglich jede Gelegenheit dazu, etwa beim Heben oder Absetzen des Wäschekorbs, wenn Sie etwas vom Boden aufheben oder aus der untersten Schublade holen. *Heben:* Kreuzheben als Teil des Übungsplans stärkt die hintere Muskelkette und bereitet darauf vor, einen Kindersitz aus dem Auto zu heben, das Baby in die Wiege zu legen und wieder herauszuheben. *Kniebeugen:* Wie die Kreuzhebebewegung kräftigen sie die hintere Muskelkette und bereiten auf das Heben von Lasten vor. Die Kniebeuge auf dem BOSU-Ball bereitet auf die instabile Situation beim Hocken und Heben vor.	
Dehnen	Waden-Stretch	S. 68
	Hamstring-Stretch mit Gurt	S. 72
	Fuß-Stretch auf Ball	S. 67
	Sitzender Brustkorb-Stretch über Gymnastikball	S. 64
	Piriformis-Stretch	S. 71
	Drehen und Armausstrecken	S. 61

12

Workouts für das zweite Trimester

Nach Erreichen des zweiten Schwangerschafts-trimesters verspürt man langsam wieder mehr Energie und die Übelkeit gehört meist der Vergangenheit an. Trainierte Schwangere drängt es, ihre gewohnte sportliche Tätigkeit wiederaufzunehmen, und die Einsteigerin hat das Gefühl, ihr Workout durchaus schaffen zu können.

Die Wahrscheinlichkeit, etwas Neues zu probieren oder – bei regelmäßigem Training – seine Intensität zu steigern, ist in den nächsten drei Monaten am höchsten. Allerdings muss man, so »normal« man sich auch fühlt, all die Veränderungen berücksichtigen und sicherstellen, dass die Bewegungen zweckdienlich sind. D. h. seine Aktivitäten spezifisch auf die Wehenvorbereitung ausrichten, das Core-Training modifizieren und beim Heben schwerer Lasten bzw. körperlich anstrengenden Tätigkeiten vorsichtig sein.

Auch ohne Zusatzbelastungen sind die Intensitäten in diesem Stadium noch steigerbar. Bergwandern, Treppensteigen, Radfahren auf dem Hometrainer sowie Schwimmen sind ausnahmslos tolle sanfte Cardio-Aktivitäten. Jetzt, noch bevor sich der Schwerpunkt tatsächlich verlagert, ist auch ein guter Zeitpunkt, sein Gleichgewicht und die Körpermitte zu trainieren.

Doch Vorsicht: Manche empfehlen, im zweiten und dritten Trimester nicht auf dem Rücken zu liegen, um keinen Druck auf die untere Hohlvene auszuüben. Andere Frauen wiederum spüren keinerlei negative Auswirkungen und beschließen für sich, auf dem Rücken weiterzutrainieren.

Für Übungen in Rückenlage stellen Sie die Bank so ein, dass Sie schräg darauf liegen oder falls Sie am Boden trainieren, schieben Sie einen Keil oder Kissenstapel unter, um den Kopf höher zu betten als das Herz. Außerdem sollten Sie darauf achten, wie Sie sich in die die Schräg- oder die Rückenlage begeben und wieder daraus erheben: Dabei zunächst auf die Seite legen und dann auf den Rücken rollen. Beim Aufstehen rollen Sie erst zur Seite und drücken sich anschließend in die Sitzposition hoch.

Einsteigerin

Eine Einsteigerin trainiert gar nicht oder nur sporadisch und besitzt nur wenig Wissen oder Erfahrung hinsichtlich Fitness und Trainingsplanung. Sie ist sich unsicher, welche Übungen sie machen sollte, und traut sich nicht ins Studio.

Es fällt ihr schwer, regelmäßig zu trainieren, und sie braucht ständig Zuspruch und Anleitung. Ein Beispiel für ein Einsteiger-Workout für das zweite Trimester siehe Tafel 12.1.

Tafel 12.1   Einsteiger-Workout für das zweite Trimester

Aktivität	Programmentwurf		
Cardio-Training	5-mal die Woche sollte man 20–30 Minuten gehen. Die Energie nimmt im zweiten Trimester meist zu, und man fühlt sich normaler. Je nach Fitnesslevel kann man auch 2- bis 3-mal die Woche andere Aktivitäten wie Schwimmen oder einen Aquafit-Kurs dazunehmen.		
Ganzkörper-Kraft-training	Krafttraining 2- bis 3-mal die Woche absolvieren, und zwar 2–3 Sätze zu 8–12 WH. Wählen Sie eines der vorgeschlagenen Workouts (A, B oder C) oder, wenn Sie es individueller mögen, stellen Sie sich Übungen aus allen Programmen für ein eigenes Workout zusammen. Es sollte alle Hauptmuskelgruppen – Beine, Brust, Rücken, Arme, Körpermitte – umfassen.		
	A	Kniebeuge	S. 86
		Ausfallschritt	S. 90
		Hüftadduktion im Sitzen mit Band	S. 170
		Wadenheben mit Gymnastikball	S. 161
		Brustdrücken auf der Schrägbank	S. 110
		Vorgebeugtes einarmiges Rudern	S. 118
		Bizeps-Curl mit der Langhantel	S. 132
		Trizeps-Kickback	S. 141
		Seitheben	S. 152
		Sitzmarsch auf Gymnastikball	S. 88
		Diagonales Rückenstrecken im Stand	S. 97
		Beckenschaukel auf Gymnastikball	S. 92
		Schulterbrücke	S. 83
	B	Kniebeuge und Rudern	S. 123
		Ausfallschritt mit Bizeps-Curl	S. 136
		Stationärer Ausfallschritt mit Trizepsdrücken über Kopf	S. 149

Aktivität		Programmentwurf	
Ganzkörper-Kraft-training		Wadenheben mit Gymnastikball	S. 161
		Liegestütz an der Wand	S. 104
		Horizontales Ziehen im Stand	S. 116
		Lat-Ziehen im Sitzen	S. 117
		Sitzmarsch auf Gymnastikball	S. 88
		Diagonales Rückenstrecken im Stand	S. 97
		Beckenschaukel auf Gymnastikball	S. 92
		Muschelschale	S. 84
	C	Vorgebeugtes einarmiges Rudern	S. 118
		Kreuzheben	S. 172
		Wadenheben mit Gymnastikball	S. 161
		Halbmond-Ausfallschritt	S. 157
		Brustdrücken mit Band	S. 106
		Vorgebeugter Reverse Fly	S. 120
		Frankenstein Walk oder: Gehen mit Band	S. 176
		Bauchatmung	S. 81
		Diagonales Rückenstrecken im Stand	S. 97
		Beckenschaukel auf Gymnastikball	S. 92
		Schulterbrücke	S. 83
Funktionelle Bewegungen		Funktionelle Bewegungen sind Aktivitäten und Bewegungen, die unsere Fähigkeit zu alltäglichen Verrichtungen verbessern. Die Aufnahme dieser Bewegungen in unser tägliches oder fast tägliches Übungsprogramm hilft, die für Wehen, Geburt und Mutterschaft benötigte Kraft und Ausdauer aufrechtzuerhalten. *Gehen:* Gehen Sie, so viel Sie können, denn es hilft, sich auf die Wehen und die vielen Gänge mit Kinderwagen, beim Einkaufen, mit der Wäsche etc. vorzubereiten. *Treppensteigen:* Wer in einem Haus/einer Wohnung mit Treppen lebt, dem hilft es, sich auf all das Auf und Ab mit Baby, Wäsche etc. vorzubereiten. *Kniebeuge:* Nutzen Sie täglich jede Gelegenheit dazu, etwa beim Heben oder Absetzen des Wäschekorbs, wenn Sie etwas vom Boden aufheben oder aus der untersten Schublade holen. *Heben:* Kreuzheben als Teil des Übungsplans stärkt die hintere Muskelkette und bereitet darauf vor, einen Kindersitz aus dem Auto zu heben, das Baby in die Wiege zu legen und wieder herauszuheben. *Ausfallschritte:* Kräftigen die Beine fürs Gehen und Treppensteigen. Der Halbmond-Ausfallschritt fördert die Balance und bereitet darauf vor, im Auto nach hinten nach dem Baby zu fassen.	

Aktivität	Programmentwurf	
Dehnen	Waden-Stretch	S. 68
	Hamstring-Stretch mit Gurt	S. 72
	Sitzender Brustkorb-Stretch über Gymnastikball	S. 64
	Stretch in Seitlage über einen Ball	S. 65
	Psoas-Dehnung mit Bolster	S. 73
	Piriformis-Stretch	S. 71
	Beckenschaukel auf Gymnastikball	S. 92

Mittelstufe

Eine Trainierende der Mittelstufe trainiert 2- bis 3-mal wöchentlich und kennt sich in Fitnessbelangen, Gesundheit und Gewichtsmanagement gut aus. Sie geht gern ins Studio und testet unterschiedliche Trainingsarten und -techniken. Sie genießt den Sport und begreift ihn als Teil ihres Lebensstils. Trainingsbeispiel für die Mittelstufe während des zweiten Trimesters siehe Tafel 12.2.

Tafel 12.2 Mittelstufen-Workout für das zweite Trimester

Aktivität	Programmentwurf	
Cardio-Training	Ist Gehen die einzige Cardio-Aktivität, trainieren Sie 4- bis 5-mal pro Woche mindestens 30 Minuten auf hügeligem Terrain oder setzen Sie Ihr reguläres Cardio-Training fort. Auch wenn Sie gern schwimmen oder die Cardio-Maschine benutzen, empfehlen wir, täglich spazieren zu gehen oder zu wandern. Eine Cardio-Aktivität (wie Wandern, Schwimmen oder Gymnastikkurs) sowie 4–5 Spaziergänge pro Woche anpeilen.	
Ganzkörper-Kraft-training	2- bis 3-mal pro Woche mit freien Gewichten und Eigengewicht Kraft trainieren. Das zu hebende Gewicht erst dann erhöhen, wenn man 2–3 Sätze von 10–12 WH bequem schafft. Wählen Sie eines der vorgeschlagenen Workouts (A, B oder C) oder, wenn Sie es individueller mögen, stellen Sie sich Übungen aus allen Programmen für ein eigenes Workout zusammen. Es sollte alle Hauptmuskelgruppen – Beine, Brust, Rücken, Arme, Körpermitte – umfassen.	
A / Beckenlift	*Gesäß, Körpermitte*	S. 181
Kreuzheben und Rudern	*Gesäß, Rücken*	S. 174
Gehen im Ausfallschritt	*Beine*	S. 171
Wadenheben mit Gymnastikball	*Waden*	S. 161
Liegestütz an der Wand	*Brust, Trizeps, Schulter*	S. 104
Vorgebeugter Reverse Fly	*Schultern*	S. 120
Hammer-Curl und Schulterpresse	*Arme*	S. 134
Stirndrücken	*Trizeps*	S. 140
Sitzmarsch auf Gymnastikball	*Körpermitte*	S. 88
Balldrücken mit Drehung auf Gymnastikball	*✳*	S. 95
Pallof Press	*Körpermitte*	S. 100

Handschriftliche Notizen:
Schulterbrücke S. 83
Gewichtsverlagerung im Stehen
S. 89
✳ Diagonales Rückenstrecken S. 97

Aktivität		Programmentwurf	
Ganzkörper-Kraft-training	B	Monster Walk	S. 184
		Ausfallschritt mit Bizeps-Curl	S. 136
		Frankenstein Walk oder: Gehen mit Band	S. 176
		Liegestütz an der Wand	S. 104
		Vorgebeugter Reverse Fly	S. 120
		Preacher Curl	S. 127
		Trizeps-Liegestütz in Seitlage	S. 145
		Sitzmarsch auf Gymnastikball	S. 88
		Balldrücken mit Drehung auf Gymnastikball	S. 95
		Balldrücken im Knien	S. 109
	C	Kniebeuge mit Kindersitz _Beine / Gesäß_	S. 188
		Kreuzheben und Rudern _Gesäß / Rücken_	S. 174
		Wadenheben mit Gymnastikball _Waden_	S. 161
		Brustdrücken auf der Schrägbank _Brust / Schultern S. 112_	S. 110
		Vorgebeugter Reverse Fly _Schultern_	S. 120
		Einbeiniges Kreuzheben _Beine / Gesäß S. 188_	S. 182
		Trizepsdrücken mit Gymnastikball *_	S. 142
		Alternierendes Frontheben _Schultern_	S. 155
		Pallof Press _Körpermitte_	S. 100
		Diagonales Rückenstrecken im Stand _Rücken_	S. 97
		Einarmiger Reverse Fly _Oberer Rücken / Schultern_	S. 114

Liegestütz im Knien ⟶

Weiter Knie-stand mit Aufrichten ⟶

*Trizeps-/ Stuhlübung

Funktionelle Bewegungen	Funktionelle Bewegungen sind Aktivitäten und Bewegungen, die unsere Fähigkeit zu alltäglichen Verrichtungen verbessern. Die Aufnahme dieser Bewegungen in unser tägliches oder fast tägliches Übungsprogramm hilft, die für Wehen, Geburt und Mutterschaft benötigte Kraft und Ausdauer aufrechtzuerhalten. _Gehen:_ Gehen Sie, so viel Sie können, denn es hilft, sich auf die Wehen und die vielen Gänge mit Kinderwagen, beim Einkaufen, mit der Wäsche etc. vorzubereiten. _Treppensteigen:_ Wer in einem Haus/einer Wohnung mit Treppen lebt, dem hilft es, sich auf all das Auf und Ab mit Baby, Wäsche etc. vorzubereiten. _Kniebeuge:_ Nutzen Sie täglich jede Gelegenheit dazu, etwa beim Heben oder Absetzen des Wäschekorbs, wenn Sie etwas vom Boden aufheben oder aus der untersten Schublade holen. _Heben:_ Kreuzheben als Teil des Übungsplans stärkt die hintere Muskelkette und bereitet darauf vor, einen Kindersitz aus dem Auto zu heben, das Baby in die Wiege zu legen und wieder herauszuheben.

Aktivität	Programmentwurf	
Dehnen	Waden-Stretch	S. 68
	Hamstring-Stretch mit Gurt	S. 72
	Sitzender Brustkorb-Stretch über Gymnastikball	S. 64
	Stretch in Seitlage über einen Ball	S. 65
	Psoas-Dehnung mit Bolster	S. 73
	Piriformis-Stretch	S. 71
	Drehen und Armausstrecken	S. 61

Extras

Arme /Oberkörper:
· Lat-Ziehen   S. 116/117 + 124
· Aufrechtes Rudern S. 121
· Trizepsdrücken S. 144
· Krebsgang   S. 147
· Seitheben   S. 153

Unterkörper:
· Hüftstreckung mit gebeugtem Bein S. 167 → S. 169

Körpermitte:
· Knieheben in Seitlage S. 85
· Seitstütz auf den Knien S. 94

Geübte

Eine geübte Trainierende weiß sehr viel über Fitness und Trainingsprogrammierung und trainiert 4- bis 5-mal die Woche bei höheren Intensitäten. Sie ist offen für neue Herausforderungen und verlangt sich Höchstleistungen ab. Sofern es keine Komplikationen gibt, setzt sie ihr Training in der Schwangerschaft fort und hat auch schon einen Plan für die Rückkehr ins Studio nach der Geburt parat. Für ein exemplarisches Fortgeschrittenen-Workout für das zweite Trimester siehe Tafel 12.3.

Tafel 12.3 Fortgeschrittenen-Workout für das zweite Trimester

Aktivität	Programmentwurf		
Cardio-Training	Gehen Sie an 5 Tagen die Woche 30 Minuten oder länger. Oder probieren Sie Bergwandern, den Crosstrainer oder das Standfahrrad aus. Wir empfehlen aber auch einen täglichen Spaziergang in der Natur oder eine Wanderung, wenn Sie gern schwimmen gehen oder eine Cardio-Maschine benutzen.		
Ganzkörper-Kraft-training	3- bis 4-mal pro Woche Kraft trainieren. Gewichte nur dann erhöhen, wenn man 3 oder mehr Sätze zu 8–12 WH schafft. Wählen Sie eines der vorgeschlagenen Workouts (A, B oder C) oder, wenn Sie es individueller mögen, stellen Sie sich Übungen aus allen Programmen für ein eigenes Workout zusammen. Es sollte alle Hauptmuskelgruppen – Beine, Brust, Rücken, Arme, Körpermitte – umfassen.		
	A	Kniebeuge mit Kindersitz	S. 188
		Kreuzheben	S. 172
	✓	Kniebeuge und Rudern	S. 123
		Wadenheben mit Gymnastikball	S. 161
	✓	Liegestütz an der Wand	S. 104
	✓	Aufrechtes Rudern mit Band	S. 151
	✓	Hammer-Curl im Stand	S. 131
		Trizepsdrücken mit Gymnastikball	S. 142
	✓	Einarmiger Reverse Fly	S. 114
		Sitzmarsch auf Gymnastikball	S. 88
		Pallof Press	S. 100
	✓	Diagonales Rückenstrecken im Stand	S. 97
		Seitstütz auf den Knien	S. 94
		Schulterbrücke mit gestreckten Beinen auf Gymnastikball	S. 173
		Muschelschale	S. 84

Aktivität	Programmentwurf		
Ganzkörper-Kraft-training	B	Stationärer Ausfallschritt mit BOSU-Ball	S. 179
		Monster Walk	S. 184
		Preacher Curl	S. 123
		Einbeiniges Kreuzheben	S. 182
		Kniebeuge und Rudern	S. 127
		Stirndrücken auf Gymnastikball mit Beckenlift	S. 146
		Schulterdrücken im Sitzen	S. 154
		Balldrücken im Knien	S. 109
		Diagonales Rückenstrecken im Stand	S. 97
		Seitstütz auf den Knien	S. 94
		Knieheben in Seitlage	S. 85
	C	Frankenstein Walk oder: Gehen mit Band	S. 176
		Ausfallschritt und einarmiges Rudern	S. 125
		Kreuzheben	S. 172
		Trizeps-Liegestütz in Seitlage	S. 145
		Seitheben mit angewinkelten Armen	S. 156
		Vorgebeugter Reverse Fly	S. 120
		Alternierendes Frontheben	S. 155
		Diagonales Rückenstrecken im Stand	S. 97
		Seitstütz auf den Knien	S. 94
		Piriformis-Stretch	S. 71
Funktionelle Bewegungen	Funktionelle Bewegungen sind Aktivitäten und Bewegungen, die unsere Fähigkeit zu alltäglichen Verrichtungen verbessern. Die Aufnahme dieser Bewegungen in unser tägliches oder fast tägliches Übungsprogramm hilft, die für Wehen, Geburt und Mutterschaft benötigte Kraft und Ausdauer aufrechtzuerhalten. *Gehen:* Gehen Sie, so viel Sie können, denn es hilft, sich auf die Wehen und die vielen Gänge mit Kinderwagen, beim Einkaufen, mit der Wäsche etc. vorzubereiten. *Treppensteigen:* Wer in einem Haus/einer Wohnung mit Treppen lebt, dem hilft es, sich auf all das Auf und Ab mit Baby, Wäsche etc. vorzubereiten. *Kniebeuge:* Nutzen Sie täglich jede Gelegenheit dazu, etwa beim Heben oder Absetzen des Wäschekorbs, wenn Sie etwas vom Boden aufheben oder aus der untersten Schublade holen. *Heben:* Kreuzheben als Teil des Übungsplans stärkt die hintere Muskelkette und bereitet darauf vor, einen Kindersitz aus dem Auto zu heben, das Baby in die Wiege zu legen und wieder herauszuheben.		

Aktivität	Programmentwurf	
Dehnen	Waden-Stretch	S. 68
	Hamstring-Stretch mit Gurt	S. 72
	Piriformis-Stretch	S. 71
	Sitzender Brustkorb-Stretch über Gymnastikball	S. 64

13

Workouts für das dritte Trimester

Im dritten Trimester reduzieren die meisten Frauen ihr Training allmählich, egal ob es um die Zahl der Sätze und WH oder die gestemmten Gewichte geht. Mittlerweile nehmen Sie zwischen einem Viertel und einem halben Kilogramm pro Woche zu und leiden womöglich unter Krampfadern, Wassereinlagerungen, Schwellungen und dem Problem, das zusätzliche Gewicht schleppen zu müssen. Die Core-Muskeln sind überdehnt; ihre normale Funktion wird durch die vermehrte Last immer stärker beeinträchtigt.

Während Baby und Uterus weiter wachsen, vermehren sich deren Ansprüche an den Körper, was energieraubend sein kann. Wie bei jedem körperlich fordernden Geschehen sollte man versuchen, seine Trainingsroutine konsequent weiterzuführen und an den meisten Tagen der Woche zumindest ein bisschen Sport zu treiben. Ob im Kraftraum, im Freien oder im Schwimmbecken, entscheidend ist, dass man körperlich aktiv bleibt.

Im dritten Trimester beginnen Sie auch, sich vermehrt auf das große Ereignis vorzubereiten. Ergänzen Sie Ihr Workout um spezifische, wehen- und geburtsvorbereitende Übungen. Tiefe Kniebeugen, Stretch- und Dehnübungen sowie Atemtechniken für die Geburt sollten Ihr Programm abrunden.

Einsteigerin

Eine Einsteigerin trainiert gar nicht oder nur sporadisch und besitzt nur wenig Wissen oder Erfahrung hinsichtlich Fitness und Trainingsplanung. Sie ist sich unsicher, welche Übungen sie machen sollte, und traut sich nicht ins Studio.

Es fällt ihr schwer, regelmäßig zu trainieren, und sie braucht ständig Zuspruch und Anleitung. Ein Beispiel für ein Einsteiger-Workout für das dritte Trimester siehe Tafel 13.1.

Tafel 13.1   Einsteiger-Workout für das dritte Trimester

Aktivität	Programmentwurf		
Cardio-Training	Das Training zu reduzieren, ist in diesem Trimester normal. Hören Sie auf, wenn Sie müde sind (trainieren Sie nicht bis zur Erschöpfung). 3- bis 5-mal die Woche 20–30 Minuten gehen. Mit schwimmen anfangen, falls es sich gut anfühlt. Auch leichte Aquafit-Kurse sind toll. Der Auftrieb des Wassers wird in den späten Schwangerschaftsstadien besonders angenehm empfunden.		
Ganzkörper-Kraft-training	Soweit verträglich, 1- bis 2-mal die Woche mit freien Gewichten oder Eigengewicht Krafttraining absolvieren, 1–2 Sätze zu je 8–12 WH. Wählen Sie eines der vorgeschlagenen Workouts (A, B oder C) oder, wenn Sie es individueller mögen, stellen Sie sich Übungen aus allen Programmen für ein eigenes Workout zusammen. Es sollte alle Hauptmuskelgruppen – Beine, Brust, Rücken, Arme, Körpermitte – umfassen.		
	A	Kniebeuge (mit Gymnastikball)	S. 162
		Stehende Hüftabduktion mit Gymnastikball	S. 168 169
		Liegestütz an der Wand	S. 104
		Rudern im Sitzen	S. 115
		Bizeps-Curl im Sitzen	S. 133
		Trizepsdrücken im Sitzen	S. 144
		Lat-Ziehen im Stand	S. 124
		Balldrücken mit Drehung auf Gymnastikball	S. 95
		Hüftadduktion im Sitzen mit Band	S. 170
		Schulterbrücke	S. 83
		Bauchatmung (modifiziert)	S. 81
	B	Ausfallschritt mit Gymnastikball	S. 164
		Stehender Bein-Curl mit Gymnastikball	S. 168
		Wadenheben mit Gymnastikball	S. 161

Aktivität		Programmentwurf	
Ganzkörper-Kraft-training	B	Brustdrücken auf der Schrägbank	S. 110
		Vorgebeugter Reverse Fly	S. 120
		Trizeps-Kickback	S. 141
		Aufrechtes Rudern	S. 121
		Balldrücken mit Drehung auf Gymnastikball	S. 95
		Hüftabduktion im Sitzen mit Band	S. 169
		Bauchatmung (modifiziert)	S. 81
	C	Ausfallschritt mit Gymnastikball	S. 164
		Stehender Bein-Curl mit Gymnastikball	S. 166
		Wadenheben mit Gymnastikball	S. 161
		Liegestütz an der Wand	S. 104
		Vorgebeugtes einarmiges Rudern	S. 118
		Stirndrücken	S. 140
		Horizontales Ziehen im Stand	S. 136
		Sitzmarsch auf Gymnastikball	S. 88
		Bauchatmung (modifiziert)	S. 81
		Schulterbrücke	S. 83
		Muschelschale	S. 84
Funktionelle Bewegungen		Funktionelle Bewegungen sind Aktivitäten und Bewegungen, die unsere Fähigkeit zu alltäglichen Verrichtungen verbessern. Die Aufnahme dieser Bewegungen in unser tägliches oder fast tägliches Übungsprogramm hilft, die für Wehen, Geburt und Mutterschaft benötigte Kraft und Ausdauer aufrechtzuerhalten. *Gehen:* Gehen Sie, so viel Sie können, denn es hilft, sich auf die Wehen und die vielen Gänge mit Kinderwagen, beim Einkaufen, mit der Wäsche etc. vorzubereiten. *Treppensteigen:* Wer in einem Haus/einer Wohnung mit Treppen lebt, dem hilft es, sich auf all das Auf und Ab mit Baby, Wäsche etc. vorzubereiten. *Kniebeuge:* Nutzen Sie täglich jede Gelegenheit dazu, etwa beim Heben oder Absetzen des Wäschekorbs, wenn Sie etwas vom Boden aufheben oder aus der untersten Schublade holen. *Heben:* Kreuzheben als Teil des Übungsplans stärkt die hintere Muskelkette und bereitet darauf vor, einen Kindersitz aus dem Auto zu heben, das Baby in die Wiege zu legen und wieder herauszuheben.	

Aktivität	Programmentwurf	
Dehnen	Waden-Stretch	S. 68
	Hamstring-Stretch mit Gurt	S. 72
	Sitzender Brustkorb-Stretch über Gymnastikball	S. 64
	Stretch in Seitlage über einen Ball	S. 65
	Psoas-Dehnung mit Bolster	S. 73
	Dehnung des hinteren Beckenbodens	S. 75
	Beckenschaukel auf Gymnastikball	S. 92
	Adduktoren-Stretch auf Gymnastikball	S. 69
	Hüftbeuger-Stretch auf Gymnastikball	S. 70
	Piriformis-Stretch	S. 71

Mittelstufe

Eine Trainierende der Mittelstufe trainiert 2- bis 3-mal wöchentlich und kennt sich in Fitnessbelangen, Gesundheit und Gewichtsmanagement gut aus. Sie geht gern ins Studio und testet unterschiedliche Trainingsarten und -techniken. Sie genießt den Sport und begreift ihn als Teil ihres Lebensstils. Ein Trainingsbeispiel für die Mittelstufe während des dritten Trimesters siehe Tafel 13.2.

Tafel 13.2 Mittelstufen-Workout für das dritte Trimester

Aktivität	Programmentwurf		
Cardio-Training	Irgendwann kürzerzutreten ist jetzt ganz normal. Hören Sie auf, wenn Sie müde sind (trainieren Sie nicht bis zur Erschöpfung). 3- bis 5-mal die Woche 20–30 Minuten gehen. Oder auch weiter schwimmen, falls es Ihnen guttut. Leichte Aquafit-Kurse sind eine gute Option. Der Auftrieb des Wassers wird in den späten Schwangerschaftsstadien besonders angenehm empfunden.		
Ganzkörper-Kraft-training	2- bis 3-mal die Woche mit 2–3 Sätzen zu 10–12 WH trainieren oder was immer Sie bequem schaffen. Auf Ihren Körper hören und Gewichte entsprechend anpassen. Jetzt stärker auf die Geburtsvorbereitung konzentrieren. Wählen Sie eines der vorgeschlagenen Workouts (A, B oder C) oder, wenn Sie es individueller mögen, stellen Sie sich Übungen aus allen Programmen für ein eigenes Workout zusammen. Es sollte alle Hauptmuskelgruppen – Beine, Brust, Rücken, Arme, Körpermitte – umfassen.		
	A	Kniebeuge mit Kindersitz	S. 188
		Kreuzheben und Rudern	S. 174
		Wadenheben mit Gymnastikball	S. 161
		Balldrücken im Knien	S. 109
		Lat-Ziehen im Stand	S. 124
		Hammer-Curl im Stand	S. 131
		Trizeps-Kickback	S. 141
		Seitheben	S. 152
		Sitzmarsch auf Gymnastikball	S. 88
		Diagonales Rückenstrecken im Stand	S. 97
		Balldrücken mit Drehung auf Gymnastikball	S. 95
		Schulterbrücke	S. 83
		Bauchatmung (modifiziert)	S. 81
	B	Kniebeuge und Rudern	S. 123
		Halbmond-Ausfallschritt	S. 157
		Wadenheben mit Gymnastikball	S. 161

Aktivität		Programmentwurf	
Ganzkörper-Kraft-training	B	Brustdrücken mit Band	S. 106
		Einarmiger Reverse Fly	S. 114
		Trizepsdrücken mit Gymnastikball	S. 142
		Sitzmarsch auf Gymnastikball	S. 88
		Diagonales Rückenstrecken im Stand	S. 97
		Weiter Kniestand mit Aufrichten	S. 183
		Knieheben in Seitlage	S. 85
		Pallof Press	S. 100
		Bauchatmung (modifiziert)	S. 81
	C	Kniebeuge	S. 86
		Stehende Hüftabduktion mit Gymnastikball	S. 168
		Aufrechtes Rudern	S. 121
		Bizeps-Curl mit der Langhantel	S. 132
		Horizontales Ziehen im Stand	S. 116
		Sitzmarsch auf Gymnastikball	S. 88
		Diagonales Rückenstrecken im Stand	S. 97
		Seitheben	S. 152
		Schulterbrücke	S. 83
		Seitstütz auf den Knien	S. 94
		Knieheben in Seitlage	S. 85
		Bauchatmung (modifiziert)	S. 81
Funktionelle Bewegungen		Funktionelle Bewegungen sind Aktivitäten und Bewegungen, die unsere Fähigkeit zu alltäglichen Verrichtungen verbessern. Die Aufnahme dieser Bewegungen in unser tägliches oder fast tägliches Übungsprogramm hilft, die für Wehen, Geburt und Mutterschaft benötigte Kraft und Ausdauer aufrechtzuerhalten. *Gehen:* Gehen Sie, so viel Sie können, denn es hilft, sich auf die Wehen und die vielen Gänge mit Kinderwagen, beim Einkaufen, mit der Wäsche etc. vorzubereiten. *Treppensteigen:* Wer in einem Haus/einer Wohnung mit Treppen lebt, dem hilft es, sich auf all das Auf und Ab mit Baby, Wäsche etc. vorzubereiten. *Kniebeuge:* Nutzen Sie täglich jede Gelegenheit dazu, etwa beim Heben oder Absetzen des Wäschekorbs, wenn Sie etwas vom Boden aufheben oder aus der untersten Schublade holen. *Heben:* Kreuzheben als Teil des Übungsplans stärkt die hintere Muskelkette und bereitet darauf vor, einen Kindersitz aus dem Auto zu heben, das Baby in die Wiege zu legen und wieder herauszuheben.	

Aktivität	Programmentwurf	
Dehnen	Waden-Stretch	S. 68
	Hamstring-Stretch mit Gurt	S. 72
	Sitzender Brustkorb-Stretch über Gymnastikball	S. 64
	Stretch in Seitlage über einen Ball	S. 65
	Psoas-Dehnung mit Bolster	S. 73
	Dehnung des hinteren Beckenbodens	S. 75
	Beckenschaukel auf Gymnastikball	S. 92
	Hüftbeuger-Stretch auf Gymnastikball	S. 70
	Piriformis-Stretch	S. 71
	Adduktoren-Stretch auf Gymnastikball	S. 69

Geübte

Eine geübte Trainierende weiß sehr viel über Fitness und Trainingsprogrammierung und trainiert 4- bis 5-mal die Woche bei höheren Intensitäten. Sie ist offen für neue Herausforderungen und verlangt sich Höchstleistungen ab. Sofern es keine Komplikationen gibt, setzt sie ihr Training in der Schwangerschaft fort und hat auch schon einen Plan für die Rückkehr ins Studio nach der Geburt parat. Für ein exemplarisches Fortgeschrittenen-Workout für das dritte Trimester siehe Tafel 13.3.

Tafel 13.3 Fortgeschrittenen-Workout für das dritte Trimester

Aktivität	Programmentwurf		
Cardio-Training	Irgendwann kürzerzutreten, ist in diesem Trimester normal. Beenden Sie das Training, wenn Sie müde sind (trainieren Sie nicht bis zur Erschöpfung). Gehen Sie 5-mal die Woche je 30 Minuten. Nach Bedarf Intensität und Tempo ändern. Oder auch weiter schwimmen, falls es Ihnen guttut. Leichte Aqua-fit-Kurse sind eine gute Option. Der Auftrieb des Wassers wird in den späten Schwangerschaftsstadien besonders angenehm empfunden.		
Ganzkörper-Kraft-training	Trainieren Sie 3- bis 4-mal die Woche mit freien Gewichten oder Eigengewicht. Reduzieren Sie das Gewicht, falls nötig. 3 Sätze zu 8–12 WH absolvieren. Wählen Sie eines der vorgeschlagenen Workouts (A, B oder C) oder, wenn Sie es individueller mögen, stellen Sie sich Übungen aus allen Programmen für ein eigenes Workout zusammen. Es sollte alle Hauptmuskelgruppen – Beine, Brust, Rücken, Arme, Körpermitte – umfassen.		
	A	Kniebeuge und Rudern	S. 123
		Kreuzheben	S. 172
		Wadenheben mit Gymnastikball	S. 161
		Brustdrücken auf der Schrägbank	S. 110
		Ball-Kniebeuge mit Bizeps-Curl	S. 139
		Stirndrücken auf Gymnastikball	S. 143
		Seitheben	S. 152
		Sitzmarsch auf Gymnastikball	S. 88
		Balldrücken mit Drehung auf Gymnastikball	S. 95
		Weiter Kniestand mit Aufrichten	S. 183
		Muschelschale	S. 84
		Schulterbrücke	S. 83
		Ausfallschritt mit Bizeps-Curl	S. 136
		Stationärer Ausfallschritt mit Trizepsdrücken über Kopf	S. 149
		Kniebeuge und Rudern	S. 123

Aktivität		Programmentwurf	
Ganzkörper-Kraft-training	B	Preacher Curl	S. 127
		Trizepsdrücken mit Gymnastikball	S. 142
		Schulterdrücken im Sitzen	S. 154
		Sitzmarsch auf Gymnastikball	S. 88
		Pallof Press	S. 100
		Diagonales Rückenstrecken im Stand	S. 97
		Einarmiger Reverse Fly	S. 114
		Knieheben in Seitlage	S. 85
		Schulterbrücke	S. 83
	C	Ball-Kniebeuge mit Bizeps-Curl	S. 139
		Frankenstein Walk oder: Gehen mit Band	S. 176
		Kreuzheben und Rudern	S. 174
		Wadenheben mit Gymnastikball	S. 161
		Aufrechtes Rudern mit Band	S. 151
		Hammer-Curl und Schulterpresse	S. 134
		Beckenlift	S. 181
		Sitzmarsch auf Gymnastikball	S. 88
		Diagonales Rückenstrecken im Stand	S. 97
		Horizontales Ziehen im Stand	S. 116
		Muschelschale	S. 84
Funktionelle Bewegungen		Funktionelle Bewegungen sind Aktivitäten und Bewegungen, die unsere Fähigkeit zu alltäglichen Verrichtungen verbessern. Die Aufnahme dieser Bewegungen in unser tägliches oder fast tägliches Übungsprogramm hilft, die für Wehen, Geburt und Mutterschaft benötigte Kraft und Ausdauer aufrechtzuerhalten. *Gehen:* Gehen Sie, so viel Sie können, denn es hilft, sich auf die Wehen und die vielen Gänge mit Kinderwagen, beim Einkaufen, mit der Wäsche etc. vorzubereiten. *Treppensteigen:* Wer in einem Haus/einer Wohnung mit Treppen lebt, dem hilft es, sich auf all das Auf und Ab mit Baby, Wäsche etc. vorzubereiten. *Heben:* Kreuzheben als Teil des Übungsplans stärkt die hintere Muskelkette und bereitet darauf vor, einen Kindersitz aus dem Auto zu heben, das Baby in die Wiege zu legen und wieder herauszuheben. *Kniebeugen:* Wie die Kreuzhebebewegung kräftigen sie die hintere Muskelkette und bereiten auf das Heben von Lasten vor. Kniebeuge und vor allem Schulterpresse bereiten auf tiefe Kniebeugen und das Hochheben des Babys vor.	

Aktivität	Programmentwurf	
Dehnen	Waden-Stretch	S. 68
	Hamstring-Stretch mit Gurt	S. 72
	Sitzender Brustkorb-Stretch über Gymnastikball	S. 63
	Stretch in Seitlage über einen Ball	S. 75
	Psoas-Stretch mit Bolster	S. 73
	Dehnung des hinteren Beckenbodens	S. 65
	Beckenschaukel auf Gymnastikball	S. 92
	Hüftbeuger-Stretch auf Gymnastikball	S. 70
	Adduktoren-Stretch auf Gymnastikball	S. 69
	Piriformis-Stretch	S. 71

14

Workouts für das »vierte« Trimester

Sobald Ihr Baby geboren ist, werden Sie von unglaublichen Gefühlen überwältigt. Sie sind nun ganz offiziell Mama und befinden sich in der postpartalen Erholungsphase. Was die Heilung und Rückbildung von Körpermitte und Bauchwand angeht, sind die ersten acht Wochen die wichtigsten. Die in diesem Kapitel gezeigten Übungen können jeder Frau helfen, ihre innere Körpermitte wieder aufzubauen und zu ihren Wunschaktivitäten zurückzukehren – auch wenn sie dies erst mehr als acht Wochen nach der Entbindung liest. Vor allem ist zu beachten, dass Erholung Priorität hat und die Körpermitte erst wieder retrainiert werden muss, ehe man sie erneut trainieren kann. Die Core-Muskeln wurden stark überdehnt und belastet, und erst wenn ihre Synergie wiederhergestellt ist, können wir unser gewohntes Training wieder aufnehmen. Falls Sie zu sehr aufs Tempo drücken, werden Sie in der Folge so manches Problem bekommen. Daher Zeit lassen zum Ausruhen, Erholen und fürs Retraining. Sie werden es nicht bereuen!

Schwangerschaft und Geburt strengen körperlich, emotional und mental sehr an. Nimmt man daher in der Erholungsphase das Training wieder auf, muss man ganz von vorn beginnen. Für die Einsteigerin mag das vernünftig klingen, Fortgeschrittenen aber kann es schwerfallen. Die meisten Frauen freuen sich, nicht mehr schwanger zu sein, ihre alte Figur zurückzubekommen, endlich wieder sie selbst zu sein. Junge Mütter sind fasziniert von Bootcamp und Hoch-Intensitäts-Intervalltraining, weil sie glauben, so könnten

sie sich bald wieder stark fühlen und ihr Ziel schneller erreichen. Wir empfehlen jedoch dringend, die Dinge langsam anzugehen, erst die innere Körpermitte wieder aufzubauen und dann allmählich zu solchen Aktivitäten überzugehen. Wir sagen nicht: Nie wieder Bootcamp. Sondern nur, dass es nicht das Richtige ist, um sich und seine Figur zurückzugewinnen.

Denken Sie daran, dass Ruhe und Erholung von größter Bedeutung sind, um sicherzustellen, dass Sie verletzungsfrei zu Ihren gewünschten Aktivitäten zurückkehren können. Jeder hat sein eigenes Tempo, daher seien Sie ehrlich mit sich, lassen Sie sich Zeit und gestatten Sie Ihrem Körper die Erholung. Auch sollte man nicht vergessen, dass einem das Baby womöglich den Nachtschlaf raubt und die Belastungstoleranz deswegen niedriger sein kann. An Tagen mit wenig Schlaf sollte man zwar weniger, aber dennoch etwas tun, auch wenn es weniger ist als am Vortag oder in der Vorwoche. Das kommt alles wieder.

Sobald man anfängt, seine Körperfunktionen, Kraft und Ausdauer wieder aufzubauen, kann man auch kreativer werden. Man muss nicht ins Studio oder in einen Kurs rennen (obwohl es eine tolle Möglichkeit ist, falls sie dort Kinderbetreuung anbieten). Nutzen Sie Ihre täglichen Spaziergänge (jetzt mit Kinderwagen oder -trage) als Workout. Das zusätzliche Gewicht des Kinderwagens dient als Widerstand und wird Ihr Cardio-Training intensivieren. Für Kniebeugen und Dehnübungen können Sie Parkbänke und Spielplatzgeräte zweckentfremden. Schwimmen ist ein fantastisches Herz-Kreislauf-Training. Wandern, Radfahren, Indoorcycling und sanfte Gymnastikkurse sind tolle Alternativen, damit Sie motiviert bleiben. Aber auch wenn all diese Aktivitäten nach den ersten acht Wochen wunderbare Optionen sind, vergessen Sie nicht: Erst einmal sachte, sich Zeit zum Ausruhen und Ausheilen nehmen und seinen ersten Termin bei der Beckenboden-Physiotherapeutin abwarten. Immer langsam; das ist kein Wettrennen.

Die folgenden Übungsprogramme bieten Ihnen unterschiedliche Möglichkeiten fürs Studio und für zu Hause, um Ihre Körpermitte langsam und sicher wieder aufzubauen.

Erholung und Retraining

Nach der Geburt wieder zu trainieren, kann sich als schwierig herausstellen. Da sind der fordernde Säugling, fehlender Schlaf, der erholungsbedürftige Körper. Deswegen: Immer langsam und nur steigern, wenn Sie sich dabei wohlfühlen.

Das Workout für die ersten acht postpartalen Wochen ist für alle Fitnesslevels gleich. Ob Einsteigerinnen, Mittelstuflerinnen oder Fortgeschrittene, alle müssen von vorn beginnen, um wieder eine starke Basis zu schaffen. Für ein exemplarisches Erholungs-und Retraining-Workout siehe Tafel 14.1.

Beginnen Sie mit drei bis fünf Minuten Bauchatmung pro Tag. Eine gute Zeit dafür wäre etwa, wenn Ihr Baby gerade schläft oder Sie es stillen. Jede Woche wird dann, je nach Verträglichkeit, eine Übung hinzugefügt. Machen Sie einmal täglich (an den meisten Tagen der Woche) so viele WH, wie Sie in perfekter Form schaffen. Aber setzen Sie sich nicht zu sehr unter Druck, denn jeder Tag ist anders.

Versuchen Sie, sich die Übungszeit dann zu gönnen, wenn Sie die meiste Energie und Konzentration haben (meist morgens). Streben Sie eher nach Perfektion als nach einer bestimmten Zahl von WH. Wenn Sie acht schaffen, aber bei der neunten versagen, hören Sie auf und probieren Sie es am nächsten Tag wieder.

Kräftigung

Sobald Sie die acht Wochen des Retrainings absolviert haben, sich gut fühlen und eine Beckenboden-Physiotherapeutin konsultiert haben, wird es Zeit, allmählich die Intensität zu steigern, um auf dem Erreichten aufzubauen. Die folgenden Programme bieten eine gute Auswahl an sicheren und funktionellen Übungen, die weiterhin auf die Stabilität der Körpermitte fokussieren und dabei Haltung, Kraft und Mobilität verbessern.

Sie werden weiter täglich die Bauchatmung üben, die Trainingsprogramme aber können (je nach Fitnesslevel) 1- bis 4-mal pro Woche mit 1–3 Sätzen zu je 6–12 WH durchgeführt werden. Beginnen Sie in der ersten Woche mit Workout A, probieren Sie in der folgenden Woche B usw. Fühlen Sie sich aber auch frei, sich aus Ihren Lieblingsübungen Ihr eigenes Workout zusammenzubasteln.

Tafel 14.1 Erholungs- und Retraining-Workout

Woche 1	Bauchatmung (in Seitlage oder Rückenlage, bis der Damm verheilt ist)	S. 81
Woche 2	Bauchatmung	S. 81
	Schulterbrücke	S. 83
Woche 3	Bauchatmung	S. 81
	Schulterbrücke	S. 83
	Muschelschale	S. 84
Woche 4	Bauchatmung	S. 81
	Schulterbrücke	S. 83
	Muschelschale	S. 84
	Knieheben in Seitlage	S. 85
Woche 5	Bauchatmung	S. 81
	Schulterbrücke	S. 83
	Muschelschale	S. 84
	Knieheben in Seitlage	S. 85
	Sitzmarsch auf Gymnastikball	S. 88
Woche 6	Bauchatmung	S. 81
	Schulterbrücke	S. 83
	Muschelschale	S. 84
	Knieheben in Seitlage	S. 85
	Sitzmarsch auf Gymnastikball	S. 88
	Kniebeuge mit Gymnastikball	S. 162
Woche 7	Bauchatmung	S. 81
	Schulterbrücke	S. 83
	Muschelschale	S. 84
	Knieheben in Seitlage	S. 85

	Sitzmarsch auf Gymnastikball	S. 88
	Kniebeuge	S. 86
	Gewichtsverlagerung im Stehen	S. 89
Woche 8	Bauchatmung	S. 81
	Schulterbrücke	S. 83
	Muschelschale	S. 84
	Knieheben in Seitlage	S. 85
	Sitzmarsch auf Gymnastikball	s. 88
	Kniebeuge	S. 86
	Gewichtsverlagerung im Stehen	S. 89
	Ausfallschritt mit Gymnastikball	S. 164

Einsteigerin

Eine Einsteigerin trainiert gar nicht oder nur sporadisch und besitzt nur wenig Wissen oder Erfahrung hinsichtlich Fitness und Trainingsplanung. Sie ist sich unsicher, welche Übungen sie machen sollte, und traut sich nicht ins Studio.

Es fällt ihr schwer, regelmäßig zu trainieren, und sie braucht ständig Zuspruch und Anleitung. Ein Beispiel für ein Einsteiger-Workout für Rückbildung und Kräftigung siehe Tafel 14.2.

Tafel 14.2   Einsteiger-Workout für Rückbildung und Kräftigung

Aktivität	Programmentwurf		
Cardio-Training	Machen Sie Spaziergänge von 5–10 Minuten pro Tag und fügen Sie jede Woche 3 Minuten dazu.		
Ganzkörper-Kraft-training	1- bis 2-mal die Woche Krafttraining absolvieren, und zwar 1–2 Sätze zu 6–8 WH. Alle Übungen im Sitzen können auf Stuhl oder Gymnastikball ausgeführt werden.		
	A	Kniebeuge	S. 86
		Lat-Ziehen im Sitzen	S. 117
		Bizeps-Curl im Sitzen	S. 133
		Trizepsdrücken im Sitzen	S. 144
		Aufrechtes Rudern mit Band	S. 151
		Hüftabduktion im Sitzen mit Band	S. 169
		Schulterbrücke	S. 83
		Knieheben in Seitlage	S. 85

Aktivität		Programmentwurf	
Ganzkörper-Kraft-training	B	Frankenstein Walk oder: Gehen mit Band	S. 176
		Ausfallschritt	S. 90
		Hammer-Curl im Stand	S. 131
		Stirndrücken	S. 140
		Aufrechtes Rudern mit Band	S. 151
		Sitzmarsch auf Gymnastikball	S. 88
		Weiter Kniestand mit Aufrichten	S. 183
		Knieheben in Seitlage	S. 85
	C	Ausfallschritt	S. 90
		Einarmiges Rudern im Stand	S. 122
		Preacher Curl	S. 127
		Trizeps-Kickback	S. 141
		Horizontales Ziehen im Stand	S. 116
		Sitzmarsch auf Gymnastikball	S. 88
		Schulterbrücke	S. 83
		Knieheben in Seitlage	S. 85
Dehnen		Waden-Stretch	S. 68
		Hamstring-Stretch mit Gurt	S. 72
		Sitzender Brustkorb-Stretch über Gymnastikball	S. 64
		Psoas-Stretch mit Bolster	S. 73
		Drehen und Armausstrecken	S. 61
		Piriformis-Stretch	S. 71

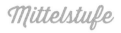

Eine Trainierende der Mittelstufe trainiert 2- bis 3-mal wöchentlich und kennt sich in Fitnessbelangen, Gesundheit und Gewichtsmanagement gut aus. Sie geht gern ins Studio und testet unterschiedliche Trainingsarten und -techniken. Sie genießt den Sport und begreift ihn als Teil ihres Lebensstils. Ein Mittelstufen-Workout für Rückbildung und Kräftigung siehe Tafel 14.3.

Tafel 14.3   Mittelstufen-Workout für Rückbildung und Kräftigung

Aktivität	Programmentwurf		
Cardio-Training	Machen Sie Spaziergänge von 5–10 Minuten pro Tag und fügen Sie jede Woche 3 Minuten dazu.		
Ganzkörper-Kraft-training	1- bis 2-mal die Woche Krafttraining absolvieren, und zwar 1–2 Sätze zu 6–8 WH. Alle Übungen im Sitzen können auf Stuhl oder Gymnastikball ausgeführt werden.		
	A	Kniebeuge mit Kindersitz	S. 188
		Ausfallschritt	S. 90
		Balldrücken im Knien	S. 109
		Lat-Ziehen im Stand	S. 124
		Bizeps-Curl im Sitzen	S. 133
		Stirndrücken auf Gymnastikball	S. 143
		Hüftabduktion im Sitzen mit Band	S. 169
		Sitzmarsch auf Gymnastikball	S. 88
		Diagonales Rückenstrecken im Stand	S. 97
	B	Stehende Hüftabduktion mit Gymnastikball	S. 168
		Halbmond-Ausfallschritt	S. 157
		Liegestütz an der Wand	S. 104
		Einarmiger Reverse Fly	S. 114
		Bizeps-Curl auf der Schrägbank	S. 130
		Stirndrücken	S. 140

Aktivität		Programmentwurf	
Ganzkörper-Kraft-training	B	Aufrechtes Rudern	S. 121
		Hüftadduktion im Sitzen mit Band	S. 170
		Sitzmarsch auf Gymnastikball	S. 88
		Diagonales Rückenstrecken im Stand	S. 97
		Pallof Press	S. 100
		Seitstütz auf den Knien	S. 94
	C	Wäschekorb-Kniebeuge	S. 209
		Monster Walk	S. 184
		Brustdrücken auf der Schrägbank	S. 110
		Einarmiges Rudern im Stand	S. 128
		Hammer-Curl im Stand	S. 131
		Trizepsdrücken im Sitzen	S. 144
		Seitheben mit angewinkelten Armen	S. 156
		Hüftabduktion im Sitzen mit Band	S. 169
		Sitzmarsch auf Gymnastikball	S. 88
		Diagonales Rückenstrecken im Stand	S. 97
		Schulterbrücke	S. 83
		Muschelschale	S. 84
		Knieheben in Seitlage	S. 85
Dehnen		Waden-Stretch	S. 68
		Hamstring-Stretch mit Gurt	S. 72
		Sitzender Brustkorb-Stretch über Gymnastikball	S. 64
		Stehender C-Stretch	S. 63
		Piriformis-Stretch	S. 71
		Psoas-Stretch mit Bolster	S. 73

Geübte

Eine geübte Trainierende weiß sehr viel über Fitness und Trainingsprogrammierung und trainiert 4- bis 5-mal die Woche bei höheren Intensitäten. Sie ist offen für neue Herausforderungen und verlangt sich Höchstleistungen ab. Sofern es keine Komplikationen gibt, setzt sie ihr Training in der Schwangerschaft fort und hat auch schon einen Plan für die Rückkehr ins Studio nach der Geburt parat. Ein exemplarisches Fortgeschrittenen-Workout für Rückbildung und Kräftigung siehe Tafel 14.4.

Tafel 14.4 Fortgeschrittenen-Workout für Rückbildung und Kräftigung

Aktivität	Programmentwurf		
Cardio-Training	Machen Sie Spaziergänge von 5–10 Minuten pro Tag und fügen Sie jede Woche 3 Minuten dazu.		
Ganzkörper-Kraft-training	1- bis 2-mal die Woche mit freien Gewichten oder Eigengewicht trainieren, und zwar 1–2 Sätze zu je 8–10 WH. Alle Übungen im Sitzen können auf einem Stuhl oder Gymnastikball ausgeführt werden.		
	A	Kniebeuge und Rudern	S. 123
		Kreuzheben	S. 172
		Schulterbrücke	S. 83
		Liegestütz im Knien	S. 112
		Konzentrations-Curl	S. 138
		Trizeps-Kickback	S. 141
		Aufrechtes Rudern mit Band	S. 151
		Hüftabduktion im Sitzen mit Band	S. 169
		Sitzmarsch auf Gymnastikball	S. 88
		Diagonales Rückenstrecken im Stand	S. 97
		Krebsgang	S. 147
		Muschelschale	S. 84
		Knieheben in Seitlage	S. 85
	B	Ausfallschritt	S. 90
		Ball-Kniebeuge mit Bizeps-Curl	S. 139
		Stirndrücken auf Gymnastikball mit Beckenlift	S. 146
		Brustdrücken auf der Schrägbank	S. 110
		Horizontales Ziehen im Stand	S. 132
		Monster Walk	S. 184

Aktivität		Programmentwurf	
Ganzkörper-Kraft-training	B	Trizepsdrücken im Sitzen	S. 144
		Hüftabduktion im Sitzen mit Band	S. 169
		Sitzmarsch auf Gymnastikball	S. 88
		Diagonales Rückenstrecken im Vierfüßlerstand	S. 96
		Knieheben im Vierfüßlerstand	S. 98
		Muschelschale	S. 84
		Knieheben in Seitlage	S. 85
	C	Kniebeuge	S. 86
		Kreuzheben und Rudern	S. 174
		Monster Walk	S. 184
		Brustdrücken mit Band	S. 106
		Hammer-Curl und Schulterpresse	S. 134
		Trizepsdrücken mit Gymnastikball	S. 142
		Vorgebeugter Reverse Fly	S. 120
		Hüftabduktion im Sitzen mit Band	S. 169
		Sitzmarsch auf Gymnastikball	S. 88
		Diagonales Rückenstrecken im Stand	S. 97
		Bizeps-Curl im Stand auf dem BOSU-Ball	S. 137
		Schulterbrücke	S. 83
		Muschelschale	S. 84
		Knieheben in Seitlage	S. 85
Dehnen		Waden-Stretch	S. 68
		Hamstring-Stretch mit Gurt	S. 72
		Sitzender Brustkorb-Stretch über Gymnastikball	S. 64
		Stehender C-Stretch	S. 63
		Piriformis-Stretch	S. 71
		Psoas-Stretch mit Bolster	S. 73

Anhang

Danksagung

Gern möchten wir uns bei folgenden Personen bedanken (wenn auch in keiner bestimmten Reihenfolge), weil sie uns inspiriert haben und wir von ihnen lernen durften:

Diane Lee

Julie Wiebe

Julie Tupler

Allen unseren Patientinnen und Kundinnen

Nadine Woods

Wir bei uns gegenseitig

Bei unseren Ehemännern und Kindern

Marie Josee Lord und Claudia Brown

Nelly Faghani

Carolyn Van Dyken

Andrea Page

Dr. Bruce Crawford

Tom Myers

Jenny Burrell Katy Bowman

Kristina Bosnar

Sue Dumais

Dr. Marjorie Dixon

Dr. Jon Barrett

Paul Hodges

Stu McGill

Dr. Herb Wong

canfitpro

Jill Miller

Unseren Meistertrainern

All den Wissenschaftlern, die sich Zeit genommen haben zur Forschung und zur Veröffentlichung ihrer Arbeit.

Über die Autorinnen

Unsere Autorinnen sind hoch qualifizierte Frauengesundheitsexpertinnen, beseelt von dem Wunsch, prä- und postnatale Fitness von Frauen zu verbessern. Nachdem sie jahrelang Einzelpersonen trainiert und unabhängige Firmen geführt haben, gründeten sie Bellies Inc. mit dem Ziel, Frauen für Schwangerschaft, Entbindung und Wochenbett zu beraten und stark zu machen. In das Buch bringen sie sowohl ihr Interesse an der Verbreitung eines besseren prä- und postnatalen Fitnessverständnisses wie auch ihre einzigartige berufliche Erfahrung ein.

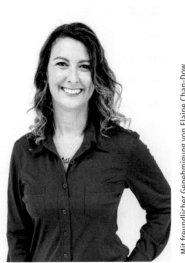

Mit freundlicher Genehmigung von Elaine Chan-Dow

Julia Di Paolo, Reg. PT, erlangte ihr Physiotherapie-Diplom 1997 an der Universität Ottawa. Ihre Tätigkeit konzentriert sich auf die Phasen vor der Empfängnis, vor, während und nach der Geburt sowie auf Beckenbodendysfunktionen in jedem Lebensabschnitt der Frau. Über die Jahre hat sich Julia in Toronto als die Physiotherapeutin für Beckengesundheit und Erholung von der Rektusdiastase etabliert.

Julia gibt Kurse über Rektusdiastase für Personal Trainer, Heilberufler und Beckenboden-Physiotherapeuten. Auf Tagungen des Hebammen- und des Physiotherapieverbands von Ontario, dem Netzwerk zertifizierter Personal Trainer sowie canfitpro, hält sie Vorträge über Rektusdiastase und Beckenboden.

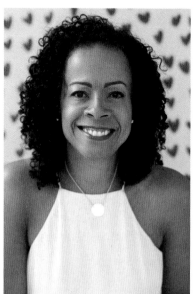

Mit freundlicher Genehmigung von Emily D Photography

Samantha Montpetit-Huynh erwarb hr Fitness-Coach-Diplom 2002 am Seneca College. Seit über 15 Jahren als Personal-Trainerin mit Schwerpunkt Schwangerschafts- und postpartale Fitness tätig, besitzt sie außerdem einen Abschluss als Fitness-for-Fertility-Spezialistin.

Samantha ist auf ihrem Gebiet sehr bekannt und hatte Auftritte im Frühstücksfernsehen, auf CTV News, Canada AM, GHCH und Rogers Daytime. Außerdem war sie Fitnessexpertin der Marilyn-Denis-Show, einer preisgekrönten Lifestyle-Sendung, die von 2013 bis 2017 in ganz Kanada ausgestrahlt wurde. Auch den *Today's Parent Healthy Pregnancy Guid*e hat Samantha mitentwickelt.

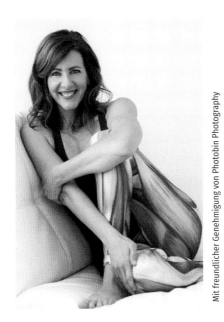

Mit freundlicher Genehmigung von Photobin Photography

Kim Vopni hat einen Bachelor der Universität von Western Ontario, Kanada, in Psychologie sowie ein Post-graduierten-Diplom der Simon Fraser University in Gesundheit und Fitness. Sie blickt auf mehr als 15 Jahre Berufserfahrung zurück und ist geprüfte Personal-Trainerin, prä- und postnatale Beraterin sowie Fitness-for-Fertility-Spezialistin. Außerdem lehrt sie die Hypopressive Methode. Kim ist leidenschaftliche Vortragende, Erzieherin, Förderin von Beckengesundheit und zudem bekannt als »Vagina-Coach«.

Quellen

American Congress of Obstetricians and Gynecologists. 2017. »Frequently Asked Questions: Exercise During Pregnancy«. Juli 2017. www.acog.org/Patients/FAQs/Exercise-During-Pregnancy.

American Congress of Obstetricians and Gynecologists Committee on Obstetric Practice. 2015. »Committee Opinion: Physical Activity and Exercise During Pregnancy and the Postpartum Period«. Dezember 2015 (2017 bestätigt).

Austin, K. und B. Seebohar. 2011. *Performance Nutrition: Applying the Science of Nutrient Timing*. Champaign, IL: Human Kinetics.

Axer, H., D. G. Keyserlingk und A. Prescher. 2001. »Collagen Fibers in Linea Alba and Rectus Sheaths II: Variability and Biomechanical Aspects«. In: *Journal of Surgical Research* 96 (2), S. 239–245.

Beer, G. M., A. Schuster, B. Seifert, M. Manestar, D. Mihic-Probst und S. A. Weber. 2009. »The Normal Width of the Linea Alba in Nulliparous Women«. In: *Clinical Anatomy* 22, S. 706–711.

Bø, K. und G. Hilde. 2013. »Does It Work in the Long Term? A Systematic Review on Pelvic Floor Muscle Training for Female Stress Urinary Incontinence«. In: *Neurourology and Urodynamics* 32 (3), S. 215–223.

Bø, K., S. Mørkved, H. Frawley und M. Sherburn. 2009. »Evidence for Benefit of Transversus Abdominis Training Alone or in Combination With Pelvic Floor Muscle Training to Treat Female Urinary Incontinence: A Systematic Review«. In: *Neurourology and Urodynamics* 28 (5), S. 368–373.

Boissonnault, J. S. und M. J. Blaschak. 1988. »Incidence of Diastasis Recti Abdominis During Childbearing Year«. In: *Physical Therapy* 68 (7), S. 1082–1086.

Boissonnault, J. S. und R. K. Kotarinos. 1988. »Diastasis Recti I«. In: *Obstetric and Gynecologic Physical Therapy*, hrsg. v. E. Wilder, S. 63–81. New York: Churchill Livingstone.

Brauman, D. 2008. »Diastasis Recti: Clinical Anatomy«. In: *Plastic and Reconstructive Surgery* 122 (5), S. 1564–1569.

Brown, H. L. 2016. »Physiology of Pregnancy«. Merck Manual. Oktober 2016. www.merckmanuals.com/professional/gynecology-and-obstetrics/approach-to-the-pregnant-woman-and-prenatal-care/physiology-of-pregnancy.

Bruusgaard, J. C., I. B. Johansen, I. M. Engner, Z. A. Rana und K. Gundersen. 2010. »Myonuclei Acquired by Overload Exercise Precede Hypertrophy and Are Not Lost on Detraining«. In: *Proceedings of the National Academy of Sciences of the United States of America* 107, S. 15111–15116. www.pnas.org/content/107/34/15111.full.pdf.

Cheifetz, O., S. D. Lucy, T. J. Overend und J. Crowe. 2010. »The Effect of Abdominal Support on Functional Outcomes in Patients Following Major Abdominal Surgery: A Randomized Controlled Trial«. In: *Physiotherapy Canada* 62 (3), S. 242–253. www.ncbi.nlm.nih.gov/pmc/articles/PMC2909864.

Chiarello, C. M., L. A. Falzone, K. E. McCaslin, M. N. Patel und K. R. Ulery. 2005. »The Effects of an Exercise Program on Diastasis Recti Abdominis in Pregnant Women«. *Journal of Women's Health Physical Therapy* 29 (1), S. 11–16.

Chiarello, C. M. und A. McAuley. 2014. »Mind the Gap: A Comprehensive Approach for the Evaluation of and Intervention of Diastasis Recti Abdominis«. Las Vegas, NV: APTA Section on Women's Health.

Coldron, Y., M. J. Stokes, D. J. Newham und K. Cook. 2008. »Postpartum Characteristics of Rectus Abdominis on Ultrasound Imaging«. In: *Manual Therapy* 13, S. 112–121.

da Mota, P. G., A. G. Pascoal, A. Carita und K. Bø. 2014. »Prevalance and Risk Factors of Diastasis Recti Abdominis From Late Pregnancy to 6 Months Postpartum, and Relationship With Lumbo-Pelvic Pain«. In: *Manual Therapy* 20 (1), S. 200–205. https://doi.org/10.1016/j.math.2014.09.002.

Davenport, M. H., S. Charlesworth, D. Vanderspank, M. M. Sopper und M. F. Mottola, 2008. »Development and Validation of Exercise Target Heart Rate Zones for Overweight and Obese Pregnant Women«. In: *Applied Physiology, Nutrition, and Metabolism* 33 (5), S. 984–989.

Davies, G. A., L. A. Wolfe, M. F. Mottola, C. MacKinnon, M. Y. Arsenault, E. Bartellas, Y. Cargill et al. 2003. »Exercise in Pregnancy and the Postpartum Period«. In: *Journal of Obstetrics and Gynaecology Canada* 25 (6), S. 516–522.

Dempsey, F. C., Butler, F. L. und Williams, F. A. et al. 2005. »No Need for a Pregnant Pause: Physical Activity May Reduce the Occurrence of Gestational Diabetes Mellitus and Preeclampsia«. In: *Exercise and Sport Sciences Reviews* 33 (3), S. 141–149.

Dumoulin, C. und J. Hay-Smith. 2010. »Pelvic Floor Muscle Training Versus No Treatment, or Inactive Control Treatments, for Urinary Incontinence in Women«. Cochrane Database of Systematic Reviews.

Eliasson, K., B. Elfving, B. Nordgren und E. Mattsson. 2008. »Urinary Incontinence in Women With Low Back Pain«. In: *Manual Therapy* 13, S. 206–212.

Field, T., Figueiredo, B., Hernandez-Reif, M., Diego, M., Deeds, O. und Ascencio, A. 2008. »Massage Therapy Reduces Pain in Pregnant Women, Alleviates Prenatal Depression in Both Parents and Improves Their Relationships«. In: *Journal of Bodywork and Movement Therapies* 12 (2), S. 146–150.

Fritel, X., A. Fauconnier, G. Bader, M. Cosson, P. Debodinance, X. Deffieux, P. Denys et al. 2010. »Diagnosis and Management of Adult Female Stress Urinary Incontinence: Guidelines for Clinical Practice From the French College of Gynaecologists and Obstetricians«. In: *European Journal of Obstetrics and Gynecology and Reproductive Biology* 151 (1), S. 14–19.

Hagen, S. und D. Stark. 2011. »Conservative Prevention and Management of Pelvic Organ Prolapse in Women«. The Cochrane Library.

Hernández-Gascón, B., A. Mena, E. Peña, G. Pascual, J. M. Bellón und B. Calvo. 2013. »Understanding the Passive Mechanical Behavior of the Human Abdominal Wall«. In: *Annals of Biomedical Engineering* 41 (2), S. 433–444.

Hodges, P. W. 1997. »Feedforward Contraction of Transversus Abdominis Is Not Influenced by the Direction of Arm Movement«. In: *Experimental Brain Research* 114, S. 362.

Hodges, P. W. 2011. »Pain and Motor Control: From the Laboratory to Rehabilitation«. In: *Journal of Electromyography and Kinesiology* 21 (2), S. 220–228.

Hodges, P. W., J. E. Butler, D. K. McKenzie und S. C. Gandevia. 1997. »Contraction of the Human Diaphragm During Rapid Postural Adjustments«. In: *Journal of Physiology* 505 (2), S. 539.

Hodges, P. W., A. Kaigle Holm, S. Holm, L. Ekström, A. Cresswell, T. Hansson und A. Thorstensson. 2003. »Intervertebral Stiffness of the Spine Is Increased by Evoked Contraction of Transversus Abdominis and the Diaphragm: In Vivo Porcine Studies«. In: *Spine* 28 (23), S. 2594.

Hodges, P. W., R. Sapsford und L. H. M. Pengel. 2007. »Postural and Respiratory Functions of the Pelvic Floor Muscles«. In: *Neurourology and Urodynamics* 26 (3), S. 362.

Hungerford, B., W. Gilleard und D. Lee. 2004. »Alteration of Pelvic Bone Motion Determined in Subjects With Posterior Pelvic Pain Using Skin Markers«. In: *Clinical Biomechanics* 19 (5), S. 456–464.

Hungerford, B., W. Gilleard, M. Moran und C. Emmerson. 2007. »Evaluation of the Ability of Physical Therapists to Palpate Intrapelvic Motion With the Stork Test on the Support Side«. In: *Physical Therapy* 87 (7), S. 879–887.

Junginger, B., K. Baessler, R. Sapsford und P. W. Hodges. 2010. »Effect of Abdominal and Pelvic Floor Tasks on Muscle Activity, Abdominal Pressure and Bladder Neck«. In: *International Urogynecology Journal* 21 (1), S. 69–77.

Keeler, J., M. Albrecht, L. Eberhardt, L. Horn, C. Donnelly und D. Lowe. 2012. »Diastasis Recti Abdominis: A Survey of Women's Health Specialists for Current Physical Therapy Clinical Practice for Postpartum Women«. In: *Journal of Women's Health Physical Therapy* 36 (3), S. 131–142.

Lee, D. 2011. *The Pelvic Girdle: An Integration of Clinical Expertise and Research.* Edinburgh: Elsevier.

Lee, D. und P. W. Hodges. 2016. »Behavior of the Linea Alba During a Curl-Up Task in Diastasis Rectus Abdominis: An Observational Study«. In: *Journal of Orthopaedic & Sports Physical Therapy* 46 (7), S. 580–589.

Lee, D. G., L. J. Lee und L. M. McLaughlin. 2008. »Stability, Continence and breathing: The Role of Fascia Following Pregnancy and Delivery«. In: *Journal of Bodywork and Movement Therapies* 12, S. 333.

Liaw, L. J., M. J. Hsu, C. F. Liao, M. F. Liu und A. T. Hsu. 2011. »The Relationships Between Inter-Recti Distance Measured by Ultrasound Imaging and Abdominal Muscle Function in Postpartum Women: A 6-Month Follow-Up Study«. In: *Journal of Orthopaedic and Sports Physical Therapy* 41 (6), S. 435–443.

Litos, K. 2014. »Progressive Therapeutic Exercise Program for Successful Treatment of a Postpartum Woman With a Severe Diastasis Recti Abdominis«. In: *Journal of Women's Health Physical Therapy* 38 (2), S. 58–73.

Mason, D. J., D. K. Newman und M. H. Palmer. 2003. »Changing UI Practice: This Report Challenges Nurses to Lead the Way in Managing Incontinence«. In: *American Journal of Nursing* 103, S. 2–3.

Mendes, D. D., F. X. Nahas, D. F. Veiga, F. V. Mendes, R. G. Figueiras, H. C. Gomes, P. B. Ely et al. (2007). »Ultrasono-graphy for Measuring Rectus Abdominis Muscles Diastasis«. In: *Acta Cirúrgica Brasileira* 22 (3), S. 182–186.

Mørkved, S. und K. Bø. 2014. »Effect of Pelvic Floor Muscle Training During Pregnancy and After Childbirth on Prevention and Treatment of Urinary Incontinence: A Systematic Review«. In: *British Journal of Sports Medicine* 48 (4), S. 299–310.

Mørkved, S., K. Bø, B. Schei und K. A. Salvesen. 2003. »Pelvic Floor Muscle Training During Pregnancy to Prevent Urinary Incontinence: A Single-Blind Randomized Controlled Trial«. In: *Obstetrics and Gynecology* 101 (2), S. 313–319.

Mottola, M. F., M. H. Davenport, C. R. Brun, S. D. Inglis, S. Charlesworth und M. M. Sopper, 2006. »VO2peak Pre-diction and Exercise Prescription for Pregnant Women«. In: *Medicine & Science in Sports & Exercise* 38 (8), S. 1389–1395.

Noble, E. 1995. *Essential Exercises for the Childbearing Year: A Guide to Health and Comfort Before and After Your Baby Is Born.* Harwich, MA: New Life Images.

Nygaard, I. E., F. L. Thompson, S. L. Svengalis und J. P. Albright. 1994. »Urinary Incontinence in Elite Nulliparous Athletes«. In: *Obstetrics and Gynecology* 84 (2), S. 183–187.

Ostgaard, H. C., G. J. Andersson und K. Karlsson. 1991. »Prevalence of Back Pain in Pregnancy«. In: *Spine* 16, S. 549–552.

Parker, M. A., L. A. Millar und S. A. Dugan. 2009. »Diastasis Rectus Abdominis and Lumbo-Pelvic Pain and Dysfunction—Are They Related?« In: *Journal of Women's Health Physical Therapy* 33 (2), S. 15.

Pool-Goudzwaard, A. L., M. C. Slieker ten Hove, M. E. Vierhout, P. H. Mulder, J. J. Pool, C. J. Snijders und R. Stoeckart. 2005. »Relations Between Pregnancy-Related Low Back Pain, Pelvic Floor Activity and Pelvic Floor Dysfunction«. In: *International Urogynecology Journal* 16 (6), S. 468–474.

Rath, A. M., P. Attali, J. L. Dumas, D. Goldlust, J. Zhang und J. P. Chevrel. 1996. »The Abdominal Linea Alba: An Anatomo-Radiologic and Biomechanical Study«. In: *Surgical and Radiologic Anatomy* 18 (4), S. 281–288.

Rocha, J., P. Brandao, A. Melo, S. Torres, L. Mota und F. Costa. 2017. »Assessment of Urinary Incontinence in Pregnancy and Postpartum: Observational Study«. In: *Acta Médica Portuguesa* 30 (7-8), S. 568–572.

Röst, C. C., J. Jacqueline, A. Kaiser, A. P. Verhagen und B. W. Koes. 2004. »Pelvic Pain During Pregnancy: A Descriptive Study of Signs and Symptoms of 870 Patients in Primary Care«. In: *Spine* 29 (22), S. 2567–2572.

Russell, J. G. B. 1982. »The Rationale of Primitive Delivery Positions«. In: *British Journal of Obstetrics and Gynaecology* 89, S. 712–715.

Salvatore, S., G. Siesto und M. Serati. 2010. »Risk Factors for Recurrence of Genital Prolapse«. In: *Current Opinion in Obstetrics and Gynecology* 22 (5), S. 420–424.

Sahrmann, S. 2001. *Diagnosis and Treatment of Movement Impaired Syndromes.* St. Louis: Mosby.

Sapsford, R. R. und P. W. Hodges. 2001. »Contraction of the Pelvic Floor Muscles During Abdominal Maneuver«. In: *Archives of Physical Medicine & Rehabilitation* 82, S. 1081.

Sapsford, R. R., P. W. Hodges, C. A. Richardson, D. H. Cooper, S. J. Markwell und G. A. Jull. 2001. »Co-Activation of the Abdominal and Pelvic Floor Muscles During Voluntary Exercises«. In: *Neurourology and Urodynamics* 20, S. 31.

Signorello, L. B., B. L. Harlow, A. K. Chekos und J. T. Repke. 2001. »Postpartum Sexual Functioning and Its Relationship to Perineal Trauma: A Retrospective Cohort Study of Primiparous Women«. In: *American Journal of Obstetrics and Gynecology* 184 (5), S. 881–890.

Smith, M. D., A. Russell und P. W. Hodges. 2006. »Disorders of Breathing and Continence Have a Stronger Association With Back Pain Than Obesity and Physical Activity«. In: *The Australian Journal of Physiotherapy* 52 (2), S. 11–16.

Smith, M. D., A. Russell und P. W. Hodges. 2008. »Is There a Relationship Between Parity, Pregnancy, Back Pain and Incontinence?« In: *International Urogynecology Journal and Pelvic Floor Dysfunction* 19 (2), S. 205–211.

Smith, M. D., A. Russell und P. W. Hodges. 2014. »The Relationship Between Incontinence, Breathing Disorders, Gastrointestinal Symptoms and Back Pain in Women: A Longitudinal Cohort Study«. In: *Clinical Journal of Pain* 30 (2), S. 162–167.

Society of Obstetricians and Gynecologists of Canada. 2003. »Exercise in Pregnancy and the Postpartum Period«. Joint SOGC/CESP Clinical Practice Guideline, No. 129, Juni 2003. https://sogc.org/wp-content/uploads/2013/01/129E-JCPG-June2003.pdf.

Soma-Pillay, P., C. Nelson-Piercy., H. Tolppanen und A. Mebazaa. 2016. »Physiological Changes in Pregnancy«. In: *Cardiovascular Journal of Africa* 27 (2), S. 89–94.

Spitznagle, T. M., F. C. Leong und L. R. Van Dillen. 2007. »Prevalence of Diastasis Recti Abdominis in a Urogynecological Patient Population«. In: *International Urogynecology Journal* 18, S. 321–328.

Viktrup, L. und G. Lose. 2000. »Lower Urinary Tract Symptoms 5 Years After the First Delivery«. In: *International Urogynecology Journal and Pelvic Floor Dysfunction* 11 (6), S. 336–340.

Whiteside, J., A. M. Weber, L. A. Meyn und M. D. Walters. 2004. »Risk Factors for Prolapse Recurrence After Vaginal Repair«. In: *American Journal of Obstetrics and Gynecology* 191 (5), S. 1533–1538.

Willard, F. H., A. Vleeming, M. D. Schuenke, L. Danneels und R. Schleip. 2012. »The Thoracolumbar Fascia: Anatomy, Function and Clinical Considerations«. In: *Journal of Anatomy* 221 (6), S. 507–536.

Wilson, P. D., P. Herbison, C. Glazener, M. McGee und C. MacArthur. 2002. »Obstetric Practice and Urinary Incontinence 5–7 Years After Delivery«. In: *ICS Proceedings Neurourology and Urodynamics* 21 (4), S. 284–300.

Wolfe, L. A. und M. F. Mottola. 2000. »Validations of Guidelines for Aerobic Exercise in Pregnancy«. In: *Decision Making and Outcomes in Sports Rehabilitation*, hrsg. v. D. A Kumbhare und J. V. Basmajian, S. 205–222. New York: Churchill Livingstone.

Wray, J. 2011. »Bouncing Back? An Ethnographic Study Exploring the Context of Care and Recovery After Birth Through the Experiences and Voices of Mothers«. PhD thesis, University of Salford, Salford, UK. https://my.rcn.org.uk/__data/assets/pdf_file/0008/459035/Wray_Julie_complete_thesis_2011.pdf.

Wu, W. H., O. G. Meijer, K. Uegaki, J. M. Mens, J. H. van Dieën, I. J. Wuisman und H. C. Östgaard. 2004. »Pregnancy-Related Pelvic Girdle Pain (PPP): Terminology, Clinical Presentation, and Prevalence«. In: *European Spine Journal* 13 (7): S. 575–589.

Zeelha, A., R. Thankar und A. H. Sultan. 2009. »Postpartum Female Sexual Function: A Review«. In: *European Journal of Obstetrics & Gynecology and Reproductive Biology* 145 (2): S. 133–137.

Übungsverzeichnis

Übung	Seite
Kapitel 5 – Dehn- und Entspannungsübungen	
Ohr-Schulter-Stretch	60
Drehen und Armausstrecken	61
Schulter-Brust-Stretch mit Gurt	62
Stehender C-Stretch	63
Sitzender Brustkorb-Stretch über Gymnastikball	64
Stretch in Seitlage über einen Ball	65
Fuß-Stretch auf Ball	67
Waden-Stretch	68
Adduktoren-Stretch auf Gymnastikball	69
Hüftbeuger-Stretch auf Gymnastikball	70
Piriformis-Stretch	71
Hamstring-Stretch mit Gurt	72
Psoas-Dehnung mit Bolster	73
Dehnung des hinteren Beckenbodens	75
Dehnung des Damms	76
Dammmassage	77
Kapitel 6 – Die Körpermitte stärken	
Bauchatmung	81
Schulterbrücke	83
Muschelschale	84
Knieheben in Seitlage	85
Kniebeuge	86
Sitzmarsch auf Gymnastikball	88
Gewichtsverlagerung im Stehen	89
Ausfallschritt	90
Beckenschaukel auf Gymnastikball	92

Übung	Seite
Kapitel 6 – Die Körpermitte stärken	
Katze und Kuh	93
Seitstütz auf den Knien	94
Balldrücken mit Drehung auf Gymnastikball	95
Diagonales Rückenstrecken im Vierfüßlerstand	96
Diagonales Rückenstrecken im Stand	97
Knieheben im Vierfüßlerstand	98
Unterarmstütz	99
Pallof Press	100
Kapitel 7 – Kraft und Ausdauer für den Oberkörper	
Liegestütz an der Wand	104
Brustdrücken mit Band	106
Walkover-Liegestütz auf dem BOSU-Ball	108
Balldrücken im Knien	109
Brustdrücken auf der Schrägbank	110
Liegestütz	112
Einarmiger Reverse Fly	114
Rudern im Sitzen	115
Horizontales Ziehen im Stand	116
Lat-Ziehen im Sitzen	117
Vorgebeugtes einarmiges Rudern	118
Vorgebeugter Reverse Fly	120
Aufrechtes Rudern	121
Einarmiges Rudern im Stand	122
Kniebeuge und Rudern	123
Lat-Ziehen im Stand	124
Ausfallschritt und einarmiges Rudern	125

Übung	Seite
Kapitel 7 – Kraft und Ausdauer für den Oberkörper	
Preacher Curl	127
Bizeps-Curl im Stand	128
Bizeps-Curl auf der Schrägbank	130
Hammer-Curl im Stand	131
Bizeps-Curl mit der Langhantel	132
Bizeps-Curl im Sitzen	133
Hammer-Curl und Schulterpresse	134
Bizeps-Curl im Knien auf dem BOSU-Ball	135
Ausfallschritt mit Bizeps-Curl	136
Bizeps-Curl im Stand auf dem BOSU-Ball	137
Konzentrations-Curl	138
Ball-Kniebeuge mit Bizeps-Curl	139
Stirndrücken	140
Trizeps-Kickback	141
Trizepsdrücken mit Gymnastikball	142
Stirndrücken auf Gymnastikball	143
Trizepsdrücken im Sitzen	144
Trizeps-Liegestütz in Seitlage	145
Stirndrücken auf Gymnastikball mit Beckenlift	146
Krebsgang	147
Trizepsdrücken auf dem BOSU-Ball	148
Stationärer Ausfallschritt mit Trizepsdrücken über Kopf	149
Aufrechtes Rudern mit Band	151
Seitheben	152
Schulterdrücken im Sitzen	154
Alternierendes Frontheben	155
Seitheben mit angewinkelten Armen	156
Halbmond-Ausfallschritt	157

Übung	Seite
Kapitel 8 – Kraft und Ausdauer für den Unterkörper	
Wadenheben mit Gymnastikball	161
Kniebeuge mit Gymnastikball	162
Ausfallschritt mit Gymnastikball	164
Stehender Bein-Curl mit Gymnastikball	166
Hüftstreckung mit gebeugtem Bein	167
Stehende Hüftabduktion mit Gymnastikball	168
Hüftabduktion im Sitzen mit Band	169
Hüftadduktion im Sitzen mit Band	170
Gehen im Ausfallschritt	171
Kreuzheben	172
Schulterbrücke mit gestreckten Beinen auf Gymnastikball	173
Kreuzheben und Rudern	174
Frankenstein Walk oder: Gehen mit Band	176
Kniebeuge auf dem BOSU-Ball	178
Stationärer Ausfallschritt mit BOSU-Ball	179
Kreuzheben auf dem BOSU-Ball	180
Beckenlift	181
Einbeiniges Kreuzheben	182
Weiter Kniestand mit Aufrichten	183
Monster Walk	184
Kapitel 9 – Funktionelle Bewegungen für die Mutterschaft	
Baby und Tasche tragen	187
Kniebeuge mit Kindersitz	188
Babyschale hochheben	190
Babyschale tragen	192
Kinderwagen auf- und zusammenklappen	193
Kinderwagen hochheben	194
Kinderwagen ins Auto heben	195

Übung	Seite
Kapitel 9 – Funktionelle Bewegungen für die Mutterschaft	
Kinderwagen aus dem Auto heben	196
Kinderwagen tragen	197
Baby in die Babyschale legen	198
Babyschale ins Auto heben	199
Babyschale aus dem Auto heben	200
Babyschale schaukeln	201
Baby im Tragetuch tragen	202
Baby in die Wiege legen	204
Baby aus der Wiege heben	206
Baby im Stehen wiegen	207
Baby im Sitzen wiegen	208
Wäschekorb-Kniebeuge	209

Register

(A = Abbildung; T = Tafel)

A

Adduktoren-Stretch auf Gymnastikball 69
Aerobes Training, Gegenanzeigen 216T, 217T
Alternierendes Frontheben 155
Appetit 14
Arme, Übungen 126–149
Arzt, Besprechung der Übungen mit 216T
Atemnot 13, 15, 16, 219
Atmen, richtiges 33 f., 49, 51
Aufrechtes Rudern 121
Aufrechtes Rudern mit Band 151
Ausdauer siehe Kraft- und Ausdauertraining
Ausfallschritt 90
Ausfallschritt mit Bizeps-Curl 136
Ausfallschritt mit Gymnastikball 164
Ausfallschritt und einarmiges Rudern 125
Äußere schräge Bauchmuskeln 43, 44A

B

Baby aus der Wiege heben 206
Baby im Sitzen wiegen 208
Baby im Stehen wiegen 207
Baby im Tragetuch tragen 202
Baby in die Babyschale legen 208
Baby in die Wiege legen 204
Baby und Tasche tragen 187
Babybauch siehe Bauch und Bauchmuskeln,
    Veränderungen
Babyschale aus dem Auto heben 200
Babyschale hochheben 190
Babyschale ins Auto heben 199
Babyschale tragen 192
Babyschale schaukeln 201
Ball-Kniebeuge mit Bizeps-Curl 139
Balldrücken im Knien 109
Balldrücken mit Drehung auf Gymnastikball 95
Bänder 18
Barfußschuhe 40, 159. Siehe auch
    Minimalschuhe

Bauch und Bauchmuskeln
    Belly Wrapping 29, 52 f., 221
    Geburtsvorbereitung 51 f.
    Veränderungen 16 f., 42–46
Bauchatmung 23, 41, 52, 81, 185
Bauchinnendruck 46, 47, 48
Becken
    Schmerzen im 37
    vermehrte Durchblutung des 12
Beckenboden 31A, 32A
    Dehnen des 74–77
    Dysfunktion 35–37, 39–42
    Funktionen des 31–34, 49 f.
    Übungen 42. Siehe auch Kegel-Übungen
    Veränderungen des 38
Beckenboden-Physiotherapeutinnen 29, 30, 33
Beckenlift 181
Beckenschaukel auf Gymnastikball 92
Beine 160. Siehe auch Waden; Hamstrings; Unterkörper
Belly Wrapping 29, 52 f., 221
Bizeps-Curl auf der Schrägbank 130
Bizeps-Curl im Knien auf dem BOSU-Ball 135
Bizeps-Curl im Sitzen 133
Bizeps-Curl im Stand 128
Bizeps-Curl im Stand auf dem BOSU-Ball 137
Bizeps-Curl mit der Langhantel 132
Blase
    Druck auf 12, 36
    Inkontinenz 36
    Prolaps 36
    Unterstützung der 37
Brust, Übungen 103–112
Brustdrücken auf der Schrägbank 110
Brustdrücken mit Band 106
Brustwarzen, dunkle Verfärbung der 14

C

Crunches 47 f.
Curl-up-Test 53–55

D

Damm
    -massage 41 f., 77

-schnitt 39

Dammschnitt 39

Dehnen und Armausstrecken 61

Dehn- und Entspannungsübungen 24, 58, 78

    Beckenboden 74–77

    Damm 76

    Oberkörper 58–65

    Unterkörper 40 f., 66–73

Dehnung des Damms 76

Dehnung des hinteren Beckenbodens 75

DI *siehe* Dranginkontinenz

Diagonales Rückenstrecken im Stand 97

Diagonales Rückenstrecken im Vierfüßlerstand 96

Down training (Abbautraining) 74

Dranginkontinenz 36

Drehen und Armausstrecken 61

Drittes Trimester

    Fitness während des 27 f.

    Trainingsrichtlinien 221

    Workouts für 243–252

E

Einarmiger Reverse Fly 114

Einarmiges Rudern im Stand 122

Einbeiniges Kreuzheben 182

Einsteiger

    Definition 217, 224, 234, 244, 256

    Workouts für das dritte Trimester 244T–246T

    Workouts für das erste Trimester 225T–226T

    Workouts für das zweite Trimester 234T–256T

    Workouts für Rückbildung und Kräftigung 257T–258T

Entbindung *siehe* Wehen und Geburt

Entspannungsübungen *siehe* Dehnübungen

Erholung und Retraining 23, 28–30, 39, 52–55, 221–223, 254, 255T

Erkrankungen 216T, 217T

Erstes Trimester

    Fitness während des 27

    Trainingsrichtlinien 221

    Workouts für 224–231

F

Faszien 59

Fitness, als Geburtsvorbereitung 21–30

Fortgeschrittene *siehe* Geübte

Frankenstein Walk oder: Gehen mit Band 176

Frequenz des Trainings 218 f.

Funktionelle Bewegungen 185–210

Füße, Veränderungen an den 17, 159

Fuß-Stretch auf Ball 67

G

Gebärmutter *siehe* Uterus

Geburt *siehe* Wehen und Geburt

Geburtspläne 30

Gegenanzeigen gegen Sport 215–217, 216T, 217T

Gehen im Ausfallschritt 171

Gerade Bauchmuskeln 43, 44A, 45A

Gerundete Schultern 14, 17, 48, 103, 150

Geübte

    Definition 217, 230, 240, 250, 260

    Workouts für das dritte Trimester 250T–252T

    Workouts für das erste Trimester 229T–231T

    Workouts für das zweite Trimester 240T–242T

    Workouts für Rückbildung und Kräftigung 261T–262T

Gewichtsverlagerung im Stehen 89

H

Halbmond-Ausfallschritt 157

Haltung und Körperausrichtung

    Kontrolle von 20, 51

    Veränderungen von 12, 17–20, 17A, 19A, 38, 49

    Vorbeugung von Beckenbodendysfunktion 39

Hammer-Curl im Stand 131

Hammer-Curl und Schulterpresse 134

Hamstrings dehnen 40. *Siehe auch* Unterkörper, Dehnübungen

Hamstring-Stretch mit Gurt 72

Harninkontinenz 36

hCG (humanes Choriongonadotropin) 12

Heilung *siehe* Erholung und Retraining

Herzfrequenz 15, 215, 219, 219A

Horizontales Ziehen im Stand 116

Hormonelle Veränderungen 12–15

Hüftabduktion im Sitzen mit Band 169

Hüftadduktion im Sitzen mit Band 170
Hüftbeuger-Stretch auf Gymnastikball 70
Hüftstreckung mit gebeugtem Bein 167
Humanes Choriongonadotropin (hCG) 12

I

Inkontinenz 35, 36
Innere schräge Bauchmuskeln 43, 44A
Intensität, Trainings- 15, 16T, 219
Involution 47. *Siehe auch* Rückbildung

K

Kaiserschnittgeburten 38
Kardiovaskuläres Training 24
Kardiovaskuläre Veränderungen 15 f.
Katze und Kuh 93
Kegel-Übungen 38 f., 34, 36, 41, 74
Kindersitz 27. *Siehe auch* Funktionelle Bewegungen
Kindersitz, Kniebeuge mit 188
Kinderwagen auf- und zusammenklappen 193
Kinderwagen aus dem Auto heben 196
Kinderwagen hochheben 194
Kinderwagen ins Auto heben 195
Kinderwagen tragen 197
Kniebeuge auf dem BOSU-Ball 178
Kniebeuge mit Gymnastikball 162
Kniebeuge mit Kindersitz 188
Kniebeuge/Hocke während der Wehen 25 f., 26A, 28
Kniebeugen 86, 123, 139
Kniebeuge und Rudern 123
Knieheben im Vierfüßlerstand 94
Knieheben in Seitlage 85
Kontinenz, und Beckenboden 32
Konzentrations-Curl 138
Koordinierung von Ein- und Ausatmung 51 f.
Körperausrichtung *siehe* Haltung und Körper-
    ausrichtung
Körperliche Veränderungen 15–19
Körpermitte
    Core-Muskeln 23, 46–50
    Übungen 79–101
Kräftigung 222 f., 254, 255T–256T, 257
Kraft- und Ausdauertraining

als Bestandteil von Fitness 23 f.
    Körpermitte 89–101
    Oberkörper 103–158
    Unterkörper 159–184
Krebsgang 147
Kreuzheben 172
Kreuzheben auf dem BOSU-Ball 180
Kreuzheben und Rudern 174

L

Lat-Ziehen im Sitzen 113
Lat-Ziehen im Stand 124
Liegestütz an der Wand 104
Liegestütz im Knien 112
Linea alba 14, 15, 19, 43, 45, 45A, 46, 47
Linea nigra 14

M

Massage
    Damm- 41
    pränatale 13
Meditation 20
Melasma 14
Minimalschuhe *siehe* Barfußschuhe
Mittelstufe, Trainierende der
    Definition 217, 227, 237, 247, 257
    Workouts für das dritte Trimester 247T–249T
    Workouts für das erste Trimester 227T–228T
    Workouts für das zweite Trimester 237T–239T
    Workouts für Rückbildung und Kräftigung 259T–260T
Monster Walk 184
Multifidus-Muskeln 47A, 48 f.
Muschelschale 84
Muskelkrafttraining *siehe* Kraft- und Ausdauertraining
Mutterschaft, Funktionelle Bewegungen für die 185–210

N

Nutzen von Übungen 11

O

Oberkörper, Dehn- und Entspannungsübungen 58–65
Ohr-Schulter-Stretch 60
Östrogen 14

P

Pallof Press 100

Phasen der Schwangerschaft *siehe* Erstes Trimester;
 Zweites Trimester; Drittes Trimester; »Viertes«
 Trimester

Piriformis-Stretch 71

Plazenta 14

POP-Q-Test 36

Postpartale Erholung *siehe* Erholung und Retraining

Pränatale Massage 13

Preacher Curl 127

Pressen während der Wehen 41, 82

Prinzip der Spezifität 22 f.

Progesteron 12 f.

Prolaps *siehe* Vorfall

Prolaps der vorderen Vaginalwand *siehe* Blasenvorfall
 oder Zystozele

Psoas-Stretch mit Bolster 73

Pudendusnerv 37

Q

Quer verlaufender Bauchmuskel 43, 44A, 46 f., 47A

R

Rektozele 37

Rektusdiastase 15, 19, 45, 45A, 53, 54 f.

Relaxin 14 f.

Risikofaktoren 215–217, 216T, 217T

RPE (*rate of perceived exertion;* subjektive Beurteilung
 der Belastungsstufe) 15, 16T

Rückbildung *siehe* Involution

Rücken
 Lendenlordose 18 f., 19A
 Schmerzen 48 f., 113
 Übungen 113–125

Rückenlage
 bei der Geburt 25 f., 28, 41
 beim Training 27, 48, 215, 233

Rudern im Sitzen 115

S

Schmerzen
 Becken- 37
 Fuß- 159
 Rücken- 48 f., 113

Schräge Bauchmuskeln 43, 44

Schuhe 40, 159

Schulterbrücke 83

Schulterbrücke mit gestreckten Beinen auf
 Gymnastikball 173

Schulter-Brust-Stretch mit Gurt 62

Schulterdrücken im Sitzen 154

Schultern
 gerundete 12, 17, 48, 103, 150
 Übungen 150–158

Schwangerschaft, Auswirkungen der 11–20

Seitheben 152

Seitheben mit angewinkelten Armen 156

Seitlage 28, 41

Seitstütz auf den Knien 94

Selbsttests
 für Haltung 21, 51
 für Rektusdiastase 53, 54 f.

SHI *siehe* Stressharninkontinenz

Sitzen 20, 21, 40

Sitzender Brustkorb-Stretch über Gymnastikball 64

Sitzmarsch auf Gymnastikball 88

Stirndrücken 140

Stirndrücken auf Gymnastikball 143

Stirndrücken auf Gymnastikball mit Beckenlift 146

Spezifität, Prinzip der 22 f.

Spitzbauch 48, 53

Stationärer Ausfallschritt mit BOSU-Ball 179

Stationärer Ausfallschritt mit Trizepsdrücken
 über Kopf 149

Stehende Hüftabduktion mit Gymnastikball 168

Stehender Bein-Curl mit Gymnastikball 166

Stehender C-Stretch 63

Steinschnittlage *siehe* Rückenlage

Stressharninkontinenz (SHI) 36

Stretch in Seitlage über einen Ball 65

Stuhlgang 12, 13

T

Tensegrity 59

Trainingsarten 23–26

Trainingsziele in der Schwangerschaft 217 f.

Trimester *siehe* Erstes Trimester; Zweites Trimester;
     Drittes Trimester; »Viertes« Trimester

Trizepsdrücken auf dem BOSU-Ball 148

Trizepsdrücken mit Gymnastikball 142

Trizeps-Kickback 141

Trizeps-Liegestütz in Seitlage 145

Trizepsdrücken im Sitzen 144

U

Übelkeit 12, 14

Übungen
     Nutzen 11 f.
     Trainingsziele 217 f.

Unterarmstütz 99

Unterkörper
     Ausfallschritt 91
     Ausfallschritt mit Bizeps-Curl 136
     Ausfallschritt und einarmiges Rudern 125
     Dehn- und Entspannungsübungen 40, 66–73
     Lendenwirbelsäule 18 f., 19A
     Übungen 159–184
     Veränderungen für den 159 f.

Urinieren
     Beckenboden und 32
     Blasensignale 11, 36
     Inkontinenz 35, 36

Uterus
     -prolaps *siehe* Vorfall, Gebärmutter-
     Veränderungen im 38

V

Vaginalprolaps *siehe* Vorfall, Scheiden-

Valsalva-Pressen 38, 52

Veränderungen in der Schwangerschaft 11–20, 43–46,
     159 f.

Vergrößerung der Brüste 14, 18

Verstopfung 12

Vierfüßlerposition 28, 41

»Viertes« Trimester *siehe* Erholung und Retraining
     Fitness während des 28 f.
     Workouts für 253–262

Visualisierung 20

Vorfall
     Blasen- 36
     Gebärmutter- 36
     Mastdarm 37
     Scheiden- 36
     von Beckenorganen 36 f.

Vorgebeugter Reverse Fly 120

Vorgebeugtes einarmiges Rudern 118

W

Waden
     dehnen 40 f., 68

Wadenheben mit Gymnastikball 161

Walkover-Liegestütz auf dem BOSU-Ball 108

Wäschekorb-Kniebeuge 209

Wehen und Geburt
     Auswirkung auf den Beckenboden 38
     Bewegung bei 28
     Fitwerden für 21–30
     Gebärpositionen 25 f., 28, 41
     Pressen 41, 82

Weiter Kniestand mit Aufrichten 183

Wirbelsäulenkrümmung 18 f., 19A

Z

Zweites Trimester
     Fitness im 27
     Trainingsrichtlinien 221
     Workouts für 233–242

Zwerchfellmuskel 33–35, 35A, 47A, 49

Zystozele 36

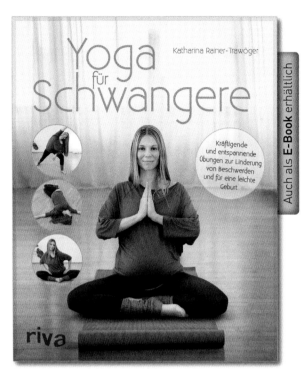

320 Seiten
24,99 € (D) I 25,70 € (A)
ISBN 978-3-86883-922-7

Katharina Rainer-Trawöger

Yoga für Schwangere

Kräftigende und
entspannende Übungen
zur Linderung von
Beschwerden und für
eine leichte Geburt

Yoga ist für Schwangere eine wohltuende Trainingsmethode, die kräftigt, entspannt und den Körper sanft auf die Geburt vorbereitet. Dieses umfassende Handbuch stellt siebzig bewährte und erprobte Asanas vor, die sich hierfür besonders eignen, und bietet zudem geburtsvorbereitende Atemübungen, Paarübungen und klassische indische Mudras. Anhand von vielen Fotos der Autorin während ihrer eigenen Schwangerschaft werden die einzelnen Asanas und ihre Variationen für das jeweilige Trimester vorgestellt. Zugleich werden ihre jeweilige positive Wirkungsweise, anatomische Details sowie Warnzeichen und mögliche Hilfestellungen erklärt. Darüber hinaus bietet dieses Buch besondere Übungsabfolgen für jedes Trimester und Strategien gegen die gängigsten Schwangerschaftsbeschwerden. Ergänzt wird das Programm durch effektives Rückbildungsyoga und Übungen mit dem Baby für das erste Jahr nach der Geburt.

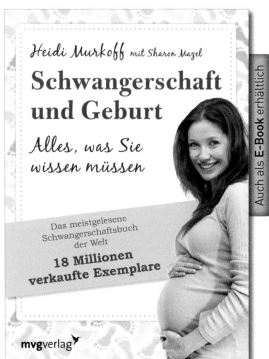

560 Seiten
22,00 € (D) I 22,70 € (A)
ISBN 978-3-86882-225-0

Heidi Murkoff |
Sharon Mazel

Schwangerschaft und Geburt

Alles, was Sie
wissen müssen

Endlich gibt es ihn auch bei uns: den ultimativen Schwangerschaftsratgeber aus den USA. Dort lesen 90 Prozent der Schwangeren dieses Buch! Nun wurde die Schwangerschaftsbibel von den Autorinnen komplett überarbeitet. In dieser Ausführung enthält sie aktualisiertes Material und wurde an die Bedürfnisse des deutschen Marktes angepasst – selbstverständlich ohne die umfassenden Informationen zu schmälern, die für Frauen in der Schwangerschaft so wichtig sind. Von den nötigen Arztbesuchen, der richtigen Ernährung und häufig gestellten Fragen bis hin zu möglichen Problemen enthält dieses Buch wirklich alles, was werdende Eltern wissen wollen und müssen. Verständlich, einfühlsam und mit einer Prise Humor werden die neuesten Entwicklungen in der Geburtshilfe sowie die praktischen, körperlichen, emotionalen und sexuellen Aspekte der Schwangerschaft erklärt. Randvoll mit fundierten Informationen, praktischen Tipps und wichtigen Hinweisen wird dieser unentbehrliche Ratgeber jede offene Frage werdender Eltern beantworten können.

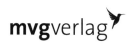

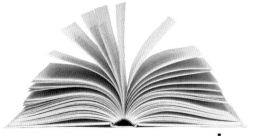